Embodied-Brain Systems Science and Rehabilitation Medicine

# 身体性システムと リハビリテーションの科学

## ② 身体認知 Body Cognition

近藤敏之
今水 寛 ——編
森岡 周

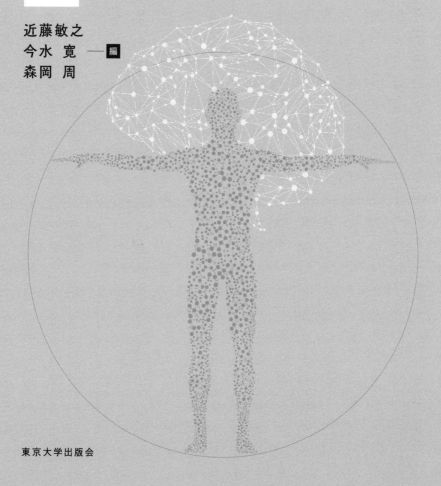

東京大学出版会

Embodied-Brain Systems Science and Rehabilitation Medicine
— Body Cognition
Toshiyuki KONDO, Hiroshi IMAMIZU and Shu MORIOKA, Editors
University of Tokyo Press, 2018
ISBN978-4-13-064402-0

# 本シリーズ発刊に寄せて

　本シリーズは，脳と身体の関わりについて，システム工学的な方法論を用いて，リハビリテーションを対象として考えよう，という趣旨で刊行された．このテーマは，今日迎えている超高齢社会において非常に重要なトピックであり，さまざまな議論がなされているものの，これまでそれに100%適合した学問分野がなかった．このような問題意識より，文部科学省新学術領域研究「脳内身体表現の変容機構の理解と制御（略称：身体性システム）」が2014年から5年計画で発足し，脳科学，リハビリテーション医学，システム工学という3つの分野の研究者が緊密なタッグを組んで「身体性システム科学」なる学問体系の確立を目指して研究を遂行している．本書は，その領域の成果の1つの集大成となる書籍である．ここでは，各執筆者が，各々の学問分野をベースとして，全体として共通して進む方向性を意識しつつ，執筆している．本書は脳科学，リハビリテーション医学，工学の学際領域に興味がある大学生以上の読者をターゲットとしている．

　人の運動は，自身の（自身が認知している）身体を，うまく動かす（適切に運動制御する）ことで成り立つ．そのような観点から，本シリーズは2巻構成をとっており，1巻が運動制御（脳を使って身体をうまく動かすしくみ）について，2巻が身体認知（自身と自身の身体を認知するしくみ）について扱っている．また，本シリーズは，全体像，理論的基礎，応用事例というトップダウンな記述を目指している．まず1巻の序で，1，2巻に共通した内容である「身体性システム科学」に関する概要を述べている．1，2巻とも，前半の第Ⅰ部（第1～4章）で理論的な背景（概論，脳科学，システム工学におけるモデル）と重要トピック（1巻では歩行・姿勢制御，2巻ではマーカー＝脳内で身体を表す信号）について議論している．後半の第Ⅱ部（第5～7章）では，応用編として，Ⅰ部で扱った内容の応用事例（1巻では，先天性無痛症，脳損傷，局所性ジストニアの3つ．2巻ではVR・クラウドリハ

ビリシステム，運動観察リハビリテーション，身体失認・失行症のリハビリテーションの3つ）について説明している．

　本書は，リハビリテーションの具体的な方策についても触れているが，それ以上に，リハビリテーションや脳・身体相互作用に関する新しい考え方を述べたものである．領域が始まってまだ5年足らずであり，まだまだ発展途上の研究分野であるが，本書の著者全員がこの分野の重要性を確信している．当該シリーズの内容について，広く読者の方々からさまざまなご批判をいただけると幸いである．


　2018年10月

太田　順（編者を代表して）

# はじめに

　われわれ人間は，外界を予測し巧みな運動を実現するため，脳内に自己の身体表象（脳内身体表現）を構築している．この脳内身体表現は，通常は意識されることはないが，自己の身体が自分のものだという感覚（身体保持感）や，運動・行為の結果生じた外部の事象が自己の主体的運動・行為に起因しているという感覚（運動主体感），すなわち身体意識を成立させるために常に働いている．しかしながら，事故や病気あるいは加齢によってひとたび脳や身体の機能が変化すると，脳内身体表現との間にずれが生じ，それが認知・運動機能の低下として顕在化，身体意識の変容をもたらす．したがって，機能を回復するためには，いかにして脳内身体表現に介入し，これを実態に合うように適切に変容させるか，その適応メカニズムを明らかにすることが鍵となる．

　本書は，脳科学，システム工学，リハビリテーション医学の専門家が，それぞれの立場から脳の中の身体表現が変容するメカニズムについて，特に身体認知の観点から明らかにしようとする試みについて最新の知見を解説するものであり，以下の全7章で構成される．

　まず第I部では，身体認知とリハビリテーションの理論について述べる．

　第1章では，淺間が，システム工学の側面から身体認知，身体意識（身体保持感，運動主体感）について述べる．さらに前田が，神経疾患・精神疾患に見られる身体意識の異常から，病態仮説，神経メカニズムに迫る方法論について述べる．

　第2章では，今水，村田，大木らが，脳科学的側面から身体認知，身体意識について述べる．ヒトを対象とした機能的磁気共鳴画像法や脳波解析，サルを対象とした電気生理学実験を通して身体意識の神経基盤解明にせまる取り組みを解説し，リハビリテーションへの展開を述べる．

　第3章では，松本，鎌田が，神経生理医の立場から，脳内身体表現の変容過程をうかがい知るために臨床的に計測可能な身体意識の生理指標（脳内身

体表現マーカー）の候補について，最新の研究成果を紹介する.

　第4章では，矢野，近藤が，システム工学の立場から身体意識の数理モデルとモデルベーストリハビリテーションへの展開について述べる．特に，身体意識が主体的な感覚運動経験を通して変容していく過程を最適化計算として定式化することで，変容過程の背後にある計算原理を解説する.

　第Ⅱ部では，第Ⅰ部の内容を踏まえた応用事例について解説する.

　第5章では，稲邑が，バーチャルリアリティ（仮想現実感）とクラウドデータベースを活用した新しいリハビリテーション介入の方法論について解説し，その可能性，将来性についての展望を述べる.

　第6章では，大内田，出江が，脳卒中片麻痺患者や幻肢痛を訴える四肢切断患者の脳内身体表現を，身体特異性注意を用いて可視化する試みについて述べる．また，これらの患者に対して運動観察や模倣運動によるリハビリテーションがもたらす効果について解説する.

　第7章では，森岡，嶋田が，身体失認と失行症について，その病態や責任病巣についてまとめ，発生機序を探るための取り組みについて紹介する．同時に，リハビリテーション介入に向けた病態評価の方法とリハビリテーション戦略について述べる.

　本書が，リハビリテーションに関わるすべての方にとって，学際的研究の重要性を考えるきっかけとなれば望外の喜びである.

　最後に，大変お忙しいなか執筆頂いた執筆者の皆様，編集・校正作業でお世話になった方々に感謝申し上げる.


2018年10月

近藤敏之，今水　寛，森岡　周

# 目 次

本シリーズ発刊に寄せて　i
はじめに　iii

### 第I部　身体認知とリハビリテーションの理論

## 第1章　身体認知とは──脳の中の自己身体 …………………………3

1.1　身体認知のシステム科学　3

　　1.1.1　身体認知と運動／1.1.2　身体認知の脳内身体表現／1.1.3　身体認知における身体意識／1.1.4　身体意識のモデル化／1.1.5　高次認知レベルにおける身体意識／1.1.6　身体意識の研究の応用

1.2　精神疾患における身体意識の異常　16

　　1.2.1　神経疾患・精神疾患における自己意識の異常／1.2.2　自己意識の神経科学／1.2.3　統合失調症における Sense of agency 異常と病態仮説／1.2.4　SoA の神経基盤──"agency network"／1.2.5　Sense of agency 研究から考える治療回復論／1.2.6　統合失調症研究におけるブレイクスルーを目指して

　　参考文献　28

## 第2章　身体意識の脳科学 ……………………………………………33

2.1　心理学・行動学からのアプローチ　33

　　2.1.1　身体意識の客観指標／2.1.2　運動主体感と身体保持感の相互作用

2.2　非侵襲脳活動計測からのアプローチ　44

　　2.2.1　機能的磁気共鳴画像に現れる身体意識／2.2.2　脳波に現れる身体意識

2.3　神経活動からのアプローチ　53

　　2.3.1　身体意識とミラーニューロン／2.3.2　随伴発射による感覚抑制

vi　目次

2.4　リハビリテーションへの応用に向けて　61

　　2.4.1　仮想現実を用いたリハビリテーションへの応用戦略／2.4.2　モデルベーストリハビリテーションへの応用

参考文献　65

# 第3章　身体意識の脳内身体表現マーカー ·················73

3.1　皮質脳波計測による脳内身体表現マーカーの探索　73

　　3.1.1　臨床脳機能マッピング／3.1.2　頭頂葉における脳内身体表現／3.1.3　前頭-頭頂ネットワーク／3.1.4　前頭葉における脳内身体表現——陰性運動野との関連／3.1.5　今後の展望——脳内身体表現マーカーへ向けて／

3.2　皮質脳波／機能的MRIによる脳内身体表現マーカーの探索　85

　　3.2.1　言語課題fMRIの概要／3.2.2　言語機能側方性と局在性の検討／3.2.3　課題関連——ECoGによる機能局在とECSによる検証／3.2.4　リアルタイムHGAとその他の周波数帯域成分の局在比較／3.2.5　リアルタイムHGAとfMRIの比較／3.2.6　術中ECoG解析と機能マッピングへの問題点／3.2.7　術中ECoG解析と機能マッピングへの問題点／3.2.8　まとめ

参考文献　99

# 第4章　身体意識の数理モデル ·················103

4.1　身体意識——運動主体感と身体保持感　103

　　4.1.1　身体意識／4.1.2　運動主体感／4.1.3　身体保持感

4.2　研究方法——計算論と検証　110

　　4.2.1　ベイズ推定の仮定と検証／4.2.2　最適化アルゴリズムとしてのベイズの定理

4.3　運動主体感の成立過程とそのモデル　117

　　4.3.1　成立過程のモデル／4.3.2　運動主体感に関連する実験のデザイン

4.4　身体保持感の成立過程とそのモデル　122

　　4.4.1　モデルと実験デザイン

4.5　実験による検証　124

　　4.5.1　Keio methodによる運動主体感変容の定量化／4.5.2　ラバーハンド錯覚における身体保持感変容の定量化／4.5.3　没入型VRを用いた幻肢痛

介入における身体保持感の定量化

4.6　モデルベーストリハビリテーションへの展開　137

参考文献　138

### 第II部　応用事例

## 第5章　VR・クラウドリハビリシステム
### ──身体意識への介入 …………………………………145

5.1　ニューロリハビリテーションの現状と課題　145

5.2　VR を活用したリハビリテーションシステム　146

5.3　脳内身体表現を考慮した VR リハビリテーションプラットフォーム　147

5.4　クラウド型 VR リハビリテーションシステム　149

　　5.4.1　社会的知能発生学シミュレータ SIGVerse ／ 5.4.2　Unity を用いることによるメリット／ 5.4.3　クラウド型のデータベースサーバ

5.5　提案システムを用いた身体意識への介入実験事例　153

　　5.5.1　鏡療法としての映像生成／ 5.5.2　幻肢痛におけるテレスコーピングへの対応／ 5.5.3　模倣療法におけるクラウド型データベースの活用／ 5.5.4　エイリアンハンド実験への応用／ 5.5.5　片麻痺患者に対する運動オーグメンテーションの事例

5.6　今後の展開　166

参考文献　168

## 第6章　運動観察リハビリテーション
### ──視覚情報を利用した運動学習 …………………………171

6.1　脳卒中とその後遺症　171

6.2　リハビリテーションの阻害因子　171

6.3　身体意識と運動障害　173

6.4　脳内身体表現と運動制御　175

　　6.4.1　脳の中の身体である幻肢／ 6.4.2　身体特異性注意と脳内身体表現／
　　6.4.3　片麻痺患者における身体特異性注意の低下

viii　目　次

### 6.5　観察・模倣運動　187

6.5.1　模倣による視覚情報利用／6.5.2　自動模倣とその抑制／6.5.3　観察・模倣運動の臨床応用

参考文献　200

## 第7章　身体失認・失行症のリハビリテーション ──身体意識の問題から捉える ………………………203

### 7.1　身体失認の病態とメカニズム　203

7.1.1　定義と概念／7.1.2　特徴的な症状とサブタイプ／7.1.3　責任病巣とメカニズム／7.1.4　身体意識の問題から捉えたメカニズム

### 7.2　身体失認の評価とリハビリテーション　216

7.2.1　評価手法とそのあり方／7.2.2　既存のリハビリテーション手法の考え方／7.2.3　身体意識の問題から捉えたリハビリテーション

### 7.3　失行の病態とメカニズム　221

7.3.1　定義と概念／7.3.2　特徴的な症状とモデル／7.3.3　病巣とメカニズム／7.3.4　身体意識の問題から捉えたメカニズム

### 7.4　失行の評価とリハビリテーション　230

7.4.1　代表的な評価法とその手段／7.4.2　リハビリテーション手法の基本原則と治療エビデンス／7.4.3　代表的なリハビリテーション手法／7.4.4　ニューロモデュレーションと身体意識を考慮した介入のあり方

参考文献　238

索　引　247
執筆者および分担一覧　252

# 第 I 部

## 身体認知とリハビリテーションの理論

# 第1章 身体認知とは──脳の中の自己身体

## 1.1 身体認知のシステム科学

### 1.1.1 身体認知と運動

　環境に対して適応的に運動するためには，自己の身体の適切な認知が必要である．自己と環境とのインタラクションは，常に身体を介して行われる．身体やその状態も，身体に備わっているさまざまな知覚機能に基づき認知されており，自己の身体認知は，適応的運動生成に必須といえる．

　従来，運動は認知に基づき生成されるという考え方が一般的であった．しかし，「移動知」の研究では，認知と運動は，必ずしも認知→運動という逐次的プロセスではなく，能動的に移動（運動・行動）することによって認知する，運動→認知という逆方向のプロセスが重要であることが指摘されている（淺間，2010）．実際，身体認知は，自己受容器感覚／固有感覚などの体性感覚と外受容器感覚（視覚など）から得られる知覚情報に基づくが，我々の日々の生活の中では，単なる受動的認知のみならず，むしろ身体運動による能動的な認知が日常行われていると考えられる．

　すなわち，認知と運動は，双方向で相補的なプロセスであり，相互に不可欠な機能となっている．特に，何らかの意図に基づき適応的に身体運動を行う場合，自分の身体，および身体と環境との関係を認知しつつ運動が生成されており，身体認知は運動制御と同時に生起していると考えるべきである．

### 1.1.2 身体認知の脳内身体表現

　ヒトは脳内に自己の身体の表象を持っている．ここでは，これを脳内身体表現と呼ぶ．すなわち，脳内身体表現とは，いわば脳の中に存在する自己身

体の内部モデルであり，これを介して認知や運動が生成される．脳の中に身体はどのように表現されているのだろうか．脳機能局在論では，ヒトの大脳皮質の感覚野と運動野に，体部位再現（身体の特定の部位が中枢神経系の特定の部位と対応して再現されている）が存在することが知られており，ホムンクルスと呼ばれている（Penfield, 1937）.

　一方，脳内身体表現としては，身体図式（身体スキーマ）(Head and Holmes, 1911)，身体像（身体イメージ）(Schilder, 1935) といった概念がよく用いられる．内藤は，身体図式を「姿勢変化によって惹起される新鮮な感覚情報に基づき，時々刻々と更新される自己の体位（姿勢）モデルのことをさし，意識に上る前の脳内表現」，身体イメージを「意識に上る脳内身体表現で，自己の姿勢の知覚から自己身体や容姿などに関する知識まで，心理的・精神的養母も包含する自己像」としている（内藤，2016).

　脳内身体表現に基づき，自己の身体運動や認知が生成されるプロセスは実時間である一方，脳内身体表現が知覚運動経験に基づき生成・更新され，変容するプロセスはゆっくりとした時定数である．身体性システム科学研究では，前者のメカニズムをファストダイナミクス（fast dynamics），後者をスローダイナミクス（slow dynamics）と呼ぶ．適切な脳内身体表現を有することは，正常な知覚や適応的運動生成・行動生成を行う上できわめて重要であり，実際の身体をミラーリングした身体表現を脳内に生成しようとするメカニズムがヒトの脳には生得的に備わっていると推察される．

　脳内身体表現は，発達過程や学習過程において徐々に形成されると考えられるが，加齢，あるいは事故や病気によって身体や脳の機能が変化すると，実際の身体と脳内の身体表現の不一致が生じ，それが正常な知覚機能，適応的運動生成・行動生成機能を喪失する1つの要因となっていると考えられる．すなわち，脳内身体表現を，実際の身体が一致するように変容させる介入方法が見つかれば，正常な知覚，適応的運動生成・行動生成を取り戻す効果的なリハビリテーションに結び付けることができる可能性がある．

### 1.1.3　身体認知における身体意識

　身体認知においては，身体や運動の自他帰属の感覚がきわめて重要となる．それは，それぞれ身体保持感（SoO: Sense of Ownership），運動主体感

（SoA: Sense of Agency）などと呼ばれている．すなわち，身体保持感とは自己の身体が自分のものだという感覚，運動主体感は，運動や行為の結果生じた外部の事象が自己の主体的運動・行為に起因しているという感覚である．これらは，感覚器から得られる感覚情報が脳内身体表現に修飾され得られた自己の身体やその運動に関する意識であることから（Gallagher, 2000），これをここでは身体意識と呼ぶ．

### （a）身体保持感に関する認知心理学的研究

身体保持感は，健常なヒトにおいては当たり前の機能である．一方，四肢を事故等によって失った患者が，存在しないはずの四肢の痛みを感じる現象があり，これは幻肢痛と呼ばれている．このケースでは，存在しない身体の幻覚の保持感が生じており，身体保持感の異常といえる．また，入來は，道具を使うニホンザルの脳の神経活動を記録・分析し，道具を持った際にそれが自己の身体に同化し，手の延長となっていることを見出した（入來，2000）．これは身体保持感が，文脈によって変化する（道具も自分の身体の一部であるように感じる）ことを示している．

身体保持感に関する代表的な研究として，ラバーハンド錯覚（RHI: Rubber Hand Illusion）の研究がある．これは，被験者の自己の手を見えないように遮蔽した状況で，自己の手の近くに模擬の手（Rubber Hand）を被験者から見えるように置き，実験者が両方の手の同じ箇所を同時に刺激していると，被験者が見ていた模擬の手が自分の手のように知覚してしまう幻覚のことである（Botvinick and Cohen, 1998）．図 1.1 に典型的な RHI の実験の様子を示す．このほかにも，ピノキオ錯覚（目隠しして手で鼻をつまみ被験者の肘に振動刺激を与えると，鼻が伸びたような錯覚が生じる現象）（Lackner, 1988）などの研究もある．ただし，これらの研究は，ある特異な知覚刺激を与えることによって，被験者の脳が錯覚し，誤った身体保持感が生成されることが発見されたという例で，自己の身体認知のシステムの特徴や仕組みを明らかにしようとする 1 つのアプローチではあるものの，日常の行動の中で，身体保持感がどのように生成されるのか，そのメカニズムを明らかにするものではない．

### （b）運動主体感に関する認知心理学的研究

健常なヒトにとっては，運動主体感は脳が持つ当然の機能のように感じら

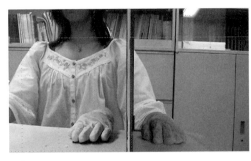

図 1.1 ラバーハンド錯覚の実験の様子

れる.しかし,これまでに統合失調症患者など,脳の疾患を有する患者においては,これらの感覚に異常がある場合があることが報告されている (Maeda et al., 2013).

身体保持感は,身体を動かさなくても,単に刺激を受動的に与えられ,それを知覚するだけで変化したりする.それに対し,運動主体感は,能動的な運動の結果得られる感覚フィードバックに基づき得られるものであるため,能動性は必須であり,またその背後には運動の意図が存在する.また,運動を行った結果,その感覚フィードバックは実時間で得られる.我々はさまざまな感覚器を持っているため,マルチモーダルな複数のフィードバックが同時に得られることになる.通常は,これらの複数の感覚フィードバックは相互に同期しており,矛盾はない.すなわち,企図性,同期性,無矛盾性などが運動主体感を感じる際の必要条件となると考えられる.別の言い方をすれば,相互に適切なタイミングで相関し,矛盾なく説明できるような感覚フィードバックを予測する身体表現が,脳内に構築されているはずといえる.

運動主体感の多くの研究では,仮想現実感(VR: Virtual Reality)をはじめとするさまざまな装置を用いて仮想的な情報提示を行い,感覚フィードバックに介入して上記の条件を操作し,運動主体感がどのように変化するかを観察することによって,運動主体感を感じる脳機能の特性や仕組みを明らかにしようという取り組みが行われている(Haggard and Chambon, 2012; Fried et al., 2017; Haggard, 2017).具体的には,これまでの研究で,運動と感覚フィードバックの間の時間遅れに応じて運動主体感が低下することなどが知られている(Sato and Yasuda, 2005).図 1.2 は,ジョイスティックを操作することによってサーチライト(黄色い丸)を動かしながら,黒画面に

1.1 身体認知のシステム科学　7

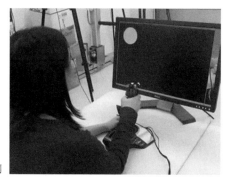

**図 1.2**　運動主体感の実験の例

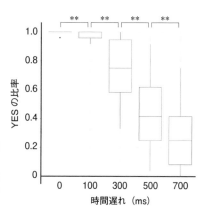

**図 1.3**　感覚フィードバックの時間遅れに対する運動主体感の変化
ホルム校正を用いたウィルコクソン符号順位検定の結果：2 つの条件の間に有意な差がみられた（$p<0.01$）

隠れている赤い点のターゲットを探索し，見つけた瞬間にジョイスティックのトリガーを引くという，運動主体感の実験の例である．実験者のジョイスティック入力とサーチライトの動きの間に 0 〜 700 ms の時間遅れを入れた場合の運動主体感（複数回実験を行い，インタビューによって運動主体感を感じた（YES）か否（NO）かを尋ねた際の YES の割合）の結果を図 1.3 に示す．このグラフからも，300 〜 500 ms 程度の感覚フィードバックの遅れがあると，運動主体感は半分程度に減少することがわかる（Tamura *et al.*, 2013）．

　我々は，これまでの研究において，運動主体感の実験を長時間繰り返し行うにつれ，自他帰属のあいまいな判別基準が徐々に明確化し厳密になること

も発見した（新井他，2007）ほか，マルチモーダルな感覚フィードバックやその食い違いが運動主体感にどのような影響を与えるかを調査した．視覚＋触覚の感覚フィードバックを与えた際の運動主体感においては，視覚の感覚フィードバックが優位に影響すること（Murabayashi, 2008），聴覚のフィードバックに関しては，単発音は運動主体感を向上させるのに対し，リズム音は逆に運動主体感を低下させること（松本，2014），力覚に関しては，操作力が大きいほど運動主体感が向上すること（Minohara et al., 2016）などが明らかになっている．また，運動の企図や先行刺激（村松他，2016; Hamasaki et al., 2017），覚醒度（Wen et al., 2015），注意の負荷（Wen, 2016）が運動主体感に影響することなども明らかになった．

## （c）身体保持感と運動主体感の相互作用

　身体保持感に関する研究では，特異な（矛盾した）知覚の状況を作り出したときに我々の脳がいかに認知するかを調べる研究，すなわち，いわば脳に勘違いをさせることで自己の身体認知のシステムの特徴や仕組みを明らかにしようとするものが多い．これらの研究では，身体が静止した受動的な状態で，さまざまな感覚フィードバックを与えているが，これはいずれも日常では経験しない，不自然な状況といえる．一方，前述のように，我々は通常，運動と認知を並列的に行っており，運動することによって身体を認知し，身体保持感を感じているのが自然な状況であろう．また，身体を有するからこそ運動を生成でき，その結果として感じられるのが運動主体感であることからも，身体保持感と運動主体感は独立なものではなく，相互に連関するものであることが想像できる．

　そこで，このような身体保持感と運動主体感の相互作用に関する研究も行われるようになった（Asai, 2016; Shibuya et al., 2017）．また，これまでの研究で，上肢身体保持感と運動主体感の両方が感じられるような状況において，最も脳内身体表現が変容しやすいことが明らかになった（Hamasaki et al., 2015）．また，上肢運動において，視覚と体性感覚の感覚入力に基づき生じる，身体保持感および運動主体感をパラメータとし，指の知覚位置および上肢の脳内身体表現（上肢のリンク構造）が徐々に変容するスローダイナミクスを差分方程式として表現した数理モデルも提案されている（濱崎他，2018）．ただし，このようなスローダイナミクスのメカニズムに関しては未

解明のことが多く，モデルの検証も難しい．今後，この時間的に変化するロボティクスの機構学と上肢運動の認知心理学的な実験の結果との整合性を取りつつ，生理学的な研究による探求も並行して行いながら，さらにモデルの精緻化とその検証を進めていく必要がある．

### (d) 身体保持感と運動主体感に関する生理学的研究

　身体意識が生じたか否かの評価は，被験者への実験後の質問（アンケートやインタビュー）によるケースが多いが，この評価手法は，被験者が実験後に振り返って判断するため，不正確で，主観的であり，信頼性において問題がある．したがって，現在は，それを定量的かつ客観的に判定できるような評価方法も検討されている．定量的な評価方法としては，質問に対し，Yes/No ではなく 7 段階で回答をさせたり，Intentional Binding（行為とその結果の意図的結びつき）における時間や，RHI の生起におけるドリフト量（実際の手から仮想の手にどの程度位置が近づいたか）を計測するなどの評価手法もある．

　運動主体感や身体保持感の生起の客観的，定量的，実時間の評価を行う方法論として生理学的な計測に基づく評価方法も多く提案されるようになった．身体保持感に関しては，我々は，筋電位および皮膚電位反応や 2 点刺激の弁別性などによって RHI の生起などの身体保持感の客観的かつ定量的，実時間で評価できる手法の提案を行い，その有効性を示した（辻他，2015）．一方，運動主体感に関しては，運動主体感を感じる際の脳波（Electroencephalogram: EEG）の計測なども行われている（Kühn *et al.*, 2011; Bengler and Franz, 2014; Kang *et al.*, 2015; Wen *et al.*, 2017）．具体的には，前頭部および頭頂部上の$\alpha$帯（8 ～ 13 Hz の周波数帯）成分を計測することによって，運動主体感生起の推定・評価を行おうとする試みなどがある（Yun *et al.*, 2017）．なお，身体意識に関する神経生理学的な研究として，ミラーニューロンシステムとの関係についての研究なども進められている（Murata *et al.*, 2016）．

## 1.1.4　身体意識のモデル化

### (a) コンパレータモデル

　身体意識がいかに生じるか，またそれによって脳内身体表現がいかに変容

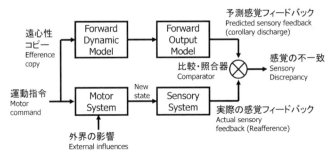

図 1.4 コンパレータモデル（フォワードモデル）を含む

するか，そのメカニズムを理解するためには，分析的な研究のみならず，モデル化の研究が重要になる．

運動主体感を説明するモデルとして，コンパレータモデル（Comparator Model）が提案されている（Miall and Wolpert, 1996）．コンパレータモデルの基本的な部分のブロック図を図 1.4 に示す（Blakemore et al., 2003）．このモデルでは，随意的運動の指令が，企図に基づき脳から脳内身体表現を介して運動システム（Motor System）に入力され，それによって実際の身体の運動が生成，その結果センサシステム（Sensor System）から実際の感覚フィードバックが得られる．それと並行して，脳からの運動指令の遠心性コピーが脳の別の部位に送られ，Forward Dynamic モデルおよび Forward Output モデルに基づいて身体運動や感覚フィードバックが予測され，予測された感覚フィードバックと実際の感覚フィードバックの比較・照合の結果，それが一致した際に運動主体感が得られる（一致しない場合には運動主体感が得られない）．

制御理論において，その基本はフィードバック制御であるが，適応的なシステムにおいてはフィードフォワード制御が重要な役割を果たす．フィードフォワード制御では，予測に基づいて制御入力が決定される．適応的な運動においても，単なるフィードバックだけでなく，予測に基づくフィードフォワードが重要であることは自明である．運動主体感のフォワードモデル（Forward Model）も，まさにこの予測に基づくフィードフォワード機能が脳の中に存在し，感覚フィードバックの先読みに基づいて，運動主体感が得

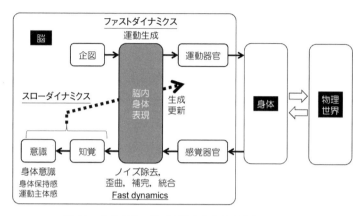

**図 1.5** 身体意識に基づく脳内身体表現変容のモデル

られるというものとなっている．なお，ここで，身体運動や感覚フィードバックの予測において，自己の身体の内部モデルは必須であり，それがまさに脳内身体表現であるといってよい．

現在までに，基本的なフォワードモデル（Blakemore *et al.*, 2003）をさらに発展させたさまざまなモデルが提案されている．Multiple Forward モデルは，自己への帰属と他者への帰属の予測を並行して行いながら自他帰属を判断するモデルと考えることもできる（新井他，2007）．また，このような複数の予測を並行して行いながら自他帰属を判断したり，運動主体感を感じるというモデルは，マルチモーダルな感覚フィードバックを並列的に得る際のモデルとしても合致しているともいえる．

**(b) 身体意識に基づく脳内身体表現の生成プロセスのモデル**

これまで述べたことを統合すると，身体意識に基づく脳内身体表現の生成プロセスのモデルは図 1.5 のように表すことができる（淺間他，2017）．感覚情報は，物理世界から身体，感覚器官を介して，視覚や体性感覚として脳に入力される．しかし，これらの感覚情報がそのまま知覚されるわけではなく，脳内身体表現に修飾された上で知覚される．この脳内身体表現が適切に生成されていないと，知覚も歪められる．

RHI（Rubber Hand Illusion）や幻肢痛が，存在しないはずの体性感覚から知覚されるのは，身体保持感が脳内身体表現に修飾されたフィルタによっ

12　第1章　身体認知とは

て歪められるためと考えられる．このフィルタは，感覚情報の「歪曲」のみならず，「ノイズ除去」，「補完」，「統合」などの機能も有しており，我々が適応的な認知・行動を行う上で必須なものである．

また，Forward Model によれば，随意的運動は企図に基づき脳内身体表現を介して生成されるとともに，それによる感覚フィードバックも脳内身体表現に基づき予測され，実際に得られる感覚フィードバックとの差異から運動主体感が生成される．

この脳内身体表現の変容は，知覚経験に基づいてなされるが，知覚の結果として得られる身体保持感や運動主体感などの身体意識も，スローダイナミクスに従い，脳内身体表現の変容に影響を与えると考えられる．

### 1.1.5　高次認知レベルにおける身体意識

#### (a) 高次認知レベルにおける身体意識のモデル

運動主体感は，脳内の運動信号に基づく予測と外界からの感覚フィードバックとの照合によって生起するのみならず，パフォーマンスに基づく推論や目標に関わる期待など，高次的な処理にも影響されることが想定される．すなわち，運動主体感は，行動と効果という感覚レベルの比較だけでなく，意図（Goal）とフィードバック（Performance）という高次認知レベルにおける比較からも生起する可能性がある．そこで，従来のコンパレータモデルに対し，高次認知レベルも含めた運動主体感生起のモデルを提案した．そのモデルを図 1.6 に示す（Wen *et al.*, 2015a）．

#### (b) 高次認知レベルにおける身体意識の生起

上記のモデルに基づき，まず課題のパフォーマンスが運動主体感に与える影響の調査を行った（Wen *et al.*, 2015b）．図 1.7 にその調査実験の模式図を示す．ここでは，左右の方向キーを押して操作することによって，画面上運動するドットの方向を目的地に誘導する課題を実施した．実験参加者のキー操作において，実験者の誤った操作を一部無視するようにした支援条件と，すべての実験者の操作をありのままに反映して実行した統制条件の 2 つの条件を設けた．支援条件では，実験参加者の誤操作を無視した分，課題のパフォーマンスは向上する（より早く目的地に到着できる）．実験の結果，操作してからドットが反応するまでの時間遅れが長い場合（400 ms または

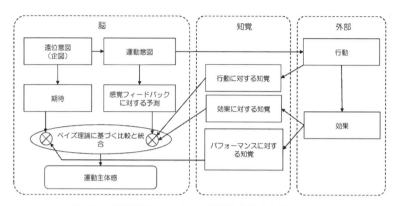

**図 1.6** 高次認知レベルも含めた運動主体感生起のモデル

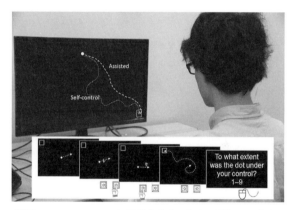

**図 1.7** 課題のパフォーマンスが運動主体感に与える影響の調査実験模式図

700 ms 条件),統制条件よりも支援条件の方が運動主体感が高かった.したがって,操作から刺激の反応まで遅延が長い場合,操作とその効果の比較が不確実になり,運動主体感の判断はこの比較よりも,課題のパフォーマンスに依存するようになることが明らかになった.

つぎに,目標と目標達成に関するフィードバックが運動主体感に与える影響の調査を行った(Wen *et al.*, 2015a).ここでは,上記同様,画面上運動するドットの方向を左右の方向キーで制御する課題を用いて,目標なし(ドットを目標なしに操作)条件,弱目標条件(ドットをできるだけ画面の中心に留めるように操作),強目標条件(ドットをできるだけ画面の中心にある四

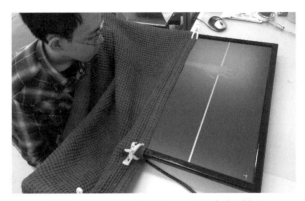

図 1.8　前後運動を伴うラバーハンド実験の様子

角形内に導くように操作）を設け，自分の制御性（運動主体感）を評価させた．実験の結果，強目標条件において，目標なし条件よりも，目標あり条件において運動主体感が低下した．一方，弱目標条件では，目標なし条件との間に差が見られなかった．以上から，目標と目標達成に関するフィードバックの比較は運動主体感に大きく影響し，意図通りに達成できなかった場合，運動主体感が低下することが明らかになった．

**(c) 運動主体感が脳内身体表現の更新に与える影響**

　さらに，図 1.6 のモデルに基づき，運動主体感が脳内身体表現の更新に与える影響の調査を行った（Wen *et al.*, 2016）．机の下の実際の手を前後運動させながら，机の上のディスプレイに同様に動作する仮想の手を提示し，身体保持感を計測するラバーハンド実験を実施した．その実験の様子を図 1.8 に示す．仮想の手の運動が本物の手の運動に同期した場合，仮想の手が本物の手のように感じるラバーハンド錯覚が生じることが知られている．本研究では，目標となる四角形を画面の左側から右方向に移動させながら表示し，仮想の手でそれを触るようなタイミングに前に出すという課題を設けた．目標が存在せず，ただ支持されたタイミングに手を前に出す条件と比べ，3 分間運動した後では，本物の手の位置感覚が仮想の手の方向により大きくシフト（ドリフト）することが明らかになった．さらに，この目標の効果は，他人が自分の手を動かした受動条件では確認されず，自分の意志で手を動かした能動条件のみで確認された．以上から，手の運動に目標が存在し，その目

標の達成に関するフィードバックを与えられた場合，外界の情報を脳内身体表現に取り入れ，脳内身体表現の更新を促進したことが確認された．さらに，目標が脳内身体表現の更新に与える効果は，運動主体感を介していることが示唆された．

### 1.1.6 身体意識の研究の応用

身体意識に関する研究や，それに基づく脳内身体表現変容のモデル化に関する研究は，科学的研究にとどまらず，サービスロボティクスの基礎的な研究として位置付け，さまざまな工学的応用を考えることができる．

身体性システムでは，リハビリテーション医学への応用に力点が置かれているが，その一方で，身体意識に関する知見は，さまざまなシステム設計へ応用することも可能である．その1つの例が，災害対応ロボットなどの遠隔操作におけるヒューマンマシンシステムの設計である．遠隔操作では，ロボットに搭載したカメラで取得した画像を，遠隔のオペレータに送信，表示し，オペレータはそれを見ながらロボットに対して制御コマンドを送信することになる．この際，画像の伝送に時間がかかるため（通信システムに依存するが），時間遅れが生じる．オペレータがロボットを意のままに動かせるようにする（自分の身体の一部のように）ためには，運動主体感を感じることができるようにシステムを設計することが重要である．運動主体感の研究は，通信遅れの許容値や適切な支援方法を導出するうえできわめて重要である．

一方，運動主体感のフォワードモデルでは，身体運動や感覚フィードバックの予測回路は，能動的な運動によって駆動される．これは，たとえば，自動運転を行う自動車のドライバーが，自動車の運転において身体運動を行わないとすると，この予測の回路は動作しないことを示唆している．我々は，これまでに前述のジョイスティック操作によるターゲット探索課題（Tamura *et al.*, 2013）について，被験者がジョイスティックを操作してサーチライトを動かす能動的条件と，コンピュータが自動的にサーチライトを動かす受動的条件とで認知心理学的実験を行い，ターゲットを発見してからトリガーを引く反応時間を計測した．その結果，図 1.9 に示すように，能動的条件の方が，身体的な負荷が大きいにもかかわらず，受動的条件より反応時間が短いという結果が得られた．これは，自動運転を行う自動車のドライ

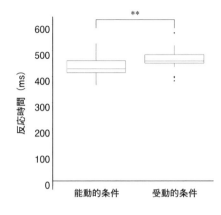

図1.9 能動的条件と受動的条件における反応時間の比較
ペアt検定：能動的条件と受動的条件には有意な差がみられた（$p<0.01$）

バーが，運転中に身体運動せず，受動的な条件に置かれている状況では，咀嗟の判断が遅れる可能性を示している．このことから，自動運転を行う自動車のドライバーとの相互作用のあり方も，運動主体感の研究が参考になることがわかる．

以上のように，身体意識に関する研究や，それに基づく脳内身体表現変容のモデル化に関する研究は，ヒトとの相互作用があるシステムの設計において，これまでとはまったく異なる新しい視点での規範を与える可能性がある．

## 1.2 精神疾患における身体意識の異常

ヒトが随意的に行為をするとき，自分の意志によって身体運動を制御し，環境にはたらきかけ，思い通りに環境に作用しているという意識が伴っている．一方，不随意運動の場合には，随意的行為のときとは質的に異なった意識が伴う．このように身体運動に伴って現れる意識は"身体意識（bodily self-consciousness）"と呼ばれ，この身体意識を原基として"自己意識（self-consciousness）"なるものも立ち現れてこよう．身体意識なき自己意識というものはありえまい．

「身体性システム」では，身体意識の神経科学，身体意識の成立機構についての数理モデルの構築，さらには身体意識への介入・操作による新たなリハビリテーション方略の確立を目指しているが，そもそも"意識"の研究は

超難問であり，神経科学的にもその神経基盤はほとんど何もわかっていない状況である．意識研究が超難問である理由は，意識というものは主観的体験であるため，客観的評価が困難であり，自然科学の土俵で扱うことは原理的に不可能という方法論的問題にある．しかしながら，我々がターゲットとする"身体意識"についていえば，意識の中でも身体運動という物理的事象に随伴する意識であるため，実験条件を厳密に統制することで，身体意識＝心理的事象と身体運動＝物理的事象の対応関係として実証的に研究できる可能性がある．実際，身体意識の神経科学研究は，自己意識としての"身体保持感"および"自己主体感あるいは運動主体感"というパラダイムにおいて進められつつある．

このような身体意識の研究に挑む理由は，第1巻の序章にもあるように，運動器障害，中枢性運動障害，高次脳機能障害による失行などの運動機能の異常に対する新たなリハビリテーション方略として，「モデルベーストリハビリテーション」を提唱するためである．モデルベーストリハビリテーションとは，脳内には身体モデル（脳内身体表現）があるとの仮説のもと，随伴して現れる身体意識，脳内身体表現の神経機構，その定量的指標であるバイオマーカーを明らかにし，システムの振る舞いを記述するための数理モデルを構築することで，リハビリテーションの最適化を図ろうとする方略である．これは，たとえばブレイン・マシン・インターフェース（BMI：Brain machine interface）などのように運動器や神経系に物理的に直接介入するのではなく，身体意識へのはたらきかけを通じて間接的に脳内身体表現の神経機構に介入し操作することで，"適応"という観点から長期的に神経機構を変化させようとする新たなリハビリテーション方略である．いわば，身体意識という切り口から，トップダウン的にリハビリテーションを促通しようとするものである．

ここでは，身体意識，さらには自己意識に異常が現れる精神疾患，特に統合失調症の病態生理研究について紹介するが，身体意識の神経機構の解明において，重要な手がかりを与えてくれるものと考えている．

精神疾患の多くは，原因，病態生理，それらに基づいた根本的な治療法のいずれもが未だに解明されていない．精神疾患の中でも，特に統合失調症，躁うつ病，うつ病などの精神病は，原因として何らかの身体的（脳）基盤が

想定されており，生物学的研究が盛んに進められてきたが，残念ながら臨床現場において役立つような診断マーカーや原因療法は得られていない．これまでの研究の方法論では限界があるということかもしれず，新たな方法論が模索されている．精神医学においては，"こころ"という主観的体験を研究対象としなければならないのだが，自己意識の神経科学におけるSoOおよびSoAというパラダイムは，重要なアプローチとなる可能性がある．事実，米国における精神疾患の生物学的研究において主導的役割を担っているアメリカ国立精神衛生研究所（National Institutes of Mental Health: NIMH）は，精神疾患についての既存のカテゴリー分類の限界を指摘し，新たにRDoC: Research Domain Criteriaという評価基準を提唱したが，その中のSocial Processesドメインの中にAgencyは採用されている．ちなみに，RDoCとは，①5つの神経機能システムからなるドメイン（domain）（Negative Valence Systems, Positive Valence Systems, Cognitive Systems, Social Processes, Arousal and Regulatory Systems），② units of analysis，③ developmental aspects，④ environmental aspectsの4つの次元によって，精神疾患についてディメンジョン評価を行うものである．RDoCでは，精神疾患を "brain circuit disorders" とみなし（Insel and Cuthbert, 2015），敢えて客観的指標（objective measures）による定量的評価しか行わず，生物学的精神医学に適うような評価基準となっている．

### 1.2.1 神経疾患・精神疾患における自己意識の異常

#### (a) 神経疾患における自己意識の異常

　神経疾患による高次脳機能障害として，自己意識の異常は，病識，自伝的記憶，身体感覚，身体図式，行為などに伴う自己意識の異常として，よく経験するところである．特に行為の随意性に関する自己意識として，神経学領域における alien hand syndrome, anarchic hand syndrome, 道具の強迫的使用，運動開始困難，拮抗失行，使用行動，失行などの高次脳機能障害などがある．脳卒中後の麻痺においても，麻痺肢の随意性が低下するため，身体と行為に関する自己意識が変容しているといえるが，当たり前のこととしてきちんと扱われることは少なかったかもしれない．実のところ，そもそも健常人においても，ある行為が随意的か否かについて厳密に線引きすることは

容易ではなく，当人の主観に依拠するしかない．さらにその異常となると，患者さん当人にとっても新奇の事態であるためうまく表現できないということもあり，正確に評価することはかなり難しい．方法論的にも，主観的体験である自己意識は定量評価することが難しいため，定性的に記述するしかないのが現状である．自己意識の異常について，運動主体感の異常という観点から評価，症状分析することは，高次脳機能障害において新しいパラダイムとなりうる．さらに，自己意識の異常に対するリハビリテーションにおいて，理論的枠組みとなる可能性もあろう．

**(b) 統合失調症における自己意識の異常**

ヒトのあらゆる体験には，"私"という性質が常に伴っている．それは，「私が考える」というような内界での営みや，「私が身体を動かす」などのような身体の営みについてはもちろんのこと，外界の知覚体験においても然りである．知覚体験については，同じ対象でもその見え方や意味は各人で異なっており，あくまでも"私"の知覚なのである．このように，"私"という性質は，あらゆる体験を裏打ちしているが（というよりも，この性質がなければ，そもそも体験となりえない．"私"を抜きにした体験というものはなく，常に"私"の体験なのである），あまりにも当たり前のことであるために，格別に内省的態度をとらぬ限りは，通常"私"という性質について意識されることはない．

統合失調症では，このような"私"という性質が変質してしまうが，それは従来より，"自我（意識）障害（Ich-störung; self-disturbance）"なる症状として記述されてきた．具体的症状として，被影響体験（させられ体験）は，"私"が主体であるという当たり前であったはずの感覚にひずみが生じ，自分で考えたり行為したりすることが，自分のものである，あるいは自分の意志で行っているとは感じられなくなり，"誰か（不特定の他者）"に操られているという体験へと変質してしまうという極めて特異な症状である．

統合失調症でみられる自我障害は，自らの営為（行為・思考など）が自分のものであるという感じや，自分の意志で行っているという感じが変質し，それらの感じが失われたりする離人症や，他からの影響を被っていると感じるさせられ体験などのように，「自己の非自己化（自己の外界・他者化）」とでも呼ぶべき症状が特徴的である．その一方で，自我漏洩症状，加害妄想，

万能体験のような「非自己の自己化（外界・他者の自己化）」というまった
く逆の方向性をもった症状もみられる．そして，最も特異的な点は，このよ
うな相矛盾する方向性をもった現象が同時的にすら併存しうるということで
ある（安永，1987; 安永，1992a, b, c; 前田，2015a）．いずれにしても，営為
の主体が，「自」であるか「他」であるかについての主観的体験が不明瞭あ
るいは混淆状態となってしまっているのである．

　安永は，自我障害の体験構造について，「瞬間瞬間の対象に向かう意識が，
すべて"自己"ともなりうるのだが，その自己がまた他に支配される様相を
帯びている」と述べ，自我障害における影響・被影響という一見背反・矛盾
する2つの力動的方向性は，常に一体的な円環構造として同時に存在してい
るとした．その上で，運動意志（能動態勢）のはっきりしている場合には，
能動型・世界支配型錯覚（万能体験）に傾き，はっきりしていない場合には，
受動型・被侵入型錯覚（被影響体験）に傾くとし，統合失調症の矛盾に満ち
た体験構造は，神経生理学における"錯覚運動の原則"によって理解できる
とした（安永，1992a, d）．

　統合失調症は，原因として何らかの身体的（脳）基盤が想定されている精
神疾患であるが，意識清明下において，このような自我障害を呈する疾患は，
統合失調症をおいて他には存在しない．神経疾患（神経変性疾患，自己免疫
性脳炎，脳血管障害，局在性脳損傷など）において，統合失調症様症状を呈
するものもあることはあるが，特に自我障害に関して仔細に診れば，やはり
似て非なるものである．つまり，統合失調症性の異常体験は，脳機能異常か
ら単純に導かれるものではないということである．


### 1.2.2　自己意識の神経科学

### (a) 身体保持感（SoO）と運動主体感（SoA）

　近年，神経科学において，自己意識についての研究が試みられつつあり，
特に，SoO および SoA というパラダイムにおいて，統合失調症の自我障害
について検討が進められてきている（前田，2015b）．SoO とは，自己の思考，
行為，身体などが自分のものであるという主観的体験のことであり，SoA
とは，自己がそれらの営みの「作用主体（agent）」であるという感覚，すな
わち自己の営為，それに伴って生じる外的事象を自己の意志の通りに制御で

表 1.1 行為の随意性に関する自己意識の異常の症状分析

| | 障害部位 | 責任領域 | SoO of body & movement | SoO of action | | |
|---|---|---|---|---|---|---|
| | | | | pre-<br>sense of urge | during-<br>sense of effort | post-<br>sense of agency |
| le signe de la main étrangère<br>(Brion & Jedynak)<br>= 狭義の alien hand syndrome? | 左上肢 | 右頭頂葉 | × | × | × | × |
| 道具の強迫的使用 | 右上肢 | 脳梁前部＋<br>左前頭葉内側 | ○ | × | × | × |
| 拮抗失行 | 左上肢 | 脳梁 | ○ | × | × | × |
| utilization behavior<br>(Lhermitte) | 両上肢 | 両側前頭葉<br>内側 | ○ | × | △ | △ |
| delusion of control<br>in schizophrenia | 身体すべて | ? | △ | △ | △ | initiate △<br>control × |

きるという主観的体験のことである.

　実のところ，SoO と SoA の関係は単純ではなく，厳密にいえば，SoA は SoO の一側面であり，sense of ownership of action と表現できるものである. さらに細かく分析すると，行為の前中後で，pre-action＝sense of urge, during-action＝sense of effort, post-action＝sense of agency (initiate & control) という関係になっている. このように自己意識について精緻にとらえることは，高次脳機能障害における，行為の随意性に伴う自己意識の異常の症状分析の際にも有用と思われる (表 1.1). なお，失行において，自己意識の異常があるかどうかは，失行のタイプにもよろうが，議論があるところであろう. というのも，日常生活場面にせよ検査場面にせよ，客観的に失行がみられていても，患者本人は異常に気づいていないことがあるからである. 仮に，行為内容の誤りに気づいていたとしても，主観としての SoO や SoA についての不全感はないのかもしれない. 今後，詳細に検討していく価値のあるテーマである.

　統合失調症においては，SoO や SoA などの自己意識は全般的に希薄となっていると考えられるが，臨床的事実として，SoO of body は比較的保たれており，させられ体験などのような SoA の異常とみなされる症状の方がみられやすいことから，SoA をターゲットとすべきであろう.

　これまでに，いくつかの SoA 課題が考案されてきたが，主として，意図的行為と，その結果として生じてくる外的事象の時間的因果連関を評価する

という実験系で行われている．意図的行為と外的事象との因果連関における物理的時間を操作し，それに応じた SoA の変化について判断させるという explicit な手法である．具体的には，コンピューターを用いて，被験者の操作（key press, joy stick など）と画面上の反応の間に時間バイアス（delay）や空間バイアスをプログラムして，被験者に自己が agent と感じるかどうかについての二択判別をさせる．一方，implicit な SoA 課題としては，Haggard らの "Intentional binding" 課題が重要である（Haggard *et al.*, 2002; Haggard, 2017）．先行研究の主たる問題点として，①施行方法が難しく，実用性および侵襲性の観点から一般臨床に適していなかった点，② SoO も同時に評価してしまっている課題もあり，純粋な SoA 実験となっていない点があった．我々は，純粋な SoA 課題（explicit）で，従来の課題に比べて施行が容易で侵襲性が少なく，重症例をも対象としうるような独自の課題を作成した．以下，我々の研究を中心に紹介する．

## (b) Sense of agency task（Keio method）

普段，パソコン画面上のカーソルをマウスで動かしているときに，急に思い通りに動かなくなったりすると，SoA の低下を感じるであろう．そのような状況を実験条件として設定し，SoA について実証的に評価することができる．我々は，独自の「Sense of agency task（Keio method）」を作成し，統合失調症の自我障害について研究を進めてきた（Maeda *et al.*, 2012; Maeda *et al.*, 2013）．意図的行為とその結果として生じてくる外的事象の時間的因果連関の体験を評価するという実験系で，コンピューターを用いて，被験者の操作と画面上の反応の間に時間バイアス（delay）を ms 単位でプログラムして，被験者に自己が agent と感じるかどうかについての判断をさせるものである．具体的には，パソコン操作（キー押し）とパソコン上の反応（動いているターゲットがジャンプすること）の間に，ランダムに 0 〜 1000 ms の時間バイアスを組み込み，パソコン操作における SoA を評価させるという実験系である（図 1.10）．1 試行ごとに "ターゲットを自分で動かした感じがするか否か？" と問い，「自己 vs. 非自己」についての YES-NO 二択判別を行わせる．検査は各条件 10 回の計 140 試行で約 20 分の所要時間であり，普段の診察室やベッドサイドで施行可能で，侵襲性が低くなるように配慮してある．

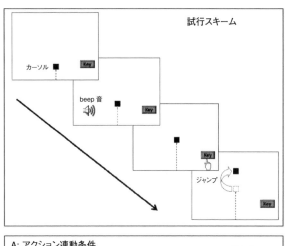

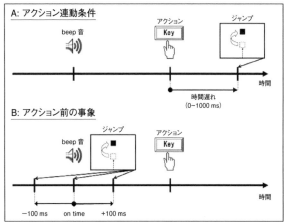

図 1.10 Sence of agency Task (Keio method)

### 1.2.3 統合失調症における Sense of agency 異常と病態仮説

慢性期の統合失調症の妄想型と残遺型において，異なったパターンのSoA異常が認められ（Maeda *et al.*, 2012; Maeda *et al.*, 2013），陽性症状が前景の妄想型では結果を自己に結び付け過ぎ（過大帰属：over-attribution），陰性症状の強い残遺型では，結果の結び付けが弱かった（過小帰属：under-attribution）（図 1.11）．

統合失調症における SoA 異常が，どのようなメカニズムで生じているの

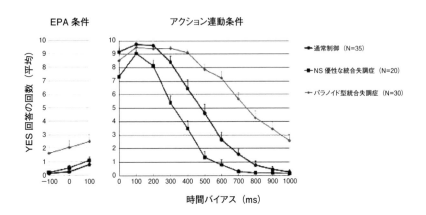

**図 1.11** 統合失調症における SoA 異常
陽性症状優位群と陰性症状優位群とで，異常パターンが異なる．

かについては不明であるが，最もコンセンサスが得られている病態仮説は，計算論的神経科学におけるフォワードモデルに基づく"prediction 障害"理論である．フォワードモデルにおいては，意図的行為に伴って生じる感覚フィードバックの予測シグナル（prediction signal）（efference copy あるいは corollary discharge）が，実際のフィードバックシグナルとマッチする場合には，事象は自己が引き起こしたものと判断され SoA は強まり，一方，ミスマッチがある場合には，SoA については減弱すると説明される．

SoA の成立機構モデルとして，当たり前のようにフォワードモデルが使用されているが，そもそもは工学における制御理論を，人間における運動制御の説明モデルとして援用したものである（Miall, 1996）．SoA のような意識現象についてまでフォワードモデルで説明することが果たして妥当かどうかという問題については，今後，改めて考えていく必要があろう．仮にフォワードモデルに則って説明するとして，次に問題となるのが，prediction において一体何がマッチすることが重要なのかについてきちんと議論されていないことである．Gallagher は，フォワードモデルにおいて時間的側面を考慮すべきであると述べ，タイミングがマッチすることが重要であることを指摘した．そして，統合失調症の病態については，フォワードモデルにおいて

prediction system に異常があり，prediction signal が時間的に不安定に発せられて（sputtering signal），ミスマッチとしての病的な "prediction error" が生じるために，SoA が低下すると想定している（Gallagher, 2005））．我々も，Keio method の改変版を用いて，統合失調症では予測シグナルに 50 ms の遅延があることを行動実験として実証し，"delayed prediction signal 仮説" を提唱している（Koreki *et al.*, 2015）．統合失調症における SoA 異常から推定される病態生理は，このような ms レベルの時間的な機能結合性の異常（temporal dysconnection）であると考えられる．実際に，白質異常による神経生理学的な伝導障害を示す知見も得られつつあり（Whitford *et al.*, 2011; Whitford *et al.*, 2012），精神病理 − 病態生理 − 神経病理が，統一的に説明されうるのである．

### 1.2.4　SoA の神経基盤──"agency network"
#### （a）SoA の神経画像研究
　SoA の神経基盤については，Keio method を用いた fMRI 研究にて，前部帯状回（ACC：anterior cingulate cortex），補足運動野（SMA：supplementary motor area），前部島皮質（anterior insula），下頭頂小葉（IPL：inferior parietal lobule），後部帯状回（PCC：posterior cingulate cortex）／楔前部（precuneus）などが重要であることを明らかにしたが（Fukushima *et al.*, 2013），興味深いのは，デフォルトモードネットワーク（default mode network）の中心領域である皮質正中領域（CMS：cortical midline structure）が含まれているという点である．CMS の中でも，特に後部 CMS である PCC/precuneus は大脳皮質における最高度の hub 領域であり，極めて重要な機能を担っているものと考えられているが，その役割についてはよくわかっていない．後部 CMS は，自己の状態，特に外的環境の中での自己についてのモニタリング機能に関わっているとの知見が得られつつあり，今後，SoA 研究を通じて，後部 CMS の機能についても明らかになってくるかもしれない．いずれにしても，後部 CMS を中心に，上記脳領域が SoA を支える "agency network" を形成しているものと考えられる．
#### （b）統合失調症における "agency network" の異常
　統合失調症の神経基盤については未だに不明であるが，脳の局在性の障害

というよりも，前述したような神経生理学的な機能結合性の異常を支持する知見も得られつつある．SoA 異常については，神経解剖学的にも，上記 ACC，SMA，anterior insula，IPL，PCC/precuneus などから成る "agency network" の機能結合性の問題かもしれない．

我々は，統合失調症では，これら "agency network" の中でも，特に IPL と尾状核頭（caudate head）の connectivity が低下していることを明らかにした（Koreki *et al.*, in submission）．統合失調症の病態生理はもとより，そもそもの自己意識の成立機構について考える上でも，皮質-基底核ネットワークは "agency network" において重要なものと考えられる．基底核のうち，特に背側線条体（dorsal striatum）の中の associative striatum に属する尾状核の機能を考えれば，SoA の成立機構において，学習システムの中でも instrumental learning における goal-directed learning が関与しているといえる．

学習理論から本タスクについて考えてみても，実際，「Sense of agency task（Keio method）」は単純な検査であるものの，被験者にとっては新奇の状況であり，1 回の検査の中で SoA に関する最適なフォワードモデルを学習し更新していく過程を評価しているともいえ，goal-directed learning における強化学習とみなすことができる．具体的には，適切な時間バイアス（delay）について予測することで，SoA という報酬を得るという学習である．SoA が報酬であるというと訝しがられる方もあろうが，学習とは基本的に「YES-NO 判断」の精度を高めていく過程であり，予測精度を報酬とした強化学習と考えるべきである．予測精度を高めていくということは，生物が外的環境を制御し，支配し，自分の環境としていくことと同義であり，生物が主体的に生存していくための基本的な学習機能なのである．たとえば，食べられるものか否か，仲間か否か，自分に属するか否か等々の，生物の生存に大いに関わる学習について考えれば明らかであろう．SoA における学習とは，自他判別についての基準の精度を高めていくことである．統合失調症（特に妄想型）では，"prediction 障害" のもとで，不適切な学習を繰り返してしまうことで過大帰属（over-attribution）という SoA 異常に陥ってしまうものと考えられるが（Koreki *et al.*, 2015），代償的に過学習となっているものと考えている．

## 1.2.5 Sense of agency 研究から考える治療回復論

統合失調症は，機能性精神病，すなわち脳の機能不全であって，機能欠損ではないと考えられている．我々の SoA 研究でも，統合失調症の病期や臨床型によって SoA 異常の所見が異なっており，また同一症例でも治療経過によって所見が変化する．上記の "prediction 障害" も機能性の障害と考えられ，その重症度や，代償機構の発動様態等によって，さまざまな SoA 異常が現れてくるのであろう．そして，機能性であるがゆえに，薬物療法などの生物学的治療のみならず，認知リハビリテーションによる介入の可能性があるのである．特に，上記のような代償過剰による過学習という問題を考えれば，不適切な学習によって得られたフォワードモデルを再学習によって修正するというリハビリテーション方略がありえよう．具体的には，「Sense of agency task（Keio method）」において，「自己 vs. 非自己」についての正解を決めて，1 試行ごとに「自己 vs. 非自己」についてフィードバックを行うことでフォワードモデルの最適化を図り，"SoA 調律" を試みるということであり，実証研究を進めているところである．

統合失調症の治療回復論においては，「主体性の危機（主体化不全）に陥った患者が，いかに主体性を回復して，環境に戻り，環境を自分の環境として取り戻し，再適応することができるか」という問題設定で考えることができる．SoA パラダイムにおける認知リハビリテーションでは，自己意識という主観性をターゲットとしているため，患者自身が環境への再適応を実感できることを契機として，現実的な再適応の促通を図ろうとする点が要諦であり，他のリハビリテーション理論との決定的な違いである．

## 1.2.6 統合失調症研究におけるブレイクスルーを目指して

精神疾患，特に統合失調症における身体意識の異常について，SoA という切り口での研究について紹介した．SoA は，身体意識を含む自己意識について実証的に研究するための，重要な研究パラダイムになりうる．今後，統合失調症の病態生理の解明，診断方法の確立，そして治療に向けて研究を発展させていきたい．さらに，統合失調症の病態生理研究を通じて，結果として，身体意識の神経機構の解明において，重要な手がかりを与えることができればと思う．

## 参考文献

新井航平・大武美保子・川端邦明・池本有助・前田貴記・加藤元一郎・淺間一：行為の自他帰属性の解明へのフォワードモデルからのアプローチ，第19回自律分散システム・シンポジウム資料，5/8, 2007.

Asai, T.: Agency elicits body-ownership: proprioceptive drift toward a synchronously acting external proxy. *Exp. Brain Res.*, **234**, 1163-1174, 2016.

淺間一他：移動知──適応行動生成のメカニズム（移動知シリーズ第1巻），オーム社，2010.

淺間一・近藤敏之・温文：身体意識に基づく脳内身体表現の生成・更新──ダイナミクスのモデル化とそのリハビリ応用，計測と制御，**56**(3), 175-180, 2017.

Bengler, J. G. and Franz E. A.: Agency Attribution: Event-related Potentials and Outcome Monitoring, *Exp. Brain Res.*, **232**, 1117-1126, 2014.

Blakemore, S. J., Oakley, D. A. and Frith, C. D.: Delusion of alien control in the normal brain, *Neuropsychologia*, **41**, 1058-1067, 2003.

Botvinick, M. and Cohen, J.: Rubber hands 'feel' touch that eyes see. *Nature*, **391**, 756, 1998.

Fried, I., Haggard, P., He, B. J. and Schurger, A.: Volition and Action in the Human Brain: Processes, Pathologies, and Reasons. *Journal of Neuroscience*, **37**(45), 10842-10847, 2017.

Fukushima, H., Goto, Y., Maeda, T., Kato, M. and Umeda, S.: Neural substrates for judgment of self-agency in ambiguous situations. *PLoS ONE*, **8**(8), e72267, 2013.

Gallagher, S.: Philosophical conceptions of the self: implications for cognitive science, *Trends in Cognitive Sciences*, **4**(1), 14-21, 2000.

Gallagher, S.: How the body shapes the mind. Oxford, 186-189, 2005.

Haggard, P. and Chambon, V.: Sense of agency. *Current Biology*, **22**(10), R390-R392, 2012. http://doi.org/10.1016/j.cub.2012.02.040

Haggard, P., Clark, S., Kalogeras, J.: Voluntary action and conscious awareness. *Nature Neuroscience*, **5**, 382-385, 2002.

Haggard, P.: Sense of agency in the human brain. *Nature Reviews Neuroscience*, **18**(4), 196-207, 2017.

Hamasaki, S., An, Q., Wen, W., Tamura, Y., Yamakawa, H., Yamashita, A., Asama, H., Shibuya, S. and Ohki, Y.: Evaluating Effect of Sense of Ownership and Sense of Agency on Body Representation Change of Human Upper Limb, *Proceedings of the 2015 International Symposium on Micro-Nano Mechatronics and Human Science* (*MHS 2015*), 254-257, Nagoya (Japan), 2015.

Hamasaki, S., An, Q., Murabayashi, M., Tamura, Y., Yamakawa, H., Yamashita A. and Asama, H.: Evaluation of the Effect of Prime Stimulus on Sense of Agency in Stop Operation of the Object in Circular Motion, *Journal of Advanced Computational Intelligence and Intelligent Informatics*, **21**(7), 1161-1171, November 2017.

濱崎峻資・安琪・温文・田村雄介・山川博司・畝中智志・渋谷賢・大木紫・山下淳・淺間一：上肢運動における身体所有感及び運動主体感が指の知覚位置に与える影響，第30回自律分散システム・シンポジウム資料，143-144, 名古屋，January 2018.

Head, H. and Holmes, G.: Sensory disturbances from cerebral lesions. *Brain*, **34**, Issue 2-3, 102-254, 1911.

Insel TR and Cuthbert BN: Brain disorders? Precisely. *Science*, **348**(6234), 499-500, 2015.

入來篤史：ニホンザル道具使用の脳内機構——シンボル操作の起源に挑む，*Cognitive Studies*, **7**(3), 195-201, 2000.

Kang, Y. S., Im, C-H., Shim, M., Nahab, F. B., Park, J., Kim, D-W., Kakareka, J., Miletta, N. and Hallett, M.: Brain Networks Responsible for Sense of Agency: An EEG Study, *PLOS ONE*, **10**, Issue 8, e0135261, 2015.

Koreki, A., Maeda, T., Fukushima, H., Umeda, S., Takahata, K., Okimura, T., Funayama, M., Iwashita, S., Mimura, M. and Kato M.: Behavioral evidence of delayed prediction signals during agency attribution in patients with schizophrenia. *Psychiatry Research*, **230**, 78-83, 2015.

Koreki, A., Maeda, T., Okimura, T. *et al.*: Dysconnectivity of the Agency Network in Schizophrenia: a Functional Magnetic Resonance Imaging Study. (in submission)

Kühn, S., Nenchev, I., Haggard, P., Brass, M., Gallinat J. and Voss M.: Whodunnit? Electrophysiological Correlates of Agency Judgements, *PLOS ONE*, **6**, Issue 12, e28657, 2011.

Lackner, J. R.：Some proprioceptive influences on the perceptual representation of body shape and orientation. *Brain*, **111**, 281-297, 1988.

Maeda, T., Kato, M., Muramatsu, T., Iwashita, S., Mimura, M. and Kashima H.: Aberrant sense of agency in patients with schizophrenia: forward and backward over-attribution of temporal causality during intentional action. *Psychiatry Research*, **198**, 1-6, 2012.

Maeda, T., Takahata, K., Muramatsu, T., Okimura, T., Koreki, A., Iwashita, S. and Kato, M.: Reduced sense of agency in chronic schizophrenia with predominant negative symptoms, *Psychiatry Research*, **209**(3), 386-392, 2013.

前田貴記："自我"の精神病理学から考える統合失調症，臨床精神医学，**44**(5): 701-706, 2015a.

前田貴記：自我の脳科学から考える統合失調症——精神病理学と脳科学のありうべき連繋，こころの科学，No. 180: 79-86, 2015b.

松本倫実・濱崎峻資・前田貴記・加藤元一郎・山川博司・高草木薫・山下淳・淺間一：聴覚刺激及びリズムの周期性が運動主体感に与える影響の評価，第 23 回ライフサポート学会フロンティア講演会予稿集，東京，**59**, 2014.

Miall, RC. And Wolpert, DM.: Forward Models for Physiological Motor Control. *Neural Networks*, **9**(8), 1265-1279, 1996.

Minohara, R., Wen, W., Hamasaki, S., Maeda, T., Kato, M., Yamakawa, H., Yamashita, A. and Asama, H.: Strength of Intentional Effort Enhances the Sense of Agency, *Frontiers in Psychology*, 7-1165, 1/5, 2016a.

Minohara, R., Wen, W., Hamasaki, S., Maeda, T., An, Q., Tamura, Y., Yamakawa, H., Yamashita, A. and Asama, H.: How Anticipation for the Sense of Agency Affects Readiness Potential, *Proc. the 2016 International Symposium on Micro-Nano Mechatronics and Human Science*, 166/167, 2016b.

Murabayashi, M., Ikemoto, Y., Otake, M., Maeda, T., Kato, M. and Asama, H.: Analysis of the Sense of Agency using a Tactile Device, Proc. 17th CISM-IFToMM Symposium on Robot Design, *Dynamics, and Control (RoManSy 2008)*, 35/42, 2008.

村松克俊・温文・濱崎峻資・山川博司・安琪・田村雄介・山下淳，淺間一：動作意図が身体図式の変容に与える影響の評価，精密工学会 2016 年度春季大会，H08, 2016.

Murata, A., Wen, W., and Asama, H.: The body and objects represented in the ventral stream of the parieto-premotor network. *Neuroscience Research*, Special issue: Body representation in the brain, vol. 104, 4-15, 2016.

内藤栄一：運動制御と身体認知を支える脳内身体表現の身体基盤，理学療法学，**43**(3), 59-62, 2016.

Penfield, W.: Boldrey E Somatic motor and sensory representation in the cerebral cortex of man as studied by electrical stimulation. *Brain*, **60**, 389-443, 1937.

Sato A. and Yasuda A.: Illusion of sense of self-agency: Discrepancy between the predicted and actual sensory consequences of actions modulates the sense of self-agency, but not the sense of self-ownership, *Cognition*, **94**(3), 241/255, 2005.

Schilder, P.: *The image and appearance of the human body*, Trench, Trubner & Company Limited. 1935.

Shibuya, S., Unenaka, S. and Ohki, Y.: Body Ownership and Agency: Task-Dependent Effects of the Virtual Hand Illusion on Proprioceptive Drift. *Exp. Brain Res.*, **235**(1), 121-134, 2017.

Tamura, Y., Egawa, M., Yano, S., Maeda, T., Kato, M. and Asama, H.: Activeness Improves Cognitive Performance in Human-Machine Interaction, *Journal of Advanced Computational Intelligence and Intelligent Informatics*, **17**(3), 425-432, 2013.

辻琢真・濱崎峻資・前田貴記・加藤元一郎・岡敬之・山川博司・高草木薫・山下淳・淺間一：ラバーハンド錯覚における筋電位及び皮膚電位反応の解析，計測自動制御学会論文集，**51**(6), 440-447, 2015.

Wen, W., Yamashita, A. and Asama, H.: The influence of action-outcome delay and arousal on sense of agency and the intentional binding effect, *Consciousness and Cognition*, Elsevier, **38**, 87/95, 2015a.

Wen, W., Yamashita, A. and Asama, H.: The sense of agency during continuous action: Performance is more important than action-feedback association, *PLos ONE*, **10**(4), e0125226, 1/16, 2015b.

Wen, W., Yamashita, A. and Asama, H.: Divided attention and processes underlying sense of agency, *Frontiers in Psychology*, 7-35, 1/8, 2016a.

Wen, W., Muramatsu, K., Hamasaki, S., An, Q., Yamakawa, H., Tamura, Y., Yamashita, A., and Asama, H.: Goal-directed Movement Enhances Body Representation Updating, *Frontiers in Human Neuroscience*, 10-329, 1/10, 2016b.

Wen, W., Yamashita A. and Asama, H.: Measurement of the Perception of Control during Continuous Movement using Electroencephalography, *Frontiers in Human Neuroscience*, **11**, Article 392, 2017.

Whitford, T. J., Mathalon, D. H., Shenton, M. E. *et al.*: Electrophysiological and diffusion tensor imaging evidence of delayed corollary discharges in patients with schizophrenia. *Psychol Med*, **41**(5): 959-969, 2011.

Whitford, T. J., Ford, J. M., Mathalon, D. H., Kubicki, M. and Shenton, M. E.: Schizophrenia, myelination, and delayed corollary discharges: a hypothesis. *Schizophr Bull*, **38**(3), 486–494, 2012.

安永浩：「仮説体系」と神経心理学. 安永浩著作集第 1 巻所収. 東京, 金剛出版, 1992d.

安永浩：精神の幾何学. 岩波書店, 東京, 1987.

安永浩：分裂病の「心因論」. 安永浩著作集第 1 巻所収. 東京, 金剛出版, 1992c.

安永浩：分裂病の症状論. 安永浩著作集第 4 巻所収. 東京, 金剛出版, 1992b.

安永浩：分裂病症状機構に関する一仮説（その一およびその二）. 安永浩著作集第 1 巻所収. 東京, 金剛出版, 1992a.

Yun, S., Wen, W., An, Q., Hamasaki, S., Yamakawa, H., Tamura, Y., Yamashita, A. and Asama H.: Investigating the Relationship between Driver's Sense of Agency and EEG: Mu-rhythm is More Suppressed in Higher SoA Case, *Proceedings of the 2017 International Symposium on Micro-Nano Mechatronics and Human Science*（*MHS2017*）, 272–276, Nagoya（Japan）, December 2017.

# 第2章 身体意識の脳科学

　本章で扱う身体意識とは，運動主体感（sense of agency）と身体保持感（sense of ownership）の総称である．人間が適切に身体を動かしているときには"自身が運動している"という運動主体感や"これが自身の身体である"という身体保持感を得られる．我々が研究・構築を進めている新学術領域「身体性システム」では，これら身体意識の神経基盤を，心理学・行動学，サルを対象とする電気生理学，身体意識に変容が見られる統合失調症患者研究で多角的に調べている．

　本章では，特に脳科学と関連の深い研究の進展を概観し，リハビリテーションへの応用の可能性について考察する．初めに，人間の心理・行動的な側面から身体意識にアプローチする試みと現在わかっていることについて概観する．次に，脳科学的な側面からのアプローチについて述べる．具体的には，機能的磁気共鳴画像（functional magnetic resonance imaging: fMRI）法や脳波などの脳活動計測で身体意識を解明する試みと，身体意識の基盤となるミラーニューロンや感覚抑制のメカニズムを神経細胞のレベルで調べる研究について紹介する．最後に，一連の研究がどのようにリハビリテーションに役立つかについて，進行中の研究と将来構想について述べる．

## 2.1　心理学・行動学からのアプローチ

### 2.1.1　身体意識の客観指標
　身体意識を計測する試みは，いろいろ行われてきた．たとえば従来の計測は，質問紙を用いて調べられる場合が多い．表2.1 は，Kalckert と Ehrsson（2012）が作成したものをもとに，我々が実験で用いた質問紙を示す．Q1 とQ2 は身体保持感を，Q5 と Q6 は運動主体感を尋ねる質問である．また，Q3

**表 2.1** 身体保持感と運動主体感の主観的強さを測るために用いられる質問紙

| Q1 | CG の手がある場所に自分の手があるように感じた. |
|---|---|
| Q2 | CG の手が，自分の身体の一部であるかのように感じた. |
| Q3 | 自分の右手が消えてしまって，無くなったように感じた. |
| Q4 | 自分の右手が 2 本あるかのように感じた. |
| Q5 | 自分の意志に従うように，CG の手は自分の動かしたい方向に動いた. |
| Q6 | 自分が CG の手の動きをコントロールしているように感じた. |
| Q7 | CG の手が，自分の手の動きをコントロールしているように感じた. |
| Q8 | CG の手が，意志を持って動いているように感じた. |

被験者は「強く感じる」（+3）から「まったく感じない」（−3）までの 7 段階で答える.
Q1-2 は身体保持感，Q3-4 は身体保持感のコントロール，Q5-6 は運動主体感，Q7-8
は運動主体感のコントロールの質問である.

と Q4 は身体保持感，Q7 と Q8 は運動主体感のコントロールの質問で，被験者がきちんと答えているか確認するためのものである．被験者は自分の主観を，「強く感じる」（+3）から「まったく感じない」（−3）までの 7 段階で答える．質問紙は被験者の主観を尋ねるという意味で最も直接的な方法であるが，客観性に乏しい．そこで，より客観的な指標を用い，質問紙で調べられてきた身体意識を再構築する試みが行われている．

## (a) 身体保持感の客観指標

身体保持感の客観指標のなかで一般的なのは，固有感覚ドリフト（proprioceptive drift）を計測する方法である．固有感覚ドリフトとは，人工的な手に対し身体保持感を感じたときに，被験者の固有感覚に基づいた手の位置判断が人工手の方へ移動する現象を意味する．固有感覚ドリフトは，人工手への身体保持感の強さと中程度の相関を示すという報告があり（Botvinick and Cohen 1998; Tsakiris and Haggard 2005; Kammers *et al.*, 2009），最も頻繁に用いられている．しかし，この 2 つは独立したものであるとの報告もあり（Holle *et al.*, 2011; Rohde *et al.*, 2011; Abdulkarim and Ehrsson 2016），身体保持感を感じなくても固有感覚ドリフトが生じるという先行研究もある（Rohde *et al.*, 2011）．また，いくつか存在するドリフト計測の方法によっても異なる可能性がある．そこで我々は複数のドリフト計測法を用い，身体保持感の強さが再構築できるかを検討した（Shibuya *et al.*, 2017）．

用いた実験装置を図 2.1 に示す．被験者は低摩擦の独立したマニピュラン

2.1 心理学・行動学からのアプローチ 35

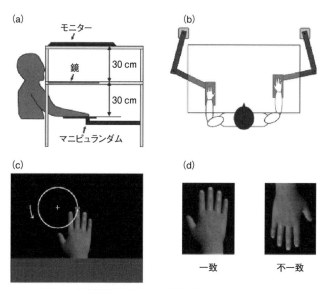

**図 2.1** 身体保持感を調べる実験（Shibuya *et al.*, 2017）
(a)-(b)：用いた実験装置について，横(a)と上(b)から見た図．(c)：被験者の課題．3.5秒で1周するように，CG の中指を円に沿って 2 分間動かす．CG の動きは被験者の手の動きに連動しているが，CG の位置は実際の手の 12 cm 前方に提示されている．(d)：提示される CG 像．自分の手の向きと一致する条件と，不一致な条件を行った．

ダムの上に両手を載せ（b），両中指の位置を計測する．被験者の手はハーフミラーで覆われており，自分の手を直接見ることはできない（a）．その代わりハーフミラーには，上方に固定されたモニターの映像が写され，CG（コンピュータ・グラフィックス）の手が実際の手より 12 cm 前方に提示されている．したがって，固有感覚ドリフトが生じると，被験者の手の知覚位置は前方にずれると考えられる．被験者の右手の位置情報により，CG の位置が動く．被験者は 4 種類の介入条件下に，3.5 秒で 1 周する 2 分間の円運動を行うように指示された（c）．すなわち，1) CG の手の向き（自分の手の向きと一致：congruent，不一致：incongruent）(d)，2) 運動の方法（被験者が動かす：アクティブ，験者が動かす：パッシブ）の組み合わせである．各セッションの前後に 3 種類の方法で固有感覚ドリフトを計測し，セッション後に質問紙で身体意識を判定した．3 種類の方法は，(1) CG を消したミラー上に提示した定規を用い，手の位置を答える（visual judgement: VJ），

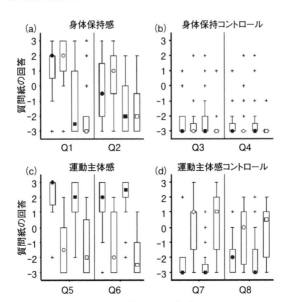

**図 2.2** 身体意識に関する質問紙の回答（Shibuya et. al., 2017）
(a)身体保持感，(b)身体保持感コントロール，(c)運動主体感，(d)運動主体感コントロール，の回答をそれぞれのグラフに示す．ボックス内のシンボルは median で，それぞれ，一致条件（丸）と不一致条件（四角），active 条件（黒いシンボル）と passive 5 条件（白いシンボル）を示す．ボックスは四分位範囲（IQR），ヒゲは非外れ値の最大と最小，または 1.5 × IQR，+ は外れ値を示す．

(2) ミラー上にターゲットのみを提示し，見えない手で到達運動を行う（target reaching: TR），(3) 被験者は閉眼し，左手を動かして右手の位置にそろえる（contralateral matching: CM）である．

被験者が 2 分間 CG を操作すると，図 2.2 に示すように，一致条件では CG に対する身体保持感が生じる (a)．特に，Q1（CG の場所に手があるように感じた）の得点が高い．しかし，以前の報告と同様（Ehrsson *et al.*, 2004 等），不一致条件では身体保持感は感じず，−3（まったく感じない）という回答も多かった．また，アクティブ条件で運動主体感を感じ，パッシブ条件では感じなかった (c)．

このときの 3 種類の固有感覚ドリフトを見ると，どの方法でも一致・アクティブ条件でドリフトが最も大きくなった（図 2.3）．しかし，質問紙の回答と異なり，視覚判断（VJ）と到達運動（TR）は手の向きと運動方法の両方の影響を受けた．反対側マッチング（CM）は，他の 2 つと異なる変化を示

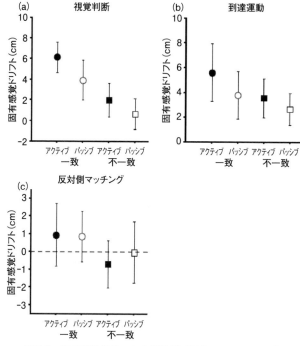

**図 2.3** 固有感覚ドリフトの平均値 (Shibuya *et al.*, 2017)

グラフはそれぞれ，(a)視覚判断 (visual judgment), (b)到達運動 (target reaching), (c)反対側マッチング (contralateral matching), 課題の結果を示す．シンボルはそれぞれ，一致条件（丸）と不一致条件（四角），アクティブ条件（黒いシンボル）とパッシブ条件（白いシンボル）の平均を示す．ヒゲは標準誤差．

し，またドリフト量も一番小さかった．3種類のドリフトは，相関するものとしないものがあった．すなわち，VJ と TR ($r=0.36$), VJ と CM ($r=0.24$) のドリフトは有意な相関を示したが，BM と TR には相関は見られなかった ($r=0.09$)．また，表 2.2 に，質問表の回答とドリフトの相関を示す．身体保持感を問う Q1 と CM, VJ には弱い相関が見られたが，TR との相関は見られなかった．ドリフトと Q2 との相関は見られなかったが，Q1 と Q2 には中程度の相関が見られた ($r=0.47, p<0.001$)．また，3種類のドリフトのいずれも，運動主体感との相関は見られなかった．以上の結果は，身体保持感と複数の固有感覚ドリフトは関連しているが，必ずしも同一ではないことを示している．特に3種類のドリフト計測は，多感覚（視覚と固有感覚）を統

38　第2章　身体意識の脳科学

**表 2.2**　質問紙の回答と固有感覚ドリフトの相関

| Task | 身体保持感 | | 身体保持感コントロール | | 運動主体感 | | 運動主体感コントロール | |
|---|---|---|---|---|---|---|---|---|
| | Q1 | Q2 | Q3 | Q4 | Q5 | Q6 | Q7 | Q8 |
| 視覚判断 | 0.28* | 0.09 | 0.14 | −0.01 | 0.09 | 0.10 | −0.07 | 0.03 |
| 到達運動 | 0.20 | −0.08 | 0.03 | 0.04 | 0.01 | −0.01 | −0.12 | −0.02 |
| 反対側マッチング | 0.33** | 0.04 | −0.09 | −0.18 | −0.07 | −0.17 | −0.05 | −0.10 |

*$p < 0.05$, **$p < 0.01$
相関係数は，全条件下の個々のデータ（$n = 80$）を用いて計算した．

合する必要があるもの（VJ と TR）と，両側の固有感覚に依存するもの（CM）に分けられる．

　脳内には，このような性質の異なる身体表現が複数存在することが知られている．たとえば，サルの運動前野（prefrontal cortex: PM）と後頭頂皮質（posterior parietal cortex: PPC）に存在する2種感覚ニューロンは，手の皮膚刺激と手の周辺の視覚刺激に応じる（Iriki *et al.*, 1996; Graziano 1999; Graziano *et al.*, 2000）．視覚刺激の受容野は手の位置に応じて移動するが，この移動はサルが手を見ることができなくても生じることが報告されている（Graziano 1999; Obayashi *et al.*, 2000）．これに対し Zopf ら（2011）は，両手を用いた固有感覚ドリフトには，2種感覚統合とは異なる脳領域を使う，と議論している．サルを用いた研究では，一次感覚野の後部には両側の受容野を持ったかなりの数のニューロンが存在することが報告されている（Iwamura *et al.*, 1994, 2002）．ヒトの実験でも，両手からの感覚入力は脳内で機能的に相互作用することが示されている（Izumizaki *et al.*, 2010; Tsuge *et al.*, 2012; Hakuta *et al.*, 2014）．今回の CM 課題では，このような両手からの固有感覚入力を参照できる脳領域が関与した可能性が高い．Riemer ら（2013）は，ラバーハンド錯覚を視覚と触覚刺激，または視覚と運動で誘導し，我々の結果と同様，両手運動課題と視覚判断課題で評価した固有感覚ドリフトに差異が見られる，と報告している．しかし，我々の結果では同時に，CM と2種感覚統合を使う VJ 課題のドリフトが相関を示しており，課題間の関連脳領域は厳密に異なるわけではない可能性も示している．

### (b) 運動主体感の客観指標

　我々の実験では，固有感覚ドリフトと運動主体感にはまったく相関が見られなかった．そこで，我々は同じ装置を用い，運動主体感を操作する実験を

行った．運動主体感の操作として，視覚フィードバックに遅延をかける方法（遅延フィードバック）が知られている（Ismail and Shimada, 2016; Kalckert and Ehrsson, 2012, 2014）．そこで我々も，被験者の右手の動きから CG の動きまで 90 〜 570 ms の遅延をかけ，被験者には上と同様の右手の円運動を行わせた．

視覚フィードバックの遅延を大きくすると，被験者の運動主体感は有意に低下した．Q5 と Q6 の回答の平均は，遅延 90（$2.11 \pm 0.70$; $t_{17} = 12.8$, $p < 0.001$）から 330 ms（$1.22 \pm 1.34$; $t_{17} = 3.86$, $p < 0.01$）では有意に 0（どちらでもない）より大きかったが，450 ms より長い遅延では有意差は見られなかった（$0.28 \pm 1.61$; $p > 0.4$）．同時に，身体保持感の回答も変化した．Q1 と Q2 の回答の平均は，90（$1.08 \pm 1.09$, $t_{17} = 4.22$, $p < 0.001$）と 210 ms（$0.81 \pm 1.48$; $t_{17} = 2.31$, $p < .05$）では 0 より有意に大きかったが，330 ms 以上では有意差は見られなかった（$0.19 \pm 1.55$; $p > 0.6$）．フィードバックの遅延が，運動主体感のみならず身体保持感に影響を与えることは，以前にも報告されている（Ismail and Shimada, 2016; Kalckert and Ehrsson, 2012, 2014）．

遅延フィードバックの条件下で，運動主体感と相関する要因を検討した．その結果，遅延時間（$r = -0.60$, $p < 0.01$），身体保持感（$r = 0.61$, $p < 0.01$），円運動の振幅（$r = -0.45$, $p < 0.01$），円運動の変動誤差（$r = -0.58$）で有意な相関が観察された．身体保持感と運動のパラメータ（振幅と変動誤差）間の相関は，これよりも弱かった（$r = -0.33 \sim -0.39$, $p < 0.01$）．

以上の結果は，運動主体感が運動による感覚フィードバックの予測（遠心性コピー）と実際の感覚フィードバックの誤差により低下するとするコンパレータモデル（Frith *et al.*, 2000; Wolpert and Ghahramani, 2000）とも矛盾しない．おそらく，遅延が大きいときには予測との誤差が大きく，その結果修正運動が誘発されるのかもしれない．さらには，運動終了後に運動を振り返ることによる，postdictive 効果も関与しているかもしれない．

運動主体感に関わる脳領域に関しては，後節で紹介される．Tsakiris ら（2010）は fMRI を用い，身体保持感と運動主体感で活動する共通の脳領域は存在しない，と結論している．しかしながら，遅延フィードバックの影響に見られるように，両者の間に何らかの相互作用が存在する可能性は残っている．以下で，その相互作用について検討した研究について述べる．

## 2.1.2 運動主体感と身体保持感の相互作用
## (a) 「身体意識」の再定義

　近年の研究は，「身体意識」にとって「身体表象と運動表象」が重要な役割を果たしていることを示唆してきた．それぞれに対してメタ的にアクセスした主観的体験が「身体保持感」と「運動主体感」であると考えられる（Gallagher, 2000）．前者は「これが自分の身体である感覚」のことで，「自己」という上位の絶対表象が下位のミニマムで必要十分な身体表象にアクセスした結果としての経験である．後者は「自分こそがこの行為を生成している感覚」のことで，自己表象が運動表象にアクセスした結果と捉えることができよう．このように，身体意識とは，身体表象と運動表象が階層的に統合され，さらに上位の自己表象を形成していくボトムアップ過程と，上位から下位へのメタアクセス（トップダウン過程）を広く含んだ概念であり，必ずしも全過程が意識化できるわけではない（図2.4）．日常で意識可能な状況とは，「あらためて反省してみる」と「自分の身体や運動（意図）を感じることができる」というトップダウン過程に限定されているかもしれない．

　ラバーハンド錯覚（rubber hand illusion: RHI）は，身体保持感を操作するのによく用いられるパラダイムで，被験者の手を見えないようにして筆でなで，同時に目の前に置いたラバーハンドが筆でなでられている様子を見せる．すると被験者は，だんだんラバーハンドに身体保持感を感じ，「ラバーハンドの位置で触覚を感じる」，「ラバーハンドが私の手のように感じる」と報告する（Botvinick and Cohen, 1998）．オリジナルのRHIは，自分の手を受動的に触れられるだけの体験であり（Botvinick and Cohen, 1998），パッシブなラバーハンド錯覚（passive RHI: pRHI）と呼ばれる．一方で，自分でダミーの手を動かすようなアクティブなRHI（active RHI: aRHI）と呼ばれる現象がその後発表された．つまり，自分で遅延なく動かせるダミーであれば，それを自分で動かしている運動主体感が生じ，その結果としてダミーへの身体保持感につながる，というものである（Tsakiris *et al.*, 2006）．このように，aRHIはpRHIの亜種ではなく，その意味するところが大きく異なっている．pRHIが我々の身体表象とそれに対する身体保持感に限定的に関連するのに対して，aRHIは運動主体感が身体保持感を「上書きする」こ

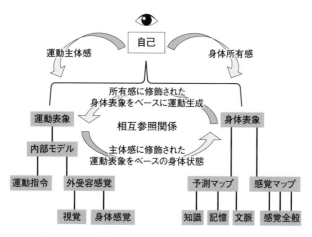

**図 2.4** 運動表象への主体感，身体表象への保持感

運動表象と身体表象は相互参照関係を持ち，かつ上位の自己表象からの修飾を受ける．これらのメタ的なアクセスを，運動主体感・身体保持感と捉えることができる．

とを意味する可能性がある．そして，なぜこのようなことが起こりうるのかというと，運動表象と身体表象は，自己という上位表象のレベルでは1つに統合されていなければいけないからである．そこで，Asai（2015）とAsai（2016）では，それぞれ運動主体感が身体表象に与える影響，および身体保持感が運動表象に与える影響について検討した．

**(b) 主体感による身体表象の捕捉**

Asai（2016）では，被験者が手袋をはめた左手をグー・パー運動するライブ映像を，目の前に置いたディスプレイ上で再生する手続きをとった．このとき，実際の手の位置と再生される位置は空間的にずれているが，遅延なしの映像をしばらく見続けると，自分の手の位置判断がディスプレイの方へ引っ張られる「固有感覚ドリフト」が起こる．しかしながら，これらの効果は遅延を挿入した映像を見続けても起こらない（図2.5左）．この実験1はaRHIの再現であるが，これが本当に運動主体感による身体表象（ここでは位置感覚）の捕捉であるのかは議論があった．なぜなら，実験手続き上で運動主体感と身体保持感を分離して扱うのは簡単ではなく，たとえば手の形を見せているだけで，ディスプレイ上の手に身体保持感が生じることにもなるため，運動主体感がこの効果の主要因かどうかは明確でなかった．

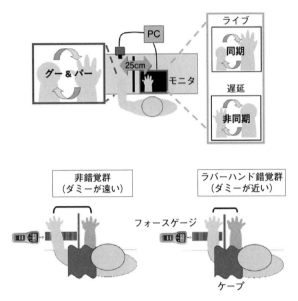

**図 2.5** aRHI による身体表象の捕捉（左）と pRHI による運動表象の捕捉（右）
運動における遅延のない視覚フィードバックによって固有感覚ドリフトが起きる（左：運動主体感による身体への影響）．一方で，遅延のない視覚-触覚刺激によってドリフト運動が起きる（右：身体保持感による運動への影響）．

そこでまず実験2では，運動主体感と身体保持感の遅延に対する感度の違いを利用することで，理論的に分離しようとした．身体保持感は遅延なしの前提によるモダリティ間情報の統合をしているため，遅延には敏感である．一方で，運動主体感は運動制御がベースであるため，「制御」が実現されていれば，ある程度の遅延は許容される（Asai and Tanno, 2007）．よって，もし aRHI における固有感覚ドリフトを起こしているのが身体保持感でなく運動主体感であるなら，短い遅延であれば効果を減らさないはずである．結果は，250 ms の短い遅延は，遅延なしと同等の固有感覚ドリフト効果が観察された一方で，被験者の左手が映像上で右手の形に変換された条件は，主観報告での運動主体感を減らし，固有感覚ドリフトも消失した．

さらに実験3では，刺激の提示方法を工夫することで，可能な限りで身体保持感を生じさせる要因を切り落とした．具体的には，各指先にポイントライトがついた手袋を装着し，カメラの光感度を調整することで，被験者がデ

ィスプレイ上で見えるのは5つの光点の動きのみになるようにした．その結果として，被験者の主観報告ではディスプレイ上に自分の手があるという身体保持感はなくなっていたが，それでも同期条件では固有感覚ドリフトは観察され，光点を自分で動かしているという運動主体感は報告された．これらの全結果をもってして，運動主体感が（身体保持感なしでも）身体表象を捕捉すると結論づけた．これは，自己というエージェント内において，身体と運動は本質的に「閉じた関係（"embodied loop"）」を持っており，相互依存関係を構成しているからであると考えられる．だとすれば，逆の方向性も観察可能であるはずである．

**(c) 身体保持感による運動表象の捕捉**

Asai（2015）では，身体保持感が運動表象を捕捉する可能性について検討した．pRHIでよく報告される主観体験に，「自分の手がダミーの方へ動いてしまう感じ」がある．そこで，この主観体験が単なる「感じ」なのか，「実際に手が動こうとしているのか」を明らかにするために2つの実験を行った．実験1では，上述した一般的なpRHIの手続きである，ダミーと実際の被験者の左手を，実験者がブラシで触り続ける手続きを行った（図2.5右）．唯一の違いは，被験者の左手は，スライダーに接着した左右に動く台座の上に置かれたことである．被験者には，「左手がグラグラ動くので不安定ではあるが，力を抜いて安静状態を保ってもらう」よう教示した．この状態でブラシで同時になぞる手続きを行ったところ，同期した視−触刺激を与えた条件で，ダミーの方へ左手が移動してしまう結果となった．被験者には安静状態を指示したので無意識的な運動と考えられるが，pRHIは主観体験として「動いてしまう感じ」が生じるため，その主観に意図的に合わせた運動であった可能性も否定できない．そこで実験2では，同様の装置を使用したがスライダーはフォースセンサーに固定した．この状況では，もはやスライダーは左右には動かないので一般的なpRHIと実質上同じである．しかしながら，被験者が左手を動かそうとするならば，実際には動かない代わりに，その加力が記録されることになる．結果は，錯覚が起こる条件（ダミーが近くに置かれ，同期した刺激が与えられた場合）において，最も高いダミー方向の加力が継続的に記録された．またこの加力は，別に計測された固有感覚ドリフトの値と正の相関を示した．これらの結果は，pRHIの操作によって，ダミ

44 第2章 身体意識の脳科学

一方向の自動的な手の運動が発生することを示唆し，ダミーへの錯覚の身体保持感が運動表象を捕捉した結果であると結論づけた．

## (d) まとめ：自己という予測子

人間の脳はさまざまな機能的単位をもち，それぞれが自律的に働いている．一般的に，各機能そのものには意識的にアクセスはできない．一方で，各機能があるまとまりをもって協働する必要があるときに，上位の機能単位である表象に発展するのかもしれない．身体表象と運動表象はそういった中間表象であり，さらに大きな自己表象に最終的には統合される．つまり，運動表象・身体表象のそれぞれが，互いに対する予測子（prior）になっており，実際の感覚情報との整合性を保つために，2つの方向性の相互依存関係が観察できる．よって「カーソルを操作すれば，その場所に自分の手もある」と認識される一方で，「手があると思う場所に，実際に手が移動」しようとしてしまう．前者はバーチャルリアリティ研究における身体の遠隔存在性など，後者は催眠暗示研究における非意図的な自動運動の発動などと関係していると考えられる．さらに相互依存関係の根拠になる予測子が「自己」であると考えると（自己の存在が，身体と運動の相互依存関係を予測する），身体意識の議論は，自己の議論とは切り離せないことを示唆しているのかもしれない．

## 2.2 非侵襲脳活動計測からのアプローチ

### 2.2.1 機能的磁気共鳴画像に現れる身体意識

### (a) ファストダイナミクスとスローダイナミクスの神経基盤

生態系や社会経済など大きなシステムが変化するとき，一般に環境の変化に追従してほぼ実時間で変化するファストダイナミクスと，徐々に変化するスローダイナミクスが存在する．人間が運動を学習するときも，脳の中では，素早く適応するファストダイナミクスと，徐々に時間をかけて適応するスローダイナミクスが並行して変化するといわれている（Smith *et al.*, 2006 など）．これは，すぐ覚えてすぐ忘れる短期的な記憶と，徐々に時間をかけて学習し，いつまでも記憶が残る長期的な記憶ということもできる．身体意識との関連では，運動を速く滑らかに実行することは，運動主体感を向上させる（Wenke

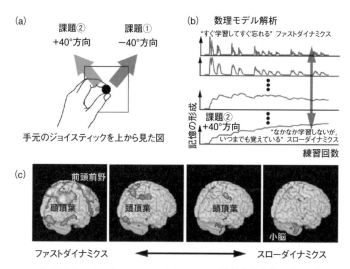

**図 2.6** ファストダイナミクスとスローダイナミクスの神経基盤を特定する（Kim et al., 2015 を改変）

a) 学習課題は 2 種類あり，課題①では，正確に右斜め上（-40°：右向きの矢印）方向にジョイスティックを動かし，課題②では左斜め上（+40°：左向きの矢印）方向に動かした．課題①と②を 9 回ずつ交互に練習した．
b) さまざまな時間スケールのダイナミクスを数理モデルで推定した．
c) 脳を右斜め後ろから見た図．練習時間が増えるにつれて，左の図から右の図へとファストダイナミクスからスローダイナミクスに関係する脳の場所が変わる．

et al., 2010 など）が，新たな運動を学習するとき，運動は「ぎこちなく」なり，主体感は一時的に低下する．しかし，学習が進むにつれて運動主体感は回復する．我々は，身体意識の変化は，長期的な運動学習（スローダイナミクス）に先立つファストダイナミクスに関連すると考えた．そこで，人間が新たな運動学習を行っているときの脳活動を計測し，ファストダイナミクスとスローダイナミクスの神経基盤を明らかにした（Kim et al., 2015）.

具体的には，機能的磁気共鳴画像（fMRI）法と数理モデルを組み合わせ，ファストダイナミクスとスローダイナミクスが，脳の異なる場所と対応している様子を，画像として捉えることに成功した．実験参加者に fMRI 装置の中で，ジョイスティックを操作してもらった（図 2.6a）．参加者が学習する課題は 2 つあり，課題①は，ジョイスティックを，右斜め上（-40°）の方向に正確に動かすことで，課題②は左斜め上（40°）の方向に動かすことで

あった．それぞれの課題を交互に繰り返し練習する．参加者は，それぞれの
やり方を覚えたり忘れたりしながら，両方の課題を正確にできるようになっ
た．このようにして得た行動データに対して，数理モデルを適用し，ファス
トダイナミクスとスローダイナミクスが，実験中にどのように変化していた
かを推定した（図 2.6b）．次に，モデルから得られたさまざまな記憶の時間
変化と，同じような変化をしていた脳の場所はどこにあるかを，回帰分析と
いう方法を用いて調べた．その結果，1）数秒で適応して数秒で元に戻る非
常に早いファストダイナミクスには，前頭前野や頭頂葉の広い場所が関係し
ていること，2）数分から数十分で適応して元に戻る中期的なダイナミクス
は，頭頂葉の中でも限られた部分が関係していること，3）1 時間以上かけ
て適応し，ゆっくり元に戻るスローダイナミクスには小脳が関係すること，
などが明らかになった（図 2.6c）．

　ファストダイナミクスに関係する前頭・頭頂領域は，以下に述べるように，
身体意識（特に運動主体感）の基礎となる運動の自他帰属にも関連する．こ
のファストダイナミクスは，運動学習の初期に活動し，長期的な運動学習を
誘導する役割を果たすと考えられる．

## (b) 身体意識を脳活動から予測する

　運動主体感の基礎となるのは，知覚した運動が自分のものであるか，他人
のものであるかという，自他帰属の判断である．我々は，fMRI 脳活動の局
所的なパターンから主観的な自他帰属を予測できるかを調べた．予測できる
脳の領域には，自他帰属の情報が存在しており，運動主体感の成立過程に関
連すると考えられる．

　実験参加者はコンピュータ画面のカーソルを，ジョイスティックで操作し
た（図 2.7）．画面にはサイン波形状の線が描かれており，それをなるべく正
確に，決められた速度でなぞることが要求される．カーソルの位置は，参加
者自身のジョイスティックの位置 $(x, y)$ に，他の実験参加者のジョイスティ
ックの位置 $(x', y')$ を，一定の比率（$0 \leq a \leq 1$）で混ぜ合わせる．$a$ の値を
調整することで，カーソルを操作しているのが「自分なのか他者なのか」は
っきりしている条件や曖昧な条件を作り出す（Asai, 2015）．参加者は，サ
イン波を 10 秒間（サイン波のひと山が 2 秒）かけてなぞった．なぞり終わ
った時点で，カーソルが自分の動きらしかったか，他者の動きらしかったか

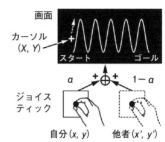

**図 2.7** 運動の自他帰属を曖昧にする方法
本人のジョイスティックの動きに，あらかじめ記録しておいた他者の動きを一定の比率（$a$）で混ぜ合わせる．

を9段階で評定した．

$a$の値が0のとき（100%他人）には，典型的な他者帰属の脳活動が現れると考えられる．また，$a$の値が1のとき（100%自分）には，典型的な自己帰属の脳活動が現れると考えられる．それらの脳活動を用いて機械学習の判別器を作成した．次に，曖昧な条件（$a$の値が0.75，0.5または0.25）の脳活動から，参加者の主観的な評定を予測できるかを検証した．図2.8は，サイン波をなぞっているときの時間に合わせて，脳のどの領域から主観的な評定を予測できたかを示している．なぞり始めてから，ふた山目（2〜4秒後）には，左の運動野の周辺で予測が可能になる．予測可能な領域は時間が経過するとともに，前頭-頭頂ネットワークへと広がっていく様子が見て取れる．運動野は筋肉に運動指令を出し，運動を直接制御する領域である．このような領域において，まず，感覚運動情報が蓄積され，それが前頭-頭頂ネットワークへと伝播することで，最終的な自他帰属の判断が決定されると考えられる．

このような結果から，身体意識（特に運動主体感）には，1）脳の広範な領域が関わること，2）視覚や体性感覚などの感覚情報だけに依存するのではなく，時々刻々と変化する運動情報と感覚情報を統合・判断する過程が含まれることが示唆される．

### 2.2.2 脳波に現れる身体意識
#### (a) 身体保持感と脳活動

身体意識のうち，身体保持感に関わる脳活動については，これまでも多数の研究がある．まず，身体保持感に関わる脳活動のこれまでの研究について，

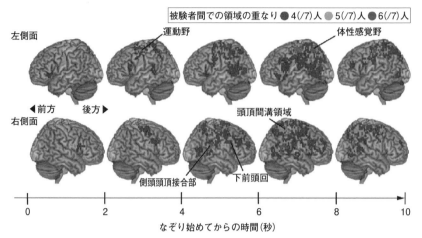

**図 2.8** 運動の自他帰属に関する主観的判断を脳活動から予測できた領域
塗りつぶした領域は 7 人のうち 4 人以上で重なっていた領域を示す．時間軸は，血流の時間遅れを考慮した時間を示す．

概説する．図 2.9 は，Tsakiris（2010）が提案した身体保持感を生じさせる神経認知モデルである．たとえば Tsakiris ら（2008）は，側頭葉や頭頂葉を損傷した患者の症状から，右の側頭-頭頂接合部（rTPJ）が視覚刺激が脳内身体表現に適合するかのテストに関与する，と仮定した（図のコンパレータ 1）．このことを確かめるため，彼らはラバーハンド錯覚の実験を行った．ラバーハンド錯覚にはいくつかの条件が必要で，手とラバーハンドの触覚刺激の非同期，ラバーハンドの位置や向きを解剖学的にありえない状態にする，ラバーハンドの代わりに単なる物体（棒など）を見せる，などで減弱することが知られている．Tsakiris ら（2008）は，単発の経頭蓋磁気刺激（Transcranial Magnetic Stimulation: TMS）を同期した視覚・触覚刺激の 350 ms 後に rTPJ に加え，固有感覚ドリフトの変化を観察した．そして，TMS により，ラバーハンドを見せたときのドリフトが減少し，物体を見せたときはドリフトが増強する，と結論した．すなわち，rTPJ の活動の阻害は，身体の一部であるかどうかの区別を曖昧にするようである．

また，Tsakiris ら（2007a）は PET を用い，固有感覚ドリフトと負の相関を示す局所脳血流を，反対側（左）の一次と二次体性感覚野（SI と SII）で

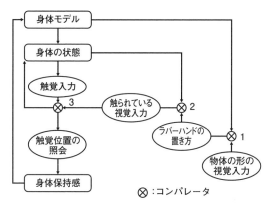

**図 2.9** Tsakiris (2010) が提案した，身体保持感の神経認知モデル

最初に，見た物体の形が，脳内にすでに存在する身体モデルと比較される（コンパレータ 1）．次に，身体の現在の状態と視覚物体の置き方（姿勢的，解剖学的特長）の比較を行う（コンパレータ 2）．第 3 に，現在の視覚・触角情報とそれぞれの座標系の比較が行われる（コンパレータ 3）．2 つの座標系に矛盾がある場合は，再校正が行われる．最後に，身体保持感の主観的経験が生じ，身体モデルのアップデートが行われる．

観察した．彼らは，SI と SII は，ラバーハンドの解剖学的，姿勢的な特長（置き方）と，現在の自分の身体状態を比較するのに関わっていると推測した（コンパレータ 2）．更に，ラバーハンド錯覚中の感覚の統合は，両側の頭頂葉後部（PPC）と腹側運動前野（PMv）の活動と関係しているようである（コンパレータ 3）（Ehrsson *et al.*, 2004, 2007; Kammers *et al.*, 2009）．たとえば，Kammers ら（2009）は左の下頭頂小葉（IPL）（脳波の国際 10-20 法による P3, 図 2.10 ☆）に対し，オフラインで低頻度連続磁気刺激（repetitive TMS: rTMS）を行った．結果，固有感覚ドリフトの大きさを減弱させたが，身体保持感は変化しないことがわかった．この知見は，視覚や触覚の統合システムの再校正（recalibration）は，身体保持感を感じるには十分でないことを示している．

一方，ラバーハンドに対する保持感の経験は，右の島皮質後部の活動と関係があるとされている（Tsakiris *et al.*, 2007a, b; Baier and Karnath, 2008 も参照）．他の研究者は，島皮質が高次の身体の体性感覚の処理に関わっており，身体からの信号の主観的な知覚や感情的な処理に関わると述べている（Craig, 2002, 2009; Dijkerman and de Haan, 2007）．

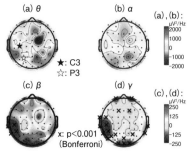

**図2.10** 身体保持感に関する脳波の時間周波数解析の結果

身体保持感が生じたトライアルと生じなかったトライアルのパワーの差を，各周波数帯域で表示している（a–d）．xは，身体保持感の有無により，パワーに優位な差が見られた電極の位置を示す（$p < 0.01$, Bonferroni法）．★と☆は，C3とP3の電極位置を示す．

## (b) 脳波による身体保持感の計測

このように，ラバーハンド錯覚に関係する脳活動の研究は多い．しかし脳波による研究は少なく，また脳の活動領域については，論文による差異も大きい．後者に関して，我々は少なくとも2つの問題点があると考えた．第1は，固有感覚ドリフトと身体保持感を指標にした研究で違いがあることである．前述したように，固有感覚ドリフトと身体保持感は，必ずしも同一ではないことが知られている．第2に，身体保持感を指標にした研究でも，ラバーハンド錯覚が起こりやすい条件（視覚と触覚の同期，ラバーハンドの提示）と起こりにくい条件（非同期，物体の提示）の比較を行っており，各条件下での経験の変化については考慮されていない．そこで我々は，2つの問題点を解決する課題を開発し，身体保持感の経験に関わる脳活動を脳波により同定することを試みた．

我々の課題ではラバーハンド錯覚を用い，隠れている被験者の左手とラバーハンドを筆で同期してなでた．触覚刺激は，2秒に1回の頻度で2回行い，直後に身体保持感を尋ねた．被験者の答えやすさを考慮し，「ラバーハンドの位置で触覚を感じたか」にyes（RHI+）かno（RHI-）で答えてもらい，質問後は再び触覚刺激を行った．このトライアルを200回以上繰り返し，この最中に64チャネルの脳波を記録した（図2.10参照）．記録は解析時に256 Hzにダウンサンプリング，1 Hzのハイパスフィルタをかけ，ノイズが混入したトライアルは解析から除外した．Pressら（2008）は，ラバーハンド錯覚中の体性感覚誘発電位（SEP）を記録し，潜時200〜450 msの波形に変化が見られると報告している．しかし，我々の条件ではSEPは観察さ

れなかった．Pressらはタップ刺激を用いているのに対し，我々はオリジナルのラバーハンド錯覚と同様，筆でなでており，刺激の強度と持続時間の違いによると考えられた．そこで，時間周波数解析を行うことにした．2回目の刺激の前後の脳波を，$-2450 \sim 2450\,\mathrm{ms}$ の間 $100\,\mathrm{ms}$ 間隔で連続ウェーブレット変換を行い，パワーを求めた．求めたパワーは，$\theta(4 \sim 7\,\mathrm{Hz})$，$a(8 \sim 12\,\mathrm{Hz})$，$\beta(13 \sim 29\,\mathrm{Hz})$，$\gamma(30 \sim 40\,\mathrm{Hz})$ 帯域ごとに平均した．

図 2.10 に，RHI＋と－の試行がそれぞれ 70 回以上得られた 10 人の被験者について，RHI＋と－のトライアルのパワーの差を示す．×は，RHI＋と－のパワーに有意差がある電極位置である．$\theta$と$a$帯域には，有意差が見られる電極位置は見られなかった．しかし，$\beta$と$\gamma$帯域，特に$\gamma$帯域のパワーに有意差が見られた．有意なパワーの上昇が見られたのは，特に前頭葉外側部，頭頂葉下部と側頭葉，そして後頭葉であった．パワーの減少が見られたのは，両側の前頭葉背側部であった．

脳波で活動部位を限局するのは難しいが，我々の観察した活動上昇部位は，身体保持感に TPJ，SI，SII，PPC，PMv，島皮質などが関わるという先行研究と一致している．しかし，いくつかの相違点も存在した．最も大きな相違点は，身体保持感は右半球優位と考えられているのに，我々は左側でも活動上昇を観察した点である．たとえば，身体失認（自分の身体の一部を認識できない）や身体パラフレニア（自分の身体の一部を他人のものだと主張する）は右半球を損傷した患者で左半身によく見られる，という臨床所見がある（Heilman, 2014）．また，Evans と Blanke（2012）は我々と同様脳波を用い，ラバーハンド錯覚に関係した脳活動を検索した．彼らは RHI と関連して C3 と C4 の電極（図 2.10，★と対側の対称位置）に$\mu$波（$8 \sim 13\,\mathrm{Hz}$）の抑制が見られること，しかし錯覚の有無による有意差は右側（C4）の電極でのみ観察されると報告している．上で述べた先行研究でも，身体保持感にrTPJ や右の島皮質が関係するとされている．しかしながら，身体保持感の右半球優位性には，疑問も示されている．すなわち，大多数の場合，言語中枢が左脳にあるため，左脳の損傷では質問の理解や返答が障害される可能性が高く，サンプリングバイアスがかかる可能性がある（Heilman, 2014）というものである．身体保持感の優位脳については，更なる検討が必要と思われる．

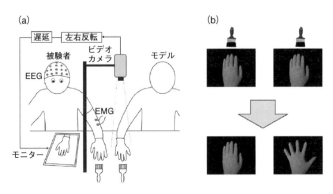

**図 2.11** 脳の領野間の機能結合を見るために用いた実験方法
(a) 被験者は脳波のキャップをかぶって座り，眼前のモニターを見る．モニターには他者（モデル）の右手が，左右反転して提示されている．(b) 最初に，被験者の見えない左手とモデルの手が，筆でなでられる．この視覚・触覚刺激は，同期している条件と非同期の条件がある．その後，モデルの手が突然開く．このとき被験者の左手の動き，脳波を計測し，その後身体保持感の強さ，固有感覚ドリフトを尋ねた．

先行研究とのもう1点の違いは，後頭葉で見られるパワーの増加である．しかし我々は，この活動は身体保持感を生じさせているわけではく，むしろラバーハンド錯覚の結果生じたのだろうと考えている．ラバーハンドに対し身体保持感が生じた結果，身体周囲空間へ注意が向けられ，その結果，視覚野の活動上昇が生じている可能性がある（Abrams et al., 2007）．

身体保持感に伴う脳活動として，脳の領野間の機能結合が変化するという報告もある．Kanayamaら（2007）は脳波で機能結合を求め，前頭葉内側部から頭頂葉への機能結合が減少すること，この減少が身体保持感に関する質問紙への回答と相関することを報告した．また我々は，図2.11で示した実験装置を用い，行動実験と脳波記録を用いて領野間の結合が変化する証拠を得た．ラバーハンド錯覚課題と同様，被験者の見えない左手が筆でなでられているとき，目の前のモニターで他者（モデル）の手がなでられる様子を見せる（a）．視覚・触覚刺激は，同期する条件と交互になでる非同期条件を設けた．しばらくなでられた後，突然モデルの手が開く（b）．被験者がモデルの手に対し身体保持感を感じていると，モデルの手の動きを見ることで被験者の手が無意識に開くことを観察した（表2.3）．そしてこのとき，反対側の一次運動野付近（C4）で$\mu$波の抑制（$\mu$ rhythm suppression: $\mu$リズム抑

**表 2.3** 被験者がモデルの手の運動を見ているときの計測値（平均 ± SD）を，視・触覚の同期条件と非同期条件の別に示した

| | 同期 | 非同期 |
|---|---|---|
| 質問紙（身体保持感） | $1.28 \pm 1.21$ | $-1.46 \pm 1.65$ |
| 運動誘発（%） | $25.2 \pm 28.6$ | $14.4 \pm 24.3$ |
| $\mu$ 波の抑制（dB） | $-1.26 \pm 1.24$ | $0.41 \pm 0.59$ |

計測値は身体保持感に関する質問紙への回答（$-3$ から $+3$ の 7 段階），被験者の手に運動が誘発された割合，C4 電極で観察された $\mu$ 波抑制の大きさ．

制）が観察された（表 2.3）．$\mu$ 波の抑制の程度は，身体保持感に関する質問紙の回答と相関を見せた（$r = -0.5$, $p = 0.003$, 同期と非同期のデータを含めた）．このことは，後頭葉から頭頂葉を介し，前頭葉への情報の流れが強まった結果と考えられた．前述の活動と同様，領野間の機能結合も更に詳細に検討する必要があると思われる．

## 2.3　神経活動からのアプローチ

### 2.3.1　身体意識とミラーニューロン

#### (a)　身体意識を支えるシステム

　これまで述べられてきた自己の身体についての意識，つまり運動主体感と身体保持感は，それに特化されたシステムが存在するのではなく，本来は知覚や運動のためのシステムが紡ぎ出す．

　たとえば，運動主体感は，体性感覚や視覚などの感覚情報とともに，運動を制御するための運動指令や運動のプランなどの信号や意図の信号が必要となる（Georgieff and Jeannerod 1998; Haggard 2017）．これらは，感覚情報を運動へ変換して実際の運動を遂行する感覚運動制御システムの中に表現されていて，意識に上ると上らないとにかかわらず，現在の身体の姿勢を表現するいわゆる身体図式に寄与する．運動遂行中には，感覚受容器から得られた感覚フィードバックが脳内に帰還する．一方，スムーズな運動を実現するためのメカニズムとして，運動指令や意図などのコピー（遠心性コピー）から，運動の結果やフィードバックが予測されるモデルが考えられている．この予測は，随伴発射と呼ばれるが，実際の感覚フィードバックと比較され結果とその誤差（予測誤差）のモニターを行っていると考えられている．

54    第2章　身体意識の脳科学

Blakemore ら（Blakemore *et al.*, 2000）は，この比較において一致が認められれば運動主体感が形成されるという比較器モデルを提案した．身体保持感に関しては，視覚と体性感覚のフィードバックを比較して一致が見られればよい．脳内には運動遂行のための複数の比較器（コンパレータ）の存在が考えられており（Blakemore *et al.*, 2002），身体意識はこの感覚運動制御のシステムで派生すると考えられる．

## (b) AIP と F5 の手操作ニューロン——物体の表現と運動

　感覚運動制御のための視覚的空間情報は，背側視覚経路に含まれる頭頂葉で処理されるが，最終的には前頭葉にある運動領野に送られ運動に変換される．解剖学的に頭頂連合野と前頭葉は，上縦束（SLF）という皮質間を結ぶ線維束で結ばれている（Thiebaut de Schotten *et al.*, 2012）．SLF は3つに分かれるが，そのうちの3番目の枝である SLFIII は下頭頂葉と腹側運動前野や前頭前野腹外側部を結んでおり，把持運動の制御に重要である．近年下頭頂葉と腹側運動前野に，動作を視覚的に観察しているときに活動し，なおかつ自ら同じ動作をするときに活動するミラーニューロンが見つかっており，SLFIII はミラーニューロンシステムも含んでいる．この経路は，感覚領野から運動領野への一方通行ではなく相互方向に情報をやり取りするループを形成しており，運動領野で運動に変換された情報が，感覚領野にも戻ってきていると推測される（図 2.12）．

　酒田らの研究によって，サルの下頭頂葉の頭頂間溝の中の AIP という領域に，対象物体を摑んだり操作したりする手指の操作運動に関わるニューロンの存在が明らかになった（Taira *et al.*, 1990; Sakata *et al.*, 1995）．これらのニューロン活動には，異なる形の物体を操作するときに選択的に反応し，物体の形とそれを操作する運動のパターンの要素が反映されている．一連の研究では，運動と視覚の要素を切り分けるために，形状の異なる物体を明るいところと暗いところで摑んだり操作したりする運動や物体を注視するだけの課題をサルに訓練し，AIP から手操作に関するニューロン活動を記録した．AIP のニューロンは，視覚（明所と暗所の反応の違い）や運動の要素（暗所での運動による活動の有無）によって，視覚運動型，視覚優位型，運動優位型の3つのタイプがある．視覚運動型と視覚優位型の中には，物体を見ただけでも反応するものがあり（対象型），操作運動に必要な物体のもつ3次

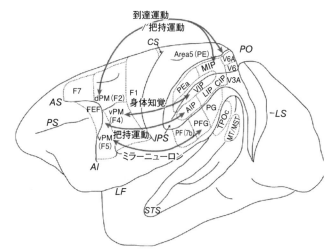

図 2.12 サルの脳の頭頂葉と運動前野の結合（Murata et al., 2007 より改変）

元的な特徴を表現していると考えられる（Murata et al., 2000）.

一方，AIP との直接の結合が認められる腹側運動前野の F5 にも，手指の把持運動に関するニューロンがある．AIP のような視覚優位型は見つからなかったが，運動優位型と視覚運動型が存在した．視覚運動型には，物体を観察中に反応する対象型が存在しキャノニカルニューロンと呼ばれている（Murata et al., 1997）．しかし，表現されている情報は運動の出力により近く（Raos et al., 2006; Schaffelhofer and Scherberger, 2016），F5 では AIP ではあまり見られない運動に先行する活動が見られた（Raos et al., 2006）．F5 は，運動の準備に関わるのである．つまり，AIP から物体の情報が F5 に送られ，F5 では視覚情報に基づいた運動の選択や変換が行われる．一方，F5 から運動のプランニングに関する情報（随伴発射）が AIP に送り返されて，そこで運動優位型として表象されている可能性がある（Sakata et al., 1995; Murata et al., 2016）.

(c) ミラーニューロンと身体の表現

以上のことは，視覚の物体認知に関わる腹側経路以外に，背側経路の一部である SLFIII に物体の表象があることを示したという点でも重要な発見である．しかし，視覚フィードバックの表現については，これまではっきりと

明らかにした研究はなかった．AIP では，視覚入力を受けているニューロンの中に物体を観察しても反応しないもの（非対象型）があり，これが視覚フィードバックに応答すると予想されていた（Murata *et al.*, 2000）．また近年，AIP に隣接する PFG に，ミラーニューロンが記録されている．このミラーニューロンは，もともと自らの運動のときと他個体の動作を観察しているときに活動したために，自己と他者との共有表現という解釈がなされ，動作や意図の理解，模倣などにも関わっていると考えられている．ミラーニューロンが，自己の身体の運動中の視覚像に反応することも予測された．

そこで村田らは，AIP や PFG が自己の動作の視覚像に反応するかどうか確かめる実験を行った（Murata and Ishida 2007; Maeda *et al.*, 2015）．実験では，モニタースクリーンに，CCD カメラで撮影されたオンラインの手や物体の映像が提示され，サルはこのモニターを見ながら物体を摑む課題を遂行した（図 2.13A）．また，視覚情報を遮断するために手や物体の映像が映らない条件下で把持運動を行う条件も加えた．さらにモニターに，サルの視線であらかじめ録画された同じ手の運動の動画が提示され，サルがそれを注視するだけの条件も設定した．把持する物体は，3 種類用意しそれぞれ握力把握，母指対立する精密把握，母指と示指の側面で摑むサイドグリップが要求された（図 2.13B）．以上の課題を遂行中の単一ニューロンの活動を AIPと PFG でも記録した結果，把持運動で反応するニューロンの中に，動画を見ただけでも反応するものが認められた．しかしこの動画には，物体と手の映像の両方が写り込んでいる．そこで，動画から物体の映像を消して，手の動きだけ提示するようにしたところ，手の動きに一致してニューロンの応答が見られた（図 2.13C）．このことは，AIP の手操作関連ニューロンが，運動中の手の視覚像に応答していることを示している．以前の実験で物体の視覚像に反応しない非対象型のニューロンとともに，対象型や運動優位型などの他のタイプのニューロンでもこのような反応を示した．興味深いことに，これらのニューロンの半数以上は，実験者の手で物体を摑む動作を横から撮影された動画に反応し，つまり他者の動作の視覚像にも反応するミラーニューロンの性質をもっていた（図 2.13D）．近年の研究によって AIP（Pani *et al.*, 2014）以外に F5（Fadiga *et al.*, 2013; Maranesi *et al.*, 2015）で，自己の運動の視覚フィードバックに反応するニューロン活動が明らかになっている．

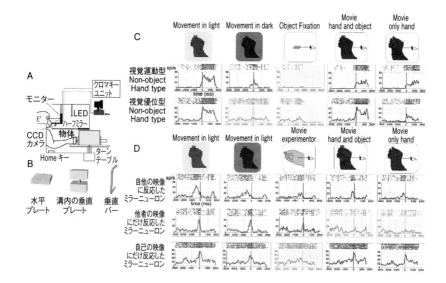

**図 2.13** ミラーニューロンは自己の身体の運動中の視覚像に反応する（Maeda *et al.*, 2015 より改変）

A：実験装置の概要　サルは LED の手がかりに従ってモニターを見ながら把持運動を行う．B：把持する物体　C：Movement in light：明るいところでの把持運動　Movement in dark：LED 以外何もモニターに映らない条件での把持運動　Object Fixation：物体を注視　Movie hand and object：手の運動の動画の注視　Movie only hand：把持運動の動画から物体を消した映像の注視　上の段は視覚運動型ニューロン　下の段は視覚優位型　縦の線は把持したタイミングを示す．D：Movie experimentor：実験者の把持運動の動画（横からの視線）他はCと同じ　上段は，自己の手の映像にも反応したミラーニューロン．中段は他者の手の映像だけに反応したミラーニューロン．下段は自己の手の映像のみに反応したニューロン．

F5 でも，ミラーニューロンの一部が自己の運動の視覚像に反応することが示されている．ミラーニューロンシステムは，感覚運動制御のシステムの中で自己運動のフィードバックを表象していると考えられる．以上のことは，発達段階におけるミラーニューロンそのものの起源や模倣，さらに大人になってからの運動学習のメカニズムを考える手がかりとなる．模倣により歌学習を行う鳥には，歌のミラーニューロン活動が見つかっている（Prather *et al.*, 2008）．歌を歌っているとき，あるいは自分の歌のプレイバックを聴いたとき，さらには他の鳥の音節成分のよく似た歌声を聞くときにも反応するのである．このシステムは，自分の歌のコントロール，自分と他個体の歌の区

58    第2章　身体意識の脳科学

別，歌の模倣学習に役に立つと考えられている（Tcherni-chovski and Wallman, 2008）.

### 2.3.2　随伴発射による感覚抑制
#### (a) 随伴発射と感覚抑制

　随伴発射という言葉は，もともとサッケードのような早い眼球運動中にも外界がぶれずに知覚されるメカニズムを説明するもので（Sperry 1950; Von Holst and Mittelstaedt, 1950），遠心性コピーとほぼ同義と考えてよい．運動の指令のコピーや随伴発射によって表現された予測感覚フィードバックが，実際の感覚フィードバックに干渉しそれをキャンセルする（感覚抑制）というのである．他にもいくつかの動物では，感覚受容器のゲインコントロールに使われている（Crapse and Sommer, 2008）．自らの運動によって引き起こされる不必要な感覚フィードバックを抑制するというエコロジカルな要請に基づくのであろう．また霊長類においても，発声時の一次聴覚野の神経活動の抑制（Eliades and Wang, 2008）や一次体性感覚野・運動野に起こる体性感覚誘発電位の抑制（Seki and Fetz, 2012）が知られている．

　感覚抑制の例として，自己くすぐりがある．他人にくすぐられるとくすぐったいが，自分でくすぐるときにはくすぐったくない．Blakemore らは，レバーを自分で動かすと反対の掌をくすぐる装置を作り，くすぐったさの感覚を調べる実験を行っている（Blakemore *et al.*, 1999）．レバーの動きとくすぐる装置の動きが一致しているとくすぐったさの程度が小さく，レバーの動きに対して装置の動きが遅れるようにすると，遅れの程度によってくすぐったさの程度が大きくなることを示した．彼らは，これを先に述べた比較器モデルによって説明している．随伴発射と感覚フィードバックを比較し一致している場合，感覚フィードバックが抑制されるのである．また，随伴発射は運動主体感にとって必須の要素である．彼らは，この比較のメカニズムによって自己の運動が引き起こす感覚と，他者によって引き起こされた感覚を区別することができると述べている．比較器モデルは，その比較によって予測誤差の検出をしていることになり，エラーがある場合には，運動主体感が損なわれたことを検知していることになる．

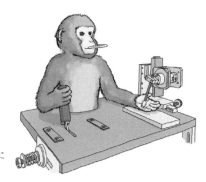

**図 2.14** サルの自己体性感覚刺激装置
サルが右手でレバーを動かすと，それに伴い筆が動いて左の掌を刺激する．

## (b) 体性感覚野における随伴発射の干渉

　村田と望月は，こうした運動中の随伴発射による感覚野への干渉の神経基盤を調べるために，自らの身体に自ら触覚刺激を行うときの体性感覚野の個々のニューロンの振る舞いについてサルを用いて検証している．実験では，右手でレバーを動かすと左の掌を筆が動いて触覚刺激をする装置を用いた（図 2.14）．サルの目の前のモニターには，ターゲットとレバーの動きを示すカーソルが提示され，サルはカーソルを上下にあるターゲットに合わせるように前後にレバーを動かす．この実験では，1) 筆の動きがレバーの動きと一致する条件，2) 筆の動きがレバーより遅れる条件（100〜600 ms まで 100 ms ごとに遅れを変化させた），3) 筆の刺激がなくレバーだけ動かす条件，4) 筆のみが自動的に動く受動的刺激の 4 つの条件を設定した．右側の一次体性感覚野の手の支配領域から単一ニューロン活動を記録し，筆がそのニューロンの受容野内を刺激するようにして，4) の受動的刺激条件とその他の課題条件での活動の比較を行った．すると自らの運動によって刺激される条件では，4) の条件と比較して反応が促通したり抑制されたりする一次体性感覚野のニューロンが見つかった．反応が抑制されるものでは，レバーと筆の動きが一致しているときに最も反応が弱く，遅延が大きくなると次第に反応が強くなり，遅延を 600 ms までのばすと反応がほぼ受動刺激のレベルまで回復した．これらの活動は，感覚抑制に対応すると考えられる（図 2.15A）．一方，反応が促通されるものはその逆で，レバーと筆の動きが一致しているときには反応が一番強く，遅延の程度に従ってだんだんと弱くなり

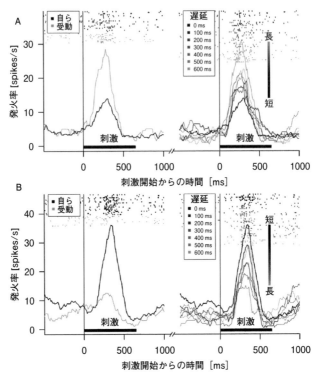

**図 2.15** 自らの運動で体性感覚刺激をしたとき一次体性感覚野のニューロン活動
　図の右側は自ら運動して触覚刺激したときの活動（Self）と受動的な感覚刺激（Passive）の比較．左側は，筆の動きに遅延をかけたときのニューロン活動．
A：受動的刺激のほうが反応が強く，遅延が長くなるにつれて活動が強くなるニューロン．
B：Aとは反対の活動のパターンを示す例．

受動的刺激のレベルで反応が一番弱くなった（図 2.15B）．これは，意図した運動と実際の感覚フィードバックの一致を示している．現在のところ，この実験は継続中であり，ニューロンの全体の分布としては，抑制されるものが多く促通するものと抑制されるもの，活動に変化が見られないものも混在している．一次体性感覚野での随伴発射と感覚入力の比較は，意図した運動と実際の結果の一致性および予測誤差の検出の双方に関わっていることが示唆されるのである．
　関らの研究によれば（Seki and Fetz, 2012），脊髄後根刺激によって体性

感覚野に発生する誘発電位が，運動中に抑制されることが明らかになっている．また，感覚抑制は脊髄の末梢神経の入力の段階で，シナプス前抑制されていることも明らかにした（Seki *et al.*, 2003）．一方で，今回の研究では，一次体性感覚野に運動中促通するもの，抑制されるもの，影響を受けないものなどが混在しており，大脳皮質内での干渉が考えられる．関らの研究では，運動前野や運動野においては，運動の開始前から感覚情報が抑制されているという．運動の準備のための信号が感覚抑制に関わっていることを示している．第一次体性感覚野は同側の運動野からの直接の影響も考えられる．運動野からの随伴発射が，体性感覚野へ入力され抑制をかけていることが推測される．ただし，村田らの実験では感覚刺激される手は，レバーを動かす手と反対側である．記録した半球は感覚刺激とは対側の半球であり，運動野からの脳梁経由の入力を考えなくてはならない．頭頂葉は，前頭葉の運動領野との相互方向の結合が強く，これまで随伴発射が前頭葉から頭頂葉へと伝達されてくることが予測されているが，その流れは生理学的には未だ明らかになっていない．今後は，随伴発射の実際の流れを明らかにする必要がある．

## 2.4 リハビリテーションへの応用に向けて

### 2.4.1 仮想現実を用いたリハビリテーションへの応用戦略

リハビリテーションでは，反復，フィードバック，動機付けが重要といわれる（Holden, 2005）．近年，これらを満たすリハビリテーション法として，仮想現実（Virtual Reality: VR）を用いた方法が開発されてきている．VRでは特に，フィードバックの大きさを変化させることが可能で，これにより患者の動機付けや継続性にもつながる可能性がある．VR技術の詳細は第5章に譲るとして，ここでは脳内身体表現への影響と，臨床への応用について述べたい．

運動障害患者の運動学習を促進するために，リアルタイム（すなわちパフォーマンスと同時の）フィードバックや運動直後の結果のフィードバックを使って，VR環境を使ったさまざまな手法が用いられている．フィードバックの手法や効果については詳細に調べられているが，概ねフィードバックを与えることで学習速度が上がることが報告されている（Bilodeau and

62 第2章 身体意識の脳科学

Bilodeau, 1962). このメカニズムの1つとして，熟練した運動の実行に関係した固有感覚や遠隔・外受容感覚（身体の外の刺激を受容する，たとえば視覚，聴覚，触覚）が，皮質や皮質下の細胞・シナプスレベルの変化を引き起こす，という多くの証拠が挙がっている．たとえば，プロのバイオリニストは，弦を押さえる動作を左手で頻繁に行うため，右の一次体性感覚野の指の領域が拡大している（Elbert *et al.*, 1995）．この変化は，バイオリンを始める年齢が早いほど顕著であるが，成人でも起こる．感覚入力を操作することによる皮質構造の変化は，聴覚，視覚，体性感覚野でも知られている（Merzenich *et al.*, 1989; Miller *et al.*, 1989; Allard *et al.*, 1991; Recanzone *et al.*, 1992; Dinse *et al.*, 1993）．また逆に，特定の肢の不使用によっても大脳皮質の再構成が起こる（Oouchida *et al.*, 2015）．

　Nudo ら（1996a）は動物実験により，体部位の使用による変化が一次運動野でも起こること，この変化は動物の生涯にわたり可能であることを示している．新しい運動スキルを獲得しているとき，一次運動野のニューロンの活動が新しいパターンを示すという直接的証拠は，サルの一連の研究で報告された（Padoa-Schioppa *et al.*, 2002; Li *et al.*, 2001; Gandolfo *et al.*, 2000）．この中で，たとえば，以前は活動を示さなかった M1 のニューロンが，運動学習の間に徐々に動員されることが観察されている．これらのニューロンは，付加された外乱に対し補助的な力を生成するのに関連した活動を示した．Greenough ら（1985）と Klein ら（1996）は，運動学習に伴う一次運動野の再構成のメカニズムのいくつかを，ラットで明らかにした．複雑な運動課題を学習したラットは，学習した肢を支配する反対側の一次運動野のニューロンで，樹状突起の広がりがより大きくなり，より多くのシナプスを持つことが観察された．さらに，一次運動野で，長期増強によるシナプス伝達の効率変化が起こるという実験的証拠も示されている（Hess and Donoghue, 1994; Keller *et al.*, 1990）．また，ラット（Kleim *et al.*, 2002）や霊長類（Plautz *et al.*, 2000）で，一次運動野の再構成は単なる前肢の使用でなく，熟練した運動の獲得により起こる，とも示されている．これらの研究は，運動を反復するだけでは，運動野の変化を引き起こすのに十分ではないことを示唆している．

　サルでも，局所的な虚血性梗塞を一次運動野に作ることにより，機能再構

成が起こることが示されている（Nudo and Milliken 1996）．これらの動物が熟練した手使用を再獲得するには，周囲の皮質の再構成が必要である．したがって，障害を受けていない M1 が，運動回復には重要な役割を果たすようである．興味深いことに，Nudo ら（Nudo and Milliken 1996; Nudo *et al.*, 1996b）は，梗塞後のトレーニングを行わないと，再構成が起こらないことを示した．すなわち，障害された領域が担当していた運動は自動的に近隣に引き継がれるわけではなく，特別な運動の再獲得と関連して引き継がれるようである．

　先に述べたように，運動によるフィードバックを増強することは VR 環境では容易に行うことができる．さらに，上に述べたように，科学的証拠は，学習とそれに関連した感覚入力により，大脳皮質の変化が生じることを示唆している．しかし，大部分の研究は動物実験であり，動物は VR を使っていない．VR 環境下でのヒトの運動学習について，どのような証拠があるのであろうか．そして，現実と仮想現実下のトレーニングを比較した研究はあるのであろうか．最初の点については，ヒトが VR 下で運動学習を行うことができ，その結果を現実の環境下で使用できるという，多くの証拠が挙がっている（Goldberg, 1994; Lampton *et al.*, 1994; Regian *et al.*, 1992; Theasby, 1992）．さらに第 2 の点についても，少数であるが制御されたやり方で調べた研究が存在する．

　たとえば，Todorov ら（1997）は，健常者が卓球を学習するとき，仮想現実下で仮想の教師から強調したフィードバックを受ける方が，現実の環境で熟練したコーチからフィードバックを受けたり自分自身で練習するより，パフォーマンスが向上する，と報告している．また Brooks は，健忘症の患者に病院内のルートを学習させる，という課題を行わせた．同一の患者が別の 2 つのルートについて，現実と VR 下で学習し，現実の環境で覚えたルートをたどった．VR 下で学習したルートは記憶できていたが，現実に学習した方はできなかった．さらに Webster らは，脳卒中後の半側空間無視患者で，車椅子の使用を VR 下で学習させた．テストは現実の環境下で車椅子を操作させた．VR トレーニングを受けない患者と比較すると，VR トレーニングを受けた患者はエラーが少なく，障害物への衝突の回数も少なかった．更に，入院している間の事故の回数も，VR トレーニング群で有意に低かった．

64 第2章 身体意識の脳科学

以上の知見は，明らかに，さらなる検証が必要である．しかし，さまざまな運動学習において，VR下でトレーニングを受けた方が，現実の環境でトレーニングを受けるよりもよりよい効果が得られる場合があるようである．これらの結果を受け，VRを使ったリハビリテーションについて，数多くの研究が行われてきている．これらはVR技術を，幻肢痛（Ortiz-Catalan et al., 2016），脳卒中（Kwakkel et al., 2004），脊髄損傷（Villiger et al., 2013），などのリハビリテーションに用い，一定の成果を報告している．

そこで我々も，リハビリテーションに用いることができるVRシステムを開発した（第5章参照）（Inamura et al., 2017）．このシステムは，稲邑が開発したSIGVerse™ をベースに，視覚刺激提示装置としてヘッドマウントディスプレイ（HMD），入力装置として非接触型ジェスチャー入力システム（Kinect, Microsoft）を接続した，没入型VRシステムである．SIGVerse™ は，仮想空間内の物理的シミュレーション（身体と環境との相互作用）と社会シミュレーション（社会的相互作用）の統合システムであり，今までは困難だった，知能ロボットや生物の社会的な活動のシミュレーションを可能にした．SIGVerse™ を使うと，VR空間上の患者アバタの視点に立って，さまざまな環境下で身体的な体験を体感することができる．実際，被験者が腕を動かしてVR内のアバタの腕を操作すると，アバタに対し身体保持感が生じた．さらに，アバタの腕の長さを伸ばしたり縮めたりすると，固有感覚ドリフトが生じることもわかった．今後はこのシステムを使って，幻肢痛患者や脳卒中患者のリハビリに用いていく計画である．

このようにVR技術は，今後リハビリテーション現場に取り入れられていくと思われる．もしそうなれば，トレーニングの課題が容易に作成でき，転倒などの危険が少なく，カスタマイズ可能なリハビリテーション法が開発できるであろう．そして，患者が楽しめる，継続する動機付けが行えるリハビリテーションも可能になると思われる．

### 2.4.2 モデルベーストリハビリテーションへの応用

新学術領域「身体性システム」においては「モデルベーストリハビリテーション」の可能性を探索した．モデルベーストリハビリテーションの1つの定義は，人間の内部状態を数理モデルで推定し，適切なリハビリテーション

を選択したり，リハビリテーションの効率を高めることである．本章で述べた研究のいくつかは，モデルベーストリハビリテーションの開発と密接に関わっている．

第1に，ファストダイナミクスとスローダイナミクスの神経基盤を，数理モデルと脳活動計測で明らかにした研究である（2.2.1項参照）．リハビリテーションの訓練において，患者さんが特定の動作を学習（あるいは回復）したように見えても，それが一時的に学習したことなのか（ファストダイナミクス），その後も長期的に学習効果が残るのか（スローダイナミクス），外から観察していただけではわかりにくい．行動データに対して，数理モデルを当てはめることにより，どの程度スローダイナミクスにおいて適応が進んだのかを定量的に評価することができる．また，スローダイナミクスを適応させるリハビリテーションの方法を探索するときにも有効な指標となることが期待できる．

第2に，身体意識を脳活動から予測する研究である．我々は，運動主体感の基礎となる運動の自己帰属を脳活動から予測できることを明らかにした．この方法を発展させ，リハビリテーションを行っているときに，患者さんが，どれくらい運動主体感を感じているかをリアルタイムで予測することができれば，効率の良いリハビリテーションの方法の開発が期待できる．先に述べた研究はfMRIという大型装置を用いていた．しかし，身体保持感については，ラバーハンド錯覚が生じているときと，そうでないときで，脳波の特定周波数帯域に変化が見られることが明らかにされた（2.2.2項参照）．このような解析をリアルタイムで行えるようになれば，リハビリテーションの現場で活用されやすくなる．さらに，VR技術との組み合わせで，身体意識のモニタリングを利用した，先進的な機能回復への道が開けると考えられる．

## 参考文献

Abdulkarim, Z., Ehrsson, H. H.: No causal link between changes in hand position sense and feeling of limb ownership in the rubber hand illusion, *Attention, Perception, & Psychophysics*, **78**, 707-720, 2016.

Abrams, R. A., Davoli, C. C., Du, F., Knapp, W. H. 3rd, Paull, D.: Altered vision near the hands, *Cognition*, **107**, 1035-1047, 2007.

66    第2章　身体意識の脳科学

Allard, T., Clark, S. A., Jenkins, W. M., Merzenich, M. M.: Reorganization of somatosensory areas 3b representations in adult owl monkeys after digital syndactyly, *Journal of Neurophysiology*, **66**, 1048-1058, 1991.

Asai, T.: Illusory body-ownership entails automatic compensatory movement: for the unified representation between body and action, *Experimental Brain Research*, **233**, 777-785, 2015.

Asai, T.: Agency elicits body-ownership: proprioceptive drift toward a synchronously acting external proxy, *Experimental Brain Research*, **234**, 1163-1174, 2016.

Asai, T. and Tanno, Y.: The relationship between the sense of self-agency and schizotypal personality traits, *Journal of Motor Behavior*, **39**, 162-168, 2007.

Asai, T.: Feedback control of one's own action: Self-other sensory attribution in motor control. *Consciousness and Cognition*, 38, 118-129, 2015.

Baier, B., Karnath, H. O.: Tight link between our sense of limb ownership and self-awareness of actions, *Stroke*, **39**, 486-488, 2008.

Bilodeau, E. A., Bilodeau, I. M.: Motor skills learning, *Annual Reviews of Psychology*, 13, 243-280, 1962.

Blakemore, S. J., Frith, C. D. and Wolpert, D.M.: Spatio-temporal prediction modulates the perception of self-produced stimuli. *J Cogn Neurosci*, **11**, 551-559, 1999.

Blakemore, S. J., Wolpert, D. and Frith, C.: Why can't you tickle yourself? *Neuroreport*, **11**, R11-6, 2000.

Blakemore, S. J., Wolpert, D. M. and Frith, C.D.: Abnormalities in the awareness of action. *Trends Cogn Sci*, **6**, 237-242, 2002.

Botvinick, M. and Cohen, J.: Rubber hands 'feel' touch that eyes see, *Nature*, **391**, 756, 1998.

Brooks, B.: Route learning in a case of amnesia: a preliminary investigation into the efficacy of training in a virtual environment, *Neuropsychological Rehabilitation*, **9**, 63-76, 1999.

Craig, A. D.: How do you feel? Interoception: The sense of the physiological condition of the body, *Nature Reviews Neuroscience*, **3**, 655-666, 2002.

Craig, A. D.: How do you feel-now? The anterior insula and human awareness, *Nature Reviews Neuroscience*, **10**, 59-70, 2009.

Crapse, T. B. and Sommer, M. A.: Corollary discharge across the animal kingdom. *Nat Rev Neurosci*, **9**, 587-600, 2008.

Dijkerman, H. C., de Haan, E. H.: Somatosensory processes subserving perception and action, *Behavioural Brain Science*, **30**, 189-201, 2007.

Dinse, H. R., Recansone, G. H., Merzenich, M. M.: Alterations in correlated activity parallel ICMS-induced representational plasticity, *Neuroreport*, **5**, 173-176, 1993.

Ehrsson, H. H., Spence, C., Passingham, R. E.: That's my hand! Activity in premotor cortex reflects feeling of ownership of a limb. *Science*, **305**, 875-877, 2004.

Ehrsson, H. H., Wiech, K., Weiskopf, N., Dolan, R. J., Passingham, R. E.: Threatening a rubber hand that you feel is yours elicits a cortical anxiety response. *Proceedings of the National Academy of Sciences*, **104**, 9828-9833, 2007.

Elbert, T., Pantev, C., Wienbruch, C., Rockstroh, B., Taub, E.: Increased cortical representation of the fingers of the left hand in string players, *Science*, **270**, 305-307, 1995.

Eliades, S. J. and Wang, X.: Neural substrates of vocalization feedback monitoring in primate auditory cortex. *Nature*, **453**, 1102-1106, 2008.

Evans, N., Blanke, O.: Shared electrophysiology mechanisms of body ownership and motor imagery, *Neuroimage*, **64**, 216-228, 2012.

Fadiga, L., Caselli, L., Craighero, L., Gesierich, B., Oliynyk, A., Tia, B. and Viaro, R.: Activity in ventral premotor cortex is modulated by vision of own hand in action. *PeerJ*, **1**, e88, 2013.

Frith, C. D., Blakemore, S. J., Wolpert, D. M.: Abnormalities in the awareness and control of action, Philosophical transactions of the Royal Society of London Series B, *Biological Sciences*, **355**, 1771-1788, 2000.

Gallagher, II.: Philosophical conceptions of the self: implications for cognitive science, *Trends in Cognitive Sciences*, **4**, 14-21, 2000.

Gandolfo, F., Li, C., Benda, B. J., Schioppa, C. P., Bizzi, E.: Cortical correlates of learning in monkeys adapting to a new dynamical environment, *Proceeding of the National Academy of Sciences USA*, **97**, 2259-2263, 2000.

Georgieff, N. and Jeannerod, M.: Beyond consciousness of external reality: a "who" system for consciousness of action and self-consciousness. *Conscious Cogn*, **7**, 465-477, 1998.

Goldberg, S.: Training dismounted soldiers in a distributed interactive virtual environment, *U. S. Army Research Institute Newsletter*, **14**, 9-12, 1994.

Graziano, M. S.: Where is my arm? The relative role of vision and proprioception in the neuronal representation of limb position, *Proceeding of the National Academy of Sciences USA*, **96**, 10418-10421, 1999.

Graziano, M. S., Cooke, D. F., Taylor, C. S.: Coding the location of the arm by sight, *Science*, **290**, 1782-1786, 2000.

Greenough, W. T., Larson, J. R., Withers, G. S.: Effects of unilateral and bilateral training in a reaching task on dendritic branching of neurons in the rat motor-sensory forelimb cortex, *Behavioral and Neural Biology*, **44**, 301-314, 1985.

Haggard, P.: Sense of agency in the human brain. *Nat Rev Neurosci*, **18**, 197-208, 2017.

Hakuta, N., Izumizaki, M., Kigawa, K., Murai, N., Atsumi, T., Homma, I.: Proprioceptive illusions created by vibration of one arm are altered by vibrating the other arm, *Exp Brain Res*, **232**, 2197-2206, 2014.

Heilman, K. M.: Possible mechanisms of anosognosia of hemiplegia, *Cortex*, **61**, 30-42, 2014.

Hess, G., Donoghue, J. P.: Long-term potentiation of horizontal connections provides a mechanism to reorganize cortical motor maps, *Journal of Neurophysiology*, **71**, 2543-2547, 1994.

Holden, M. K.: Virtual environments for motor rehabilitation: review, *CyberPsychology & Behavior*, **8**, 187-211, 2005.

Holle, H., McLatchie, N., Maurer, S., Ward, J.: Proprioceptive drift without illusions of ownership for rotated hands in the "rubber hand illusion" paradigm, *Cognitive Neuroscience*, **2**, 171-178, 2011.

Inamura, T., Unenaka, S., Shibuya, S., Ohki, Y., Oouchida, Y., Izumi, S.: Development of VR Platform for Cloud-based Neurorehabilitation and its application to research on sense of agency and ownership, *Advanced Robotics*, **31**, 97-106, 2017.

Iriki, A., Tanaka, M., Iwamura, Y.: Coding of modified body schema during tool use by macaque postcentral neurons, *Neuroreport*, **7**, 2325-2330, 1996.

Ismail, M. A., Shimada, S.: 'Robot' Hand Illusion under Delayed Visual Feedback: Relationship between the Senses of Ownership and Agency, *PLoS ONE*, **11**, e0159619, 2016.

Iwamura, Y., Iriki, A., Tanaka, M.: Bilateral hand representation in the postcentral somatosensory cortex, *Nature*, **369**, 554-556, 1994.

Iwamura, Y., Tanaka, M., Iriki, A., Taoka, M., Toda, T.: Processing of tactile and kinesthetic signals from bilateral sides of the body in the postcentral gyrus of awake monkeys, *Behavioural Brain Research*, **135**, 185-190, 2002.

Izumizaki, M., Tsuge, M., Akai, L., Proske, U., Homma, I.: The illusion of changed position and movement from vibrating one arm is altered by vision or movement of the other arm, *Journal of Physiology*, **588**, 2789-2800, 2010.

Kalckert, A., Ehrsson, H. H.: Moving a rubber hand that feels like your own: a dissociation of ownership and agency, *Frontiers in Human Neuroscience*, **6**, 40, 2012.

Kalckert, A., Ehrsson, H. H.: The moving rubber hand illusion revisited: Comparing movements and visuotactile stimulation to induce illusory ownership, *Consciousness and Cognition*, **26**, 117-132, 2014.

Kammers, M. P., de Vignemont, F., Verhagen, L., Dijkerman, H. C.: The rubber hand illusion in action, *Neuropsychologia*, **47**, 204-211, 2009.

Kammers, M. P., Verhagen, L., Dijkerman, H. C., Hogendoorn, H., de Vignemont, F., Schutter, D. J.: Is this hand for real? Attenuation of the rubber hand illusion by transcranial magnetic stimulation over the inferior parietal lobule, *Journal of Cognitive Neuroscience*, **21**, 1311-1320, 2009.

Kanayama, N., Sato, A., Ohira, H.: Crossmodal effect with rubber hand illusion and gamma-band activity, *Psychophysiology*, **44**, 392-402, 2007.

Keller, A., Iriki, A., Asanuma, H.: Identification of neurons producing LTP in the cat motor cortex: intracellular recordings and labeling, *Journal of Comparative Neurology*, **300**, 47-60, 1990.

Kim, S., Ogawa, K., Lv, J., Schweighofer, N., and Imamizu, H.: Neural Substrates Related to Motor Memory with Multiple Timescales in Sensorimotor Adaptation. *PLoS Biology*, **13**(12), e1002312, 2015

Kleim, J. A., Barbay, S., Cooper, N. R., Hogg, T. M., Reidel, C. N., Remple, M. S., Nudo, R. J.: Motor learning-dependent synaptogenesis is localized to functionally reorganized motor cortex, *Neurobiology of Learning & Memory*, **77**, 63-77, 2002.

Kleim, J. A., Lussnig, E., Schwarz, E. R., Comery, T. A., Greenough, W. T.: Synaptogenesis and FOS expression in the motor cortex of the adult rat after motor skill learning,

*Journal of Neuroscience,* **16**, 4529-4535, 1996.

Kwakkel, G., van Peppen, R., Wagenaar, R. C., Wood Dauphinee, S., Richards, C., Ashburn, A., Miller, K., Lincoln, N., Partridge, C., Wellwood, I., Langhorne, P.: Effects of augmented exercise therapy time after stroke: a meta-analysis, *Stroke,* **35**, 2529-2539, 2004.

Lampton, D. R., Knerr, B. W., Goldberg, S. L., Bliss, J. P.: The virtual environment performance assessment battery (VEPAD): development and evaluation, *Presence,* **3**, 145-157, 1994.

Li, C. S., Padoa-Schioppa, C., Bizzi, E.: Neuronal correlates of motor performance and motor learning in the primary motor cortex of monkeys adapting to an external force field, *Neuron,* **30**, 593-607, 2001.

Maeda, K., Ishida, H., Nakajima, K., Inase, M. and Murata, A.: Functional Properties of Parietal Hand Manipulation-related Neurons and Mirror Neurons Responding to Vision of Own Hand Action. *J Cogn Neurosci,* **27**, 560-572, 2015.

Maranesi, M., Livi, A. and Bonini, L.: Processing of Own Hand Visual Feedback during Object Grasping in Ventral Premotor Mirror Neurons. *J Neurosci,* **35**, 11824-11829, 2015.

Merzenich, M. M., Nelson, R. J., Stryker, M. P., Cynader, M. S., Schoppmann, A., Zook, J. M., Miller, K. D., Keller, J. B., Stryker, M. P.: Somatosensory cortical map changes following digit amputation in adult monkeys, *Journal of Comparative Neurology,* **224**, 591-605, 1989.

Miller, K. D., Keller, J. B., Stryker, M. P.: Ocular dominance column development: analysis and simulation, *Science,* **245**, 605-615, 1989.

Murata, A., Fadiga, L., Fogassi, L., Gallese, V., Raos, V., Rizzolatti, G., Object, G.R., Keysers, C., Gazzola, V, B PTRS, Cattaneo, L., Fabbri-destro, M., Rozzi, S., Soekadar, S.R., Witkowski, M., Birbaumer, N. and Cohen, L.G.: Object representation in the ventral premotor cortex (area F5) of the monkey [Online]. *J Neurophysiol,* **78**, 2226-2230, 1997. http://jn.physiology.org/cgi/content/full/78/4/2226#BIBL%0A.

Murata, A., Gallese, V., Luppino, G., Kaseda, M., Sakata, H.: Selectivity for the Shape, Size, and Orientation of Objects for Grasping in Neurons of Monkey Parietal Area AIP. *J Neurophysiol,* **83**, 2580-2601, 2000.

Murata, A. and Ishida, H.: Representation of bodily self in the multimodal parieto-premotor network. In: *Representation and Brain,* edited by Funahashi S. Springer, 151-176, 2007.

Murata, A., Wen, W. and Asama, H.: The body and objects represented in the ventral stream of the parieto-premotor network. *Neurosci Res,* **104**, 4-15, 2016.

Nudo, R. J., Milliken, G. W.: Reorganization of movement representations in primary motor cortex following focal ischemic infarcts in adult squirrel monkeys, *Journal of Neurophysiology,* **75**, 2144-2149, 1996.

Nudo, R. J., Milliken, G. W., Jenkins, W. M., Merzenich, M. M.: Use-dependent alterations of movement representations in primary motor cortex of adult squirrel monkeys, *Journal of Neuroscience,* **16**, 785-807, 1996a.

70　第 2 章　身体意識の脳科学

Nudo, R. J., Wise, B. M., SiFuentes, F., Milliken, G. W.: Neural substrates for the effects of rehabilitative training on motor recovery after ischemic infarct, *Science*, **272**, 1791-1794, 1996b.

Obayashi, S., Tanaka, M., Iriki, A.: Subjective image of invisible hand coded by monkey intraparietal neurons, *Neuroreport*, **11**, 3499-3505, 2000.

Oouchida, Y., Sudo, T., Inamura, T., Tanaka, N., Ohki, Y., Izumi, S.: Maladaptive change of body representation in the brain after damage to central or peripheral nervous system, *Neuroscience Research*, **104**, 38-43, 2015.

Ortiz-Catalan, M., Guðmundsdóttir, R. A., Kristoffersen, M. B., Zepeda-Echavarria, A., Caine-Winterberger, K., Kulbacka-Ortiz, K., Widehammar, C., Eriksson, K., Stockselius, A., Ragnö, C., Pihlar, Z., Burger, H., Hermansson, L.: Phantom motor execution facilitated by machine learning and augmented reality as treatment for phantom limb pain: a single group, clinical trial in patients with chronic intractable phantom limb pain, *Lancet*, **388**, 2885-2894, 2016.

Padoa-Schioppa, C., Li, C. S., Bizzi, E.: Neuronal correlates of kinematics-to-dynamics transformation transformation in the supplementary motor area, *Neuron*, **36**, 751-765, 2002.

Pani, P., Theys, T., Romero, M.C. and Janssen, P.: Grasping execution and grasping observation activity of single neurons in the macaque anterior intraparietal area. *J Cogn Neurosci*, **26**, 2342-2355, 2014.

Plautz, E. J., Milliken, G. W., Nudo, R. J.: Effects of repetitive motor training on movement representations in adult squirrel monkeys: role of use versus learning, *Neurobiology of Learning & Memory*, **74**, 27-55, 2000.

Prather, J. F., Peters, S., Nowicki, S. and Mooney, R.: Precise auditory-vocal mirroring in neurons for learned vocal communication. *Nature*, **451** (7176), 305-310, 2008.

Press, C., Heyes, C., Haggard, P., Eimer, M.: Visuotactile learning and body representation: An ERP study with rubber hands and rubber objects, *Journal of Cognitive Neuroscience*, **20**, 312-323, 2008.

Raos, V., Umiltá, M.-A., Murata, A., Fogassi, L. and Gallese, V.: Functional properties of grasping-related neurons in the ventral premotor area F5 of the macaque monkey. *J Neurophysiol*, **95**, 709-29, 2006.

Recanzone, G. H., Merzenich, M. M., Jenkins, W. M., Grajski, K. A., Dinse, H. R.: Topographic reorganization of the hand representation in cortical area 3b of owl monkeys trained in a frequency discrimination task, *Journal of Neurophysiology*, **67**, 1031-1056, 1992.

Regian, J. W., Shebilske, W. L., Monk, J. M.: Virtual reality: an instructional medium for visual spatial tasks, *Journal of Communication*, **7**, 131-145, 1992.

Riemer, M., Kleinbohl, D., Holzl, R., Trojan, J.: Action and perception in the rubber hand illusion, *Experimental Brain Research*, **229**, 383-393, 2013.

Rohde, M., Di Luca, M., Ernst, M. O.: The rubber hand illusion: feeling of ownership and proprioceptive drift do not go hand in hand, *PLoS ONE*, **6**, e21659, 2011.

Sakata, H., Taira, M., Murata, A., Mine, S.: Neural mechanisms of visual guidance of hand action in the parietal cortex of the monkey. *Cereb Cortex*, **5**, 429-438, 1995.

Schaffelhofer, S. and Scherberger, H.: Object vision to hand action in macaque parietal, premotor, and motor cortices. *Elife*, **5**, 1-24, 2016.

Seki, K. and Fetz, E. E.: Gating of Sensory Input at Spinal and Cortical Levels during Preparation and Execution of Voluntary Movement. *J Neurosci*, **32**, 890-902, 2012.

Seki, K., Perlmutter, S. I. and Fetz, E.E.: Sensory input to primate spinal cord is presynaptically inhibited during voluntary movement. *Nat Neurosci*, **6**, 1309-1316, 2003.

Shibuya, S., Unenaka, S., Ohki, Y.: Body ownership and agency: task-dependent effects of the virtual hand illusion on proprioceptive drift, *Experimental Brain Research*, **235**, 121-134, 2017.

Sperry, R. W.: Neural basis of the spontaneous optokinetic response produced by visual inversion. [Online]. *J Comp Physiol Psychol*, **43**, 482-489, 1950. http://www.ncbi.nlm.nih.gov/pubmed/14794830.

Taira, M., Mine, S., Georgopoulos, A.P., Murata, A. and Sakata, H.: Parietal cortex neurons of the monkey related to the visual guidance of hand movement. *Exp Brain Res*, **83**, 29-36, 1990.

Tchernichovski, O. and Wallman, J.: Behavioural neuroscience: neurons of imitation. *Nature*, **451**(7176), 249-250, 2008.

Theasby, P. J.: The virtues of virtual reality, GEC Review, 7, 131-145, 1992.

Thiebaut de Schotten, M., Dell'Acqua, F., Valabregue, R. and Catani, M.: Monkey to human comparative anatomy of the frontal lobe association tracts. *Cortex*, **48**, 82-96, 2012.

Todorov, E., Shadmer, R., Bizzi, E.: Augmented feedback presented in a virtual environment accelerates learning of a difficult motor task, *Journal of Motor Behavior*, **29**, 147-158, 1997.

Tsakiris, M.: My body in the brain: A neurocognitive model of body-ownership, *Neuropsychologia*, **48**, 703-712, 2010.

Tsakiris, M., Costantini, M., Haggard, P.: The role of the right temporoparietal junction in maintaining a coherent sense of one's body, *Neuropsychologia*, **46**, 3014-3018, 2008.

Tsakiris, M., Haggard, P.: The rubber hand illusion revisited: visuotactile integration and self-attribution, *Journal of Experimental Psychology: Human Perception and Performance*, **31**, 80-91, 2005.

Tsakiris, M., Hesse, M., Boy, C., Haggard, P., Fink, G. R.: Neural signatures of body ownership: A sensory network for bodily self-consciousness, *Cerebral Cortex*, **17**, 2235-2244, 2007a.

Tsakiris, M., Longo, M. R., Haggard, P.: Having a body versus moving your body: neural signatures of agency and bodyownership, *Neuropsychologia*, **48**, 2740-2749, 2010.

Tsakiris, M., Prabhu, G. and Haggard, P.: Having a body versus moving your body: how agency structures body-ownership, *Conscious and Cognition*, **15**, 423-432, 2006.

Tsakiris, M., Schütz-Bosbach, S., Gallagher, S.: On agency and bodyownership: Phenomenological and neurocognitive reflections, *Consciousness & Cognition*, **16**, 645-660, 2007b.

Tsuge, M., Izumizaki, M., Kigawa, K., Atsumi, T., Homma, I.: Interaction between vibration-evoked proprioceptive illusions and mirror-evoked visual illusions in an arm-matching task, *Experimental Brain Research*, **223**, 541-551, 2012.

Villiger, M., Bohli, D., Kiper, D., Pyk, P., Spillmann, J., Meilick, B., Curt, A., Hepp-Reymond, M. C., Hotz-Boendermaker, S., Eng, K.: Virtual reality-augmented neurorehabilitation improves motor function and reduces neuropathic pain in patients with incomplete spinal cord injury, *Neurorehabilitation and Neural Repair*, **27**, 675-683, 2013.

Von Holst, E. and Mittelstaedt, H.: The principle of reafference: Interactions between the central nervous system and the peripheral organs [Online]. *Naturwissenschaften*, **37**, 41-72, 1950.

Webster, J. S., McFarland, P. T., Rapport, L. J., Morrill, B., Roades, L. A., Abadee, P. S.: Computer-assisted training for improving wheelchair mobility in unilateral neglect patients, *Archives of Physical Medicine and Rehabilitation*, **82**, 769-775, 2001.

Wenke, D., Fleming, S. M. and Haggard, P.: Subliminal priming of actions influences sense of control over effects of action. *Cognition*, **115**(1), 26-38, 2010.

Wolpert, D. M., Ghahramani, Z.: Computational principles of movement neuroscience, *Nature Neuroscience*, **3**, 1212-1217, 2000.

Zopf, R., Truong, S., Finkbeiner, M., Friedman, J., Williams, M. A.: Viewing and feeling touch modulates hand position for reaching, *Neuropsychologia*, **49**, 1287-1293, 2011.

# 第3章 身体意識の脳内身体表現マーカー

## 3.1 皮質脳波計測による脳内身体表現マーカーの探索

　ヒトの脳内には，運動制御・身体認知をあわせた身体のモデル，すなわち，脳内身体表現が構築・保持されている．脳内身体表現には，前頭-頭頂ネットワークが重要な役割を果たす．本ネットワークは，到達把持運動や行為（道具使用など）といった高次運動の運動制御や運動発現の際の身体認知に深く関わる（Binkofski and Buxbaum, 2013）．前頭-頭頂ネットワークは，視覚情報処理においては，いわゆる背側経路に属する．背側経路は，さらに背側（背背側）と腹側（腹背側）に分けられる．背背側の経路は，頭頂間溝や上頭頂小葉に向かい，対象の位置や運動，形を分析して，対象に向けた行為の無意識的なコントロールに関わる．腹背側の経路は，下頭頂小葉に向かい，対象の位置や運動を分析し対象を意識することに関わる（Binkofski and Buxbaum, 2013; 平山, 2015）．腹背側の流れの病変では，優位半球（通常左半球）では観念運動失行，非優位半球（通常右半球）では視覚性注意障害，半側空間無視が起こりうる．背背側の流れの病変では，左右半球いずれかの障害で視覚性運動失調，把握の障害や自己身体定位障害が起こりうる．

　身体性システム学の目標である，脳疾病による脳内身体表現の障害後のスローダイナミクスによる代償メカニズムの解明には，正常状態の身体認知・運動制御の機能局在やネットワーク，すなわち，身体認知・運動制御の脳内身体表現マーカーの理解が重要となる．本章では，てんかんや脳腫瘍の手術のために施行する脳機能マッピングを概説し，脳内身体表現に関わる最近の研究を紹介する．

### 3.1.1 臨床脳機能マッピング

てんかん発作は大脳の神経細胞が過剰興奮あるいは過同期した状態がもたらす一過性の症状（けいれんなど）であり，てんかんは反復するてんかん発作に特徴づけられる慢性の脳の病気である．てんかん治療の基本は，抗てんかん薬による薬物療法であるが，約3割のてんかん患者は薬剤抵抗性（難治）である．薬剤抵抗性の場合，脳の一部から発作が始まる部分てんかんの場合は外科治療によりてんかん焦点（発作の震源地）の摘出術が考慮される．近年の各種非侵襲的検査（長時間ビデオ脳波同時記録，脳磁図，解剖画像（MRI），機能画像（FDG-PET），発作時脳血流シンチグラムなど）の進歩および術後成績の蓄積から，画像検査で「焦点が見える」症例では一期的な手術が可能となってきた．一方，種々の検査結果が完全には合致しない場合や非侵襲的検査で焦点局在が特定できない場合，および焦点が機能野（言語野や運動野など）の近傍に推定される場合は，頭蓋内電極を用いた侵襲的術前評価を行い，二期的手術とする．1回目の手術で頭蓋内電極を脳表や脳内に慢性（通常1〜2週間）に留置する．てんかん発作中の皮質脳波の記録からてんかんの焦点を同定し，次に焦点および焦点周囲の機能野の同定のために脳機能マッピングを行う．機能的に重要な領域の温存を図りつつ，2回目の手術で，焦点を症例ごとにテーラーメードにてんかん焦点を切除する．

頭蓋内電極による皮質脳波記録の最大の利点は，頭蓋骨や頭皮による伝導率低下がないため，電極間隔（1 cm）の空間解像度で，頭皮上脳波の5〜10倍の振幅で，電極直下の皮質活動（脳波，誘発電位など）を記録できる点である．また，頭皮上脳波と比べ，眼球運動や筋電図のアーチファクトが入りにくい．そして，電極を通じて皮質を電気刺激することで，機能マッピングを行うこともできる．

臨床脳機能マッピングには，大きく2つの手法にわけられる．1つ目は，特定の脳機能に関わる課題遂行中の脳活動を皮質脳波から計測する方法である．課題（自発運動，物品呼称など）遂行時の皮質脳波を，課題に時間同期し加算平均したものを事象関連電位として記録する方法である．加えて，フーリエ変換などの時間周波数解析を用いた脳律動解析も注目されている．特に，80〜150 Hz の広帯域の高ガンマ活動（High Gamma Activity）は，霊長類での研究結果からは，活動電位すなわち神経発火頻度・発火同期性の増

加を反映した活動とみなされている（Ray *et al.*, 2008）．これらの知見から，近年，運動ならびに言語などの高次認知機能に関連して，皮質脳波から計測される高ガンマ活動が脳機能マッピングに応用されている．機能的 MRI に比べて時間・空間分解能に優れ，脳機能マッピング法としてはより特異度の高い手法である．しかし，感度は比較的低いため，後述の高頻度皮質電気刺激の完全な代用検査とは未だみなされていない．

高頻度皮質電気刺激は皮質機能マッピングの中核検査（ゴールドスタンダード）と位置づけられる（下竹・松本，2017）．通常，高頻度で皮質を電気刺激し（50 Hz, 0.3 ms の矩形波，極性交互に，1 ～ 15 mA の強度で，1 ～ 5 秒間刺激する），各種感覚・運動野では陽性症状（しびれ感，閃光，筋収縮）の出現で機能野を同定する．一方，言語野などの高次機能野（大脳連合野）では，刺激強度・時間を十分に上げた上で（5 秒間，10 ～ 15 mA の強度），特定の脳機能の課題（例：文章音読）遂行の障害の有無で機能野を同定する．前述の事象関連電位や高ガンマ活動は特定の脳機能に「関連する」脳活動の計測であり，活動が記録された脳領域が「必須」かどうかについては，つまり同部位の切除により障害が出現するかという点に関しては，介入検査であるゴールドスタンダードの高頻度皮質電気刺激との比較検討が必要となる．

脳機能の研究の観点からは，従来からの疾病（病巣）研究では一般にスローダイナミクスによる脳機能可塑性（代償機構）を伴う慢性期の評価となる．一方，高頻度皮質電気刺激の手法は，一過性（～ 5 秒）・限局性（～ 2 cm$^2$）の介入により代償機転を伴わないファストダイナミクス（fast dynamics）による変容を評価する．つまり，特定の高次脳機能の課題遂行中に急性介入することで，遂行に「必須」な皮質を同定できる手法である．

近年の臨床脳機能マッピングの分野の発展として，皮質皮質間誘発電位（Cortico-Cortical Evoked Potential: CCEP）の手法による皮質間結合（connectivity）の可視化が挙げられる（松本他，2012; Matsumoto *et al.*, 2017）．皮質間ネットワークは，てんかん焦点からの発作発射の脳葉内・間の伝播の理解に重要であると同時に，システムとしての高次脳機能の発現に深く関わる．本手法では，頭蓋内電極を通じて単発の電気刺激（1 Hz）を皮質に与え，皮質間伝播を介して誘発される神経活動を，刺激時点を基準として誘発電位すなわち皮質皮質間誘発電位（CCEP）として計測する．刺激部位と誘発電

位記録部位間の皮質間結合を優れた時間分解能（ミリ秒）および良好な空間分解能（1 cm）で機能的に探索できる．拡散強調画像による解剖的白質線維追跡法を相補する形で，皮質間の機能的結合を同定でき，いわば単発電気刺激を用いた電気的（機能的）線維追跡法と位置づけられる．現在，世界のてんかんセンターで，てんかん焦点からの発作発射の伝播ネットワークや高次脳機能に関わるネットワークの同定に臨床応用されている．CCEP は加算回数が少なくてよいため（40 ～ 60 回），1 刺激部位から CCEP の測定は 1 分で可能であり，術中の白質機能モニタリングにも応用されている（Yamao *et al.*, 2014; Yamao *et al.*, 2017）．

　これらの手法を包括的に用いて，てんかん外科や脳腫瘍外科の領域では臨床脳機能マッピングが行われている．一次運動野，各種感覚野や言語野の脳機能マッピングは歴史が長く知見が集積して臨床普及している．一方，より高次機能に関しては，最新のシステム脳科学の知見を取り入れ，研究の検査として現在臨床機能マッピングへ導入が図られつつある．本章では，これらの最新の臨床脳機能マッピングの手法を用いた脳内身体表現の機能マッピング，マーカー同定の試みについて，我々の施設の研究の知見を中心に概説する．

### 3.1.2　頭頂葉における脳内身体表現

　視覚情報処理においては，頭頂葉は背側経路を担い，さらに背側（背背側）と腹側（腹背側）に分けられる．背背側の流れは，頭頂間溝や上頭頂小葉に向かい，対象の位置や運動，形を分析して，対象に向けた行為の無意識的なコントロールに関わる．上頭頂小葉の病変により到達運動の障害として視覚性運動失調が起こりうるが，ヒト脳内の機能局在，特にどの領域が機能発現に必須かについての詳細は明らかでなかった．目の前にあるカップの柄に手を伸ばす課題（到達運動）を自発的に 10 秒ごとに繰り返す課題を行い，課題中の皮質脳波を記録した（Inouchi *et al.*, 2013）．対照課題としては自発的に手首（背屈）や肩（外転）を動かす運動を行った．運動開始時を基準点として皮質脳波を加算平均すると，一次運動野では到達運動，対照の単純運動ともに，運動開始の数秒前から緩やかな陰性電位として運動準備電位が記録された（図 3.1 中）．一方，上頭頂小葉や頭頂間溝には，到達運動に特異

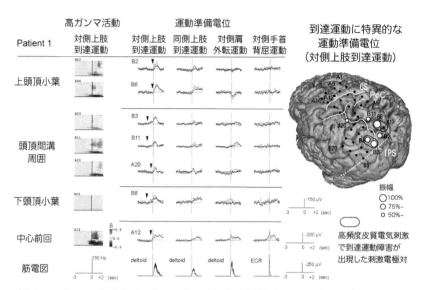

**図 3.1** 到達運動の神経基盤：皮質脳波計測と高頻度電気刺激マッピング（Inouch *et al.*, 2013 を改変）

到達運動課題（10 秒ごとに自発的に繰り返す）の皮質脳波を広帯域周波数で計測した．運動開始の数秒前から緩やかな陰性電位として運動準備電位が一次運動野（中心前回）に加えて，上頭頂小葉・頭頂間溝（起始点を矢頭で表示）に出現した．到達運動の運動準備電位は電極留置の対側の上肢でより大きく出現した（時間 0 が筋電図での運動開始のタイミング）．対照の肩・手首の単純運動では，一次運動野では運動準備電位が運動開始前から出現したが，頭頂葉では運動開始前から明瞭に出現する電位は記録されなかった．短時間フーリエ変換による時間周波数解析では，到達運動に際して上頭頂小葉・頭頂間溝に高ガンマ活動（80 ～ 150 Hz）が運動準備電位より空間的に限局して出現した（色は基線からのパワーの変動（log 値）を示す，高ガンマ帯域では色が濃いほどパワーが上昇）．右段の患者脳上に頭頂葉の運動準備電位の分布（白丸）を示す．楕円の領域（電極対 B1B6，電極対 B3B8）は高頻度電気刺激により到達運動が障害された領域を示す．

的な運動準備電位が記録された．同じ課題で記録された皮質脳波活動の時間周波数解析を行うことで高ガンマ活動を計測した（図 3.1 左）．到達運動の最中には中心溝周囲の一次運動・感覚野に加えて，運動準備電位が見られた領域より狭い範囲で上頭頂小葉・頭頂間溝に高ガンマ活動が出現した．これらの到達運動に関わる皮質活動が計測された皮質領域に高頻度電気刺激で介入すると，いわゆる視覚性運動失調（optic ataxia）と同様の症状が出現した．すなわち，5 秒間の刺激の間は周辺視野を固視して正中のコップに到達しようとすると手がコップに正しく到達できない症状が出現した（図 3.1 右，図

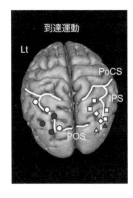

**図 3.2** 到達運動関連領域の機能地図（Inouchi *et al.*, 2013 を一部改変）

複数症例のデータを標準脳に投射して機能地図を作成した．
到達運動に関わる運動準備電位が記録された電極を記号で提示．
高頻度刺激を施行した 2 例ともに高頻度電気刺激で到達運動の障害が出現し（灰色でハイライト），中核領域と考えられた．

3.2)．このことから本領域は到達運動に必須の領域と同定された．超低周波（緩電位）と高周波数（高ガンマ活動）の皮質活動は，到達運動時には一次運動野のみならず上頭頂小葉や頭頂間溝でも運動開始に先行して出現し，頭頂間溝の活動が最早期に現れた．また皮質律動は到達運動の最中にも持続して見られており，対象に向けた到達運動の無意識的なオンラインコントロールにも関与することが示唆された．

下頭頂小葉は視覚情報処理において腹側（腹背側）経路を担う．言語優位半球の腹側前頭葉-頭頂葉ネットワークは，道具使用など行為の運動制御に関わることが神経機能画像研究や病変研究から提唱されてきた．言語優位半球の腹側前頭・頭頂葉の病変では観念運動失行が出現する．観念運動失行は，運動麻痺はないものの，行為，すなわち，道具の使用，道具使用のパントマイム，象徴的行為である「バイバイ」などができない状態と定義される．疾病（病巣）研究では，病変の位置や大きさがばらつくこと，慢性期の代償機転が働くことから，観念運動失行をきたす責任領域を詳細に同定することが困難であった．機能的 MRI (fMRI) では，たとえば道具使用パントマイムのネットワークを可視化することはできるが，機能遂行に必須な領域を同定できない．我々は臨床応用を目指して，道具使用のパントマイムの課題を患者に課し，高頻度皮質刺激検査中に障害が出現する領域を下頭頂小葉で探索した．検討した 1 症例において道具使用パントマイムが障害される領域が下頭頂小葉の中の縁上回前方領域に同定された (Shimotake *et al.*, 2010)．一方，単純運動，手の巧緻運動，道具の実使用，言語課題の障害は見られなかった．

刺激中の患者の内省からは，道具の知識と使用法は想起できるものの，道具のパントマイムの企画・遂行が困難であった．このような知見から縁上回前方領域が道具使用パントマイムに関して能動的に関与する領域である可能性が考えられた．

### 3.1.3　前頭-頭頂ネットワーク

　外側前頭-頭頂ネットワークは，種々の感覚情報の運動出力系への変換や空間性注意に重要で，その障害により種々の失行，身体認知の障害が出現する．また臨床てんかん学の分野では，頭頂葉・後頭葉にてんかん焦点がある部分てんかんでは，本ネットワークを介して焦点からてんかん性放電が前頭葉に伝播し，しばしば伝播先の前頭葉の発作症状を呈することが知られている．また，進化の過程においてヒトで発達した下頭頂小葉（Brodmann 39, 40野など）では，サルの侵襲的トレーサー研究の知見との直接の比較が困難となる．

　CCEPの手法を用いてヒトの外側頭頂-前頭葉間のネットワークの皮質間結合地図の作成を試みた（Matsumoto *et al.*, 2012）．全患者（7名）の頭頂葉の刺激部位と前頭葉のCCEP最大反応部位を標準脳上に投影することで，最新の皮質細胞構築アトラスを参照した頭頂葉・前頭葉間の皮質間結合のライブラリを作成した（図3.3A）．このような標準脳での皮質間結合のライブラリ化から，1）中心溝を挟んで鏡像（近位同士，遠位同士）の結合様式，2）その際に背腹側方向の連続性は維持されること（背側・腹側の領域同士の結合様式）が明らかとなった．これらのライブラリ知見は，近年の解剖的白質線維追跡法で描出された上縦束（図3.3B）（Thiebaut de Schotten, 2012）の始点・終点を提供するものであり，脳内身体表現など高次脳機能の礎となるヒト前頭-頭頂ネットワークの解明に貢献しうる．サルなど他の類人猿と同様の結合様式がヒトで進化した下頭頂小葉にも存在することが明らかとなった．

　CCEPの手法では，先ほどの道具使用パントマイム関連領域は部位特異的に腹側運動前野と結合していた（Shimotake *et al.*, 2010）．すなわち，縁上回前方領域の単発電気刺激により，中心溝腹側領域とその前方（下前頭回弁蓋部後方領域）に最大CCEP反応が記録された．

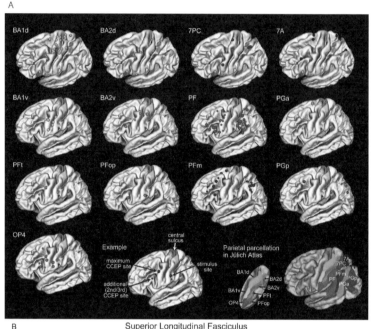

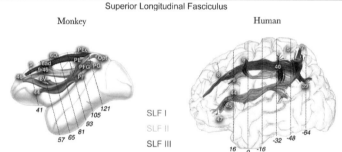

**図 3.3** 外側前頭葉・頭頂葉間の皮質間ネットワーク（標準脳上の皮質結合ライブラリ）

A：外側前頭葉を単発刺激して皮質皮質間誘発電位（CCEP）を外側前頭葉より記録した．全患者 7 例の頭頂葉の刺激部位（刺激電極対の中点）および前頭葉の主反応最大点（主結合を反映：大きな球体），副反応最大点（副結合を反映：小さな球体）を標準脳上に投影して提示．剖検脳の細胞構築に基づいたアトラス（Jülich Atlas）の頭頂葉皮質の区域分け（図右下参照）ごとに提示した．大枠として，中心溝を挟んで鏡像の結合様式，背側・腹側の領域同士の結合様式が見られた（Matsumoto et al., 2012）．

B：解剖的白質線維追跡法（トラクトグラフィー）により描出されたサルとヒトの上縦束（SLF）．白質の走行パターンからサルと同様ヒトでも SLFI, SLFII, SLFIII に分けられる．CCEP による標準脳での頭頂葉・前頭葉間の皮質間結合ライブラリは，上縦束の始点・終点を提供し，他の非侵襲的ネットワーク解析法のリファレンスと位置づけられる（Thiebaut et al., 2012）．

## 3.1 皮質脳波計測による脳内身体表現マーカーの探索　81

A　電気的線維追跡法（CCEP）　　B　解剖的線維追跡法（トラクトグラフィー）

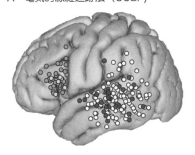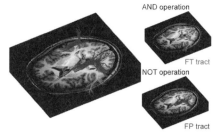

- ● 刺激部位（術前画像・CCEP 結合性・覚醒下マッピングでブローカ野と同定）
- ◐ 刺激部位（全身麻酔下の CCEP 結合性単独でブローカ野を同定）
- ○ CCEP 反応部位
- ● CCEP 反応部位（最大反応の 80% 以上）

FT tract（薄い灰）：前頭葉と側頭葉を結合する線維束
（弓状束）　　言語優位半球に側方化あり

FP tract（濃い灰）：前頭葉と頭頂葉を結合する線維束
（上縦束）　　言語優位半球に側方化なし

図 3.4　背側言語ネットワーク

A：CCEP を脳腫瘍手術の術中に応用した言語ネットワークモニタリングの知見．20 例の結果を標準脳に投影し提示．ブローカ野（前方言語野）を単発電気刺激（灰色ないし薄い灰色の電極）しCCEP を頭頂・側頭葉のウェルニッケ野（後方言語野）より記録した（白色ないし濃い灰色の電極）．赤色で提示された CCEP の主反応（最大振幅反応の 80% 以上）は上・中側頭回後方領域を中心に分布した．全身麻酔下の CCEP 結合性パターン単独でもブローカ野，ウェルニッケ野の同定が可能であった．背側言語ネットワークは道具使用関連ネットワーク（図 3.4 右）を囲む形でより外側に位置した（Yamao et al., 2017 を改変）．

B：前頭葉・側頭葉および前頭葉-頭頂葉ネットワークの側方性．和田テストで言語優位半球を同定した脳外科患者 24 名で，テンソルを用いた決定論的トラクトグラフィーで前頭葉・側頭葉の線維束（＝弓状束）と前頭・頭頂葉（＝上縦束全体）の半球間の側方性を検討した．前頭・側頭束（FT tract）は言語優位半球に側方化（線維束の容積・束数ともに大きい）したが，前頭・頭頂束（FP tract）では側方性は見られなかった（Matsumoto et al., 2008 を改変）．

　高頻度皮質電気刺激の知見からは，ヒト行為関連ネットワーク（腹側運動前野–縁上回前方領域）内の機能分担が明らかとなった．高頻度刺激により縁上回前方領域では道具使用の企画・遂行障害が見られたのに対し，腹側運動前野では反復運動（舌の左右への交代運動）の動作が停止した．すなわち，ネットワーク内で，縁上回前方領域は道具使用の企画・遂行，腹側運動前野は巧緻運動に関わるという機能分担が示唆された（Shimotake *et al.*, 2010）．

　道具使用に関わる腹側運動前野–縁上回前方領域のネットワークを囲む形で外側に，言語関連ネットワークが存在する．CCEP を用いた電気的線維追跡法では，1 刺激部位から CCEP の測定は 1 分で可能であり，術中の言語ネ

ットワークの機能モニタリングに応用されている．術中モニタリング検査の知見の集積から，標準脳上で言語関連ネットワークの結合地図を作成した．前方言語野（ブローカ野）は後方言語野（ウェルニッケ野：下頭頂小葉から上・中側頭回に分布）と結合していた（図3.4A）（Yamao et al., 2017）．

大脳機能の左右半球間の機能局在すなわち側方性は，言語機能や脳内身体表現を考える上で重要である．古典的には言語機能では主に前頭葉と側頭葉を結合する弓状束が重要視され，一方，脳内身体表現に関わる白質線維としては上縦束の第1, 2, 3枝が挙げられる．弓状束は言語優位側（通常左半球）に側方性があることが解剖的白質線維追跡法で再現性をもって実証されている（図3.4B; Matsumoto et al., 2008）．一方，上縦束の側方性の検討は数少ないが，第3枝に関しては解剖的白質線維追跡法で言語非優位側である右半球に側方化し，その側方化指数が空間性注意と相関することが報告されている（Thiebaut de Schotten et al., 2011）．

### 3.1.4　前頭葉における脳内身体表現──陰性運動野との関連

道具使用など行為に関わるネットワークとして言語優位半球の腹側運動前野-縁上回前方領域のネットワークを紹介してきた．腹側運動前野は下前頭回後方領域～中心前溝周囲に位置する．我々は，本領域と前頭葉内側との皮質間結合をCCEPの手法で探索し，本領域が前頭葉内側面の補足運動野と結合することを報告した（Matsumoto et al., 2007）．その後，解剖的白質線維追跡による探索から，腹側運動前野と前頭葉内側（補足運動野，補足運動前野）を結合する白質線維束が同定され，CataniらによりFrontal Aslant Tractと命名された（Catani et al., 2012）．我々は最近のCCEPの術中応用から両手法での結合部位は概ね合致することを報告した（Ookawa et al., 2017; 図3.5）．FATネットワークは言語の流暢性や高次運動に重要と考えられている（Matsumoto et al., 2007; Catani et al., 2013）．詳細な機能の解明には，今後の正常および病態下でのさらなる画像・神経生理学的検討が望まれる．

興味深いことにFATで結合される皮質領野は，古典的に陰性運動現象を呈する領域（陰性運動野）である腹側運動前野と補足運動野・前補足運動野の境界域（Lüders et al., 1995）を包括する．陰性運動野の高頻度電気刺激

## CCEPとトラクトグラフィーによるFrontal Aslant Tractの可視化

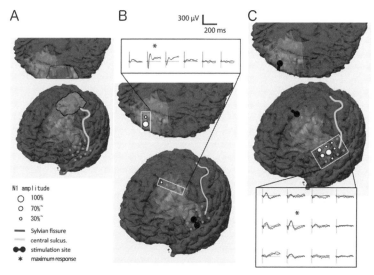

**図 3.5** Frontal Aslant Tract（Ookawa *et al.* 2017）

A：脳腫瘍患者（腫瘍は黒線囲いで提示）で術前MRIによるトラクトグラフィーからFrontal Aslant Tractを描出した（薄い灰色）．
B：FATの機能温存のために，術中にCCEPの手法を用いてFATの機能的結合性を評価した．左下前頭回弁蓋部・三角部の単発刺激で，CCEPが左補足運動野より記録された．
C：左補足運動野の刺激では左下前頭回弁蓋部・三角部にCCEP最大反応が記録され，FATを介した結合は双方向性であった．
CCEP波形のY軸は時間0（刺激のタイミング）を示す．＊はCCEP反応最大点．

では，指・舌の反復運動などが停止する．従来の臨床脳機能マッピングでは，高い刺激強度（10 〜 15 mA）・長い刺激時間（5秒）で課題遂行障害の「有無」を調べるため，刺激部位の詳細な機能同定が困難であった．我々はさまざまな行為の課題に同期して低侵襲（より弱く短い）の刺激で介入し，3次元動作解析装置で行為の障害様式を詳細に検討した．予備的な検討からは，腹側運動前野に位置する陰性運動野では前後方向に機能勾配が存在し，前方域では複雑な行為の遂行に，後方域では要素的な手指の巧緻運動に従事することが示唆された（Togo *et al.*, 2017）．適切な運動制御には運動抑制も重要である．運動抑制に関わる神経活動を皮質脳波から計測し，同部位に低侵襲に刺激介入することで，運動抑制には前補足運動野と背腹側の運動前野との

84    第 3 章　身体意識の脳内身体表現マーカー

ネットワークが重要であることが示唆された（Takeyama *et al.*, 2017）.

### 3.1.5　今後の展望——脳内身体表現マーカーへ向けて

　てんかんや脳腫瘍の手術のために臨床脳機能マッピングを行う神経生理医の立場から，臨床応用を目指した最新のマッピング手法を紹介し，脳内身体表現に関わる前頭-頭頂ネットワークの研究を紹介した．てんかんや脳腫瘍患者の侵襲的術前評価に限られるが，運動制御・身体認知関連の課題下の超低周波から高ガンマ活動までの広帯域の皮質律動が脳内身体表現マーカーとして有用な可能性が示唆された.

　単発電気刺激を用いた電気的線維追跡法（CCEP 計測）では刺激部位（刺激電極対）ごとにダイナミックに結合様式が変化する．非侵襲的な機能的・解剖的 MRI で関心ネットワークをおおよそ同定し，頭蓋内電極留置中に前頭葉・側頭葉の関心領域の結合パターンを CCEP で網羅的に評価することで，古典的な背側言語経路の同定が可能であり，既に臨床応用されている（Yamao *et al.*, 2014, 2017）．脳内身体表現に関わる皮質間ネットワークに関しても前頭葉・頭頂葉間の結合パターン自体は脳内身体表現マーカーとなりうる.

　現在，身体性システム領域の共同研究として推進している右半球の脳内身体表現マーカーに関しては，研究継続中であり紹介できなかった．右半球が主体となって担う身体認知に関しては，運動主体感，身体保持感や自己意識の脳内神経基盤（皮質脳律動，結合性）が解明されれば，これらが今後脳内身体表現マーカーになる可能性を秘めている.

　臨床脳機能マッピングの立場からは，これらの脳内身体表現マーカーを用いた脳機能温存への臨床応用が望まれる．そして，これらの脳内身体表現マーカーを非侵襲的に計測することができれば，脳疾患や高齢により脳内身体表現の機能が低下している者へのリハビリの際のマーカー開発につながる．皮質脳律動に関しては，高頻度刺激マッピング，皮質間結合性，デコーディングなどを用いて最も脳内身体表現に関わる脳律動を抽出し，頭皮上脳波による脳律動計測として応用が期待される．皮質間結合マーカーに関しては，多数症例の侵襲的評価から同定された脳内身体表現に関わる皮質間結合を，MRI 拡散強調画像による解剖的白質線維追跡（トラクトグラフィー）や機

能的 MRI による安静時機能的結合解析で抽出し，縦断的に評価できる可能性がある．脳内身体表現の幅広い臨床応用には，一般の臨床現場で利用可能な頭皮上脳波や MRI を用いたマーカーの開発が期待される．

## 3.2 皮質脳波／機能的 MRI による脳内身体表現マーカーの探索

1950 年代に Jasper と Penfield が脳皮質電気刺激法（electrical cortical stimulation: ECS）により脳機能ホムンクルスの報告をした（Jasper *et al.*, 1954）．以来，脳機能局在とその脳内ネットワークに関する膨大な研究が報告されてきた（Kamada *et al.*, 1993, 2002; Papanicolaou *et al.*, 1999）．そのなかでは従来のホムンクルスは，個人間のバリエーションが大きいことも明らかとなったため，個々の被験者における"身体性システムの認知"の詳細な検討の重要性が求められてきた．運動機能局在は ECS により最も確実，かつその検証が行われてきているが，近年は fMRI により訓練，リハビリテーションなどによる機能変化などへも検討が行われてきた．さらに fMRI を用いてより高次な言語関連脳機能の優位半球同定，およびその皮質機能局在研究が進んでいる．神経科学の世界では健常被験者において，さまざまな複雑な認知課題を組み合わせた高次言語科学に関する研究が報告されている（Rutten *et al.*, 2002; Wurina *et al.*, 2012）．また，我々脳神経外科医はこれらさまざまな手法による脳機能研究で得られた結果を用いて，"脳病巣およびその周辺部切除による機能予後予測"という，従来の研究結果の検証に関わる大きな課題に直面している．

本節では現在臨床において脳機能画像がどのように応用され，またどこまで信頼されているのか概説する．さらに得られたデータの解釈上に重要な大脳神経生理の特徴，および計測原理について解説をする．現在のところ言語機能同定の側方性の臨床上標準的手法としては麻酔薬を頸動脈から注射する Wada テスト，さらに脳機能の局在は上述した ECS が用いられている．これら侵襲的検査を補うため脳血流変化を捉える fMRI，また硬膜下電極による脳皮質電位（electrocorticogram: ECoG）の周波数解析による高周波律動（High Gamma Activity: HGA）変化の比較が，現在の脳機能マッピングへの実用化と結果解釈の解明につながる（Wray *et al.*, 2012; Miller *et al.*, 2008）．

86 第3章 身体意識の脳内身体表現マーカー

本節では我々の施設で最も活発に検討している fMRI, ECS および ECoG による脳機能局在，機能ダイナミクスについて述べる．なかでも，1）脳機能画像による言語優位半球の同定と機能局在精度の検討，2）ECoG による脳機能局在の可能性，3）訓練による脳の機能変容（健常，および病的状態），4）リアルタイム ECoG データ処理ソフトウェアによるベッドサイドおよび術中にさまざまな言語機能の計測・表示法について述べる．

### 3.2.1 言語課題 fMRI の概要

臨床用 1.5T 装置で行うことができる fMRI は，すでに各社 MRI 装置にデフォルトで装備されている fMRI シーケンスで十分である．繰り返し時間（TR），エコー時間（TE），フリップ角（FA）などのパラメータの調整の必要はない．注意すべき点は関心脳領域（前頭葉，側頭葉言語野近傍部）をコイルの中心にする．ピクセルサイズを 27mm$^3$（3×3×3）程度のやや低めの解像度の撮像で Blood oxygenation level dependent（BOLD）信号は容易に検出できる．BOLD 信号は磁場強度に比例して高くなり，また近年ではマルチチャンネルの表面コイルを組み合わせることでさらに信号強度が強くなった．特に単純な運動，視覚刺激等の一次脳機能の検出は容易であるが，言語・記憶などの高次脳機能の画像化は未だその有用性は検討を要する（Kamada *et al.*, 2007; Kunii *et al.*, 2014）．図 3.6 は同一被験者において 1.5 テスラの 8 チャンネルコイルと 3 テスラ 32 チャンネルコイルを用いて，語想起課題を行った fMRI の結果である．図 3.6A と B では t 検定により $p < 0.05$ 以下の有意な信号変化を呈するピクセルを抽出した．明らかに B では左下-中前頭回に限局した BOLD 信号の上昇を認めた．C と D では 1 ピクセルの体積が 10.5 mm$^3$ とより高分解な画像であるが，特に 3 テスラ装置で撮像した D では信号・雑音比は 11.5% であり，1.5T 装置の 5 倍以上の感度であった（図 3.6）．

### 3.2.2 言語機能側方性と局在性の検討

本項では言語関連機能の側方性とその局在性について，Wada テストと ECS により比較・検討した．言語関連課題は，①単語読み，②物品名称と③語想起課題を行った．課題により誘発される BOLD 信号変化は 4 秒ほど

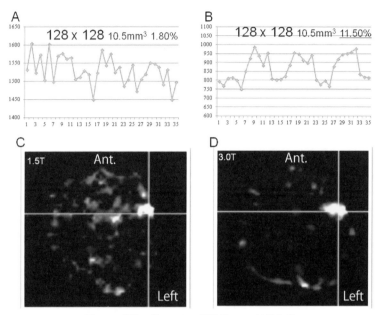

**図 3.6** 磁場の違いによる機能的 MRI 信号比較

A：1.5TMRI 語想起課題 fMRI 信号変化曲線，B：3.0TMRI 語想起課題 fMRI 信号変化曲線．信号・雑音比が明らかに 1.5T 装置に比して高いことがわかる．C：1.5TMRI 語想起課題 fMRI：左中前頭回，および内側，周辺部の活動を認めている．D：3TMRI 語想起課題 fMRI：主に左中前頭回にのみ活動を認め，信号・雑音比が高いため，重要脳領域を抽出しやすい．

の"遅れ"があるため，課題・安静時を最低 20 秒間は続けなければならない．このため，fMRI の時間分解能は課題時間に依存するため一般的には 20 秒以上となる．fMRI のデータ処理は個人脳では Dr. View（Infocom, 日本），標準化のために SPM8（Wellcome Trust Centre for Neuroimaging, United Kingdom）を用いた（Kamada et al., 2007; Knowlton et al., 2008; Kunii et al., 2011）．言語機能側方性に関しては，左右の下-中前頭回，上側頭葉，紡錘状回に局在する BOLD 陽性ピクセル数をカウントしてその左右差を評価した．言語課題 fMRI は Wada テストの結果を比較したところ 92.2% の一致率であった．本検査は繰り返し行えるため，複雑な言語分布にも言語機能地図の作成に有効であると期待できる．特に両側の言語機能が存在，側頭葉と前頭葉の言語機能が解離して症例では，言語課題 fMRI による概要の把握に極めて

88　第3章　身体意識の脳内身体表現マーカー

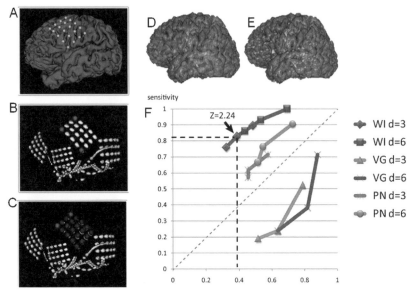

**図 3.7**　機能的 MRI と脳皮質電気刺激マッピングの比較
　A：脳表 MRI と頭蓋内電極 CT の重ね合わせデータ．B：電極テンプレート選択後 4 辺の電極マーク（灰丸），C：4 辺の登録により他のシート上電極の自動登録（黒丸）．D：言語関連課題 fMRI と頭蓋内電極の融合画像．E：頭蓋内電極で fMRI 信号と重なっているチャンネルを黒丸でマーク．F：各課題と電気刺激仮定直径との ROC カーブ．WI：Word Imaginary，VG：Verb generation，PN：Picture naming．半径 =3：ECS 電流の広がる仮想半径が 3 mm，半径 =6：同様に 6 mm．PN 課題半径 =3 の条件で感度，と特異度は 80％ 以上となっている．

有用であった（Kamada *et al.*, 2006）．

### (a) fMRI の ECS による局在検証と信頼性

　てんかん患者 9 症例において，ベッドサイドで ECS による言語機能局在と fMRI の活動領域を検討した．上述したように言語課題 fMRI の活動は前頭葉優位に認められるため，前頭葉言語野近傍の解析をした．中心前回の ECS は，運動の陽性症状が出現するため除外した．仮想電極直径(d)を 3mm，6mm としてその電極内に活動部位が存在すれば，その電極は fMRI（+）とした（図 3.7E）．大脳半球に留置された 107 個の電極について解析し，ECS で言語関連反応の抑制を認めた電極（ECS(+)）は 44 個（41％）あった（図 3.7F）．言語課題 fMRI-ECS の比較では文字読み課題（WI）が感度，特異度が高く，ECS(+)を最も効率よく検出した．WI 課題で Z 値を 2.24，

仮想電極直径を 3 mm としたとき, 感度は 83%, 特異度は 40% であった（図 3.7）. これまで ECS-fMRI の比較・検討した報告は 5 例あった. これらの報告では感度は 59 〜 100% 高めであったが, 特異度は 50 〜 60% と低い傾向であった. つまり fMRI 活動を認めない部位は, ECS を行っても言語障害が出現しない可能性が高く, 刺激を行う優先順位を下げることはできる. これにより ECS 回数を減らすことは患者負担を減らし, より重要な機能部位を詳細に調べることができる（Kunii *et al.*, 2011; Knowlton *et al.*, 2008）. その一方で fMRI の特異度は 70% 以下であるため, 臨床現場においては, 現段階の fMRI 結果のみで ECS を省略して手術を行うべきではない. 結論として現状の臨床に用いられている簡便な言語課題による fMRI 活動の局在は十分な信頼性には乏しいといえる.

### 3.2.3　課題関連——ECoG による機能局在と ECS による検証

　30 例の難治姓てんかん患者の焦点診断のために前頭-側頭葉に 60 〜 150 チャンネルの硬膜下電極を留置した. 言語課題は①単語読みと②物品名称課題を行った. 課題は提示時間 500 ms, 提示間隔を 2800 〜 3200 ms, 平均 100 回を提示し, ECoG を平均加算した後, ECoG の振幅を電極上に表示した（Kamada *et al.*, 1993; Kunii *et al.*, 2013a, b）. また, 3DCT による頭蓋内電極位置をテンプレート脳表に表示するために, テンプレート脳と電極ボリュームデータを SPM8 により標準化した後に E ミリ秒 E（Source Signal Imaging, San Diego, CA, USA）に取り込んだ. E ミリ秒 E は脳波・ECoG データの解析と脳画像処理コンポーネントからなる脳機能画像解析ソフトウェアで, 解析結果を脳表に投影し時空間的脳機能動態を動画として表示できる（Kunii *et al.*, 2013a）. 頭蓋内電極をデジタル化し, 対応する ECoG データを脳表に投影する機能を搭載している. 各シート状電極は, 数個の電極位置を指定するだけで, あらかじめ定義された電極のテンプレート脳に合わせてデジタル化される.

### （a）前頭葉-側頭葉の言語課題関連 HGA 活動の違い

　ECoG 上の電位変化は, 近年神経活動から発生する高周波律動が神経生理学局在を示す生理学的指標とされている. この高周波律動はおよそ 80 Hz から 140 Hz の high Gamma activity（HGA）であり, その増加は局所的皮質

活動を反映すると期待されている（Crone, 2000）．Crone らは文字読み課題を患者に課し，言語関連機能の HGA マッピングを行い，ECS の結果に一致したと報告した（Crone *et al.*, 2006; Ogawa *et al.*, 2014）．

Kunii らはてんかん患者 20 症例において言語関連 fMRI，HGA ダイナミクスを計測した．計測データは SPM8 を用いて個人脳画像データを Montreal Neurological Institute coordinate（MNI）座標系に変換し賦活領域を標準脳画像上に表示する（Kunii *et al.*, 2013a）．Baseline および課題時の各データエポックに対して 250 ms のウィンドウ関数（Hanning window）を 125 ms ずつスライドさせながら高速フーリエ変換（fast Fourier transformation: FFT）を行い，ウィンドウごとにパワースペクトル密度（power spectral density: PSD）を得た．安静時と課題時 HGA（80 ～ 140 Hz）における正規化されたパワーの平均値を算出し，両者の差分を HGA パワーと定義した．このように，HGA がゼロより大きいかを t 検定によって調べた（$P < 0.05$，電極数で Bonferroni の補正を行った）．有意な HGA を示す電極を HGA（+）とした．合計 478 個の電極について解析を行った（図 3.8A）が，そのうち 39 個が HGA（+）であった（図 3.8C, D）．fMRI-BOLD と HGA の回帰分析の結果，両者の間には有意な相関を認め（$P = 0.0002$），相関係数は 0.57 であった．

前頭葉では HGA（+）と有意な BOLD 反応の分布は概ね一致した．しかし側頭葉では両者の分布は異なり，特に上側頭回では fMRI の賦活は乏しかった（図 3.8B）．HGA ダイナミクスが前頭葉と側頭葉の BOLD との関係を検討するために，HGA（+）の群と HGA（−）の群で別々に前頭葉と側頭葉の BOLD-HGA を比較した（図 3.8C, D）．HGA（+）の電極が複数集まって群を形成している下前頭回，中心前回（運動前野と顔運動野），中・後部上側頭回，後部中側頭回の 6 部位に部位では HGA が視覚刺激から HGA は立ち上がりがやや遅れるものの，500 ms 以降，さらに 1500 ms まで活動が遷延する傾向を示した（Kunii *et al.*, 2013b）．側頭葉の 3 部位では，HGA は極めて短い潜時で立ち上がり，さらにその持続時間が短く 500 ms 以降，急速に減弱した．各脳部位で特徴的な HGA の時間変化を示しているため，fMRI，HGA 解析の課題・データ処理には，この神経生理学的な背景を考慮することが重要である（Kunii *et al.*, 2013b）．HGA は臨床・神経科学両分野におい

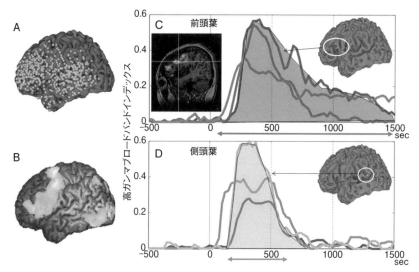

**図 3.8　言語関連機能的 MRI と脳皮質電位変化の比較**
A：20 症例頭蓋内電極 CT と脳表テンプレート MRI 融合画像，B：言語関連課題 fMRI 活動と脳表テンプレート MRI 融合画像，C：前頭葉文字読み課題 fMRI 活動上の電極上の HGA ダイナミクス．視覚刺激提示後 200 ミリ秒から 1500 ミリ秒以降まで HGA の上昇が続いている．D：側頭葉文字読み課題 fMRI 活動上の電極上の HGA ダイナミクス．視覚刺激提示後 200 ミリ秒から 500 ミリ秒程度の短時間で HGA 上昇が低下する．前頭葉-側頭葉 HGA ダイナミクスの違いが特徴的である．

て，脳機能解明において大きな役割を果たすものと期待されている一方で，その HGA 発生の機序の解明は未だ不十分である．Single neuron recording，高密度電極，ハイブリッド型電極等さまざまなスケールで HGA の由来を探索していくことも今後の大きな課題である．

### 3.2.4　リアルタイム HGA とその他の周波数帯域成分の局在比較

上述したように脳の各領域で，運動・言語課題によって HGA のダイナミクスが異なることが明らかになった．このため我々は高速で周波数解析を行った結果をリアルタイムに HGA が有意に上昇している脳表電極上に白円表示するソフトウェアを開発した（Kamada et al., 2014）．図 3.9 では物語を聴く（listen），ルービックキューブを解く（rubik's cube），文章を読む（read），自分のペースで数える（count）課題を組み合わせた．"listen" ははじめは一次聴覚野と側頭葉言語野に，次に頭頂葉，"read" では後側頭葉底部から側頭

92　第3章　身体意識の脳内身体表現マーカー

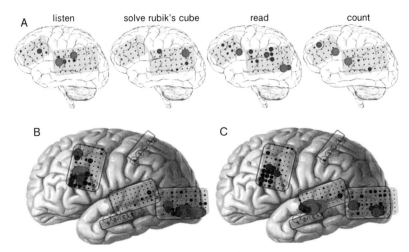

**図 3.9**　リアルタイム脳皮質電位解析結果

　A：Story listening 課題 HGA マッピング：側頭葉外側上側頭回に HGA の活動を認めた．B：ルービックキューブ操作課題 HGA マッピング：左縁上回，下頭頂小葉に活動あり．C：文字読み課題 HGA マッピング：左側頭葉底部，上側頭回，下前頭回に活動あり．数唱課題 HGA マッピング：左一次聴覚野，口部一次運動野の活動を認めた．課題により HGA マッピングの所見が変化する．
　B：文字読み課題 HGA マッピング：後頭極，下・中前頭回に活動あり，C：文字読み課題 HGA マッピング：後頭極，上側頭溝，下・中前頭回に活動を認めている．B と C では上側頭溝の活動は異なるが，後頭極，上側頭溝，下・中前頭回は一定に見つめている．これは HGA ダイナミクスの違いによるものと推察される．

葉言語野，さらに前頭葉言語野への活動の波及，"count" では一次聴覚野と口周辺の運動野の活動のみを認めていた（図 3.9）．一方，言語関連課題である文字読み課題では後頭極の活動と，側頭葉の活動は乏しく，前頭葉の言語野中心に強い活動を認めていた．一方，音刺激による名詞提示では側頭葉言語野の有意な HGA の上昇を認めていた．それぞれの領域を ECS により検証したところ，感度・特異度ともそれぞれ 85％ 程度であった．本検査は 20 秒間の課題と安静時の HGA 強度を 3 回繰り返して平均を求めたため，機能ダイナミクスの観点から 100％ の一致は困難であると推察した．

### 3.2.5　リアルタイム HGA と fMRI の比較

　HGA データ処理と fMRI を比較した．この 2 つのモダリティは上述したように数十秒間の課題と安静時の活動の平均を画像化している．図 3.10A は

3.2 皮質脳波／機能的 MRI による脳内身体表現マーカーの探索　93

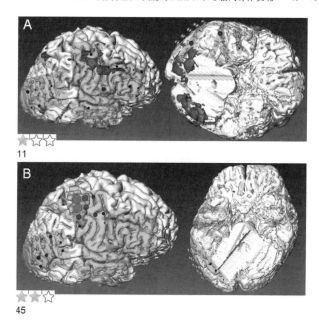

**図 3.10** リアルタイム脳皮質電位解析と機能的 MRI 局在比較
A：図形名称課題 HGA マッピング（黒丸）と fMRI：右半球であるため，言語関連活動は認めないが，口部一次運動-感覚野に両者に共通の分布を認めた．B：左手指運動課題 HGA マッピング（黒丸）と fMRI：両者にほぼ共通の分布を認めた．

開口運動，B は手指運動課題による HGA 活動（red bubble）とそれぞれの fMRI の活動領域を重畳している．今回は特に単純な比較を目的として"運動"課題を用いた．A の濃灰色の領域は開口運動 fMRI，B の濃灰の領域は手指運動 fMRI の活動領域である．それぞれ HGA の活動している領域と fMRI の広がりが高い一致率を示している．このことより低い時間分解能による解析では，脳皮質の電気的な周波数解析と fMRI による血流と関連した BOLD 反応はほぼ同じ領域に認められることがわかる（Ogawa *et al.*, 2014; Ogawa *et al.*, 2017）．

左運動-感覚野の皮質形成異常を原因（図 3.11A）とした 10 年以上の難治性てんかん例において，てんかん焦点，および運動機能の局在を検討した．患者はすでに右麻痺があったが，上下肢から始める全身けいれんを 1 日に 10 〜 20 回起こしていた．てんかん波と脳機能同定のために硬膜下電極を留

94　第3章　身体意識の脳内身体表現マーカー

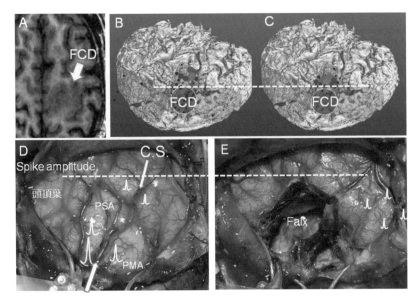

**図 3.11**　リアルタイム脳皮質電位解析のてんかん外科への応用

A：左一次運動野近傍部に皮質形成異常（FCD）のある難治性てんかん症例．B：言語課題関連課題 HGA マッピング．C：舌運動課題関連 HGA マッピング．頭頂部には FCD が存在し，白線より尾側には機能的白丸が存在していた．この所見より，通常の運動・言語機能は FCD により"機能"のスローダイナミクスを認めた．D：術中所見：CS は中心溝，およびその周辺に頻回な interictal spike を認めた．E：spike の頻発している一次運動-感覚野切除．術後痙攣発作は消失．

置したところ，皮質形成異常病変上にてんかん波を広く認めた．機能局在のための ECS では発作を誘発し不可能であった．このため，ベッドサイドでさまざまな課題による ECoG 計測による HGA マッピングを行った．手指，舌運動では運動野下部，文字読み，図形名称課題においても，皮質形成異常のある部位には HGA の上昇は認められなかった（図 3.11B と C）この結果をもとに HGA 陽性領域を温存し，それ以外の切除をした．術後患者の運動・言語機能の悪化はなく，てんかん発作も消失した（図 3.11D と E）．本例では，患ってきたてんかん活動が，我々が理解している脳機能局在が大きく偏移した緩徐な機能ダイナミクスである代表例である．

以上より従来の脳機能研究で用いられていた，脳機能の定常状態を仮定としている課題や加算平均処理などでは，単純な脳機能局在は可能である．その一方で，脳内多領域が関わっているような複雑な高次脳機能では機能ダイ

ナミクスを捉えることは困難である．このため今後，脳機能局在，研究を行う上では機能の時間-空間的なダイナミックな変化に留意した課題の作成，解析法を用いることで，総合的に脳機能のネットワークを解明していかなければならない．

### 3.2.6 術中 ECoG 解析と機能マッピングへの応用と問題点

ECoG 記録では電極直径 3 mm，電極間 10 mm の 20 チャンネル電極と 4 チャンネル電極を用い（Unique Medical, 日本），20 チャンネル電極はそれぞれ前頭葉と側頭葉の言語関連領域に留置し，4 チャンネル電極は前頭葉，または頭頂部にリファレンスとグランドチャンネルとして留置した．256 チャンネルの g.HIamp（Guger Technologies OG, Graz, Austria）を用いて 24 ビット・1200 Hz で ECoG を記録した．HGA マッピングに用いる言語刺激は，20 語で構成された昔話を日本人が平坦な抑揚で 15 秒間音読したものを録音した音声ファイルを用いた．この音声刺激はさまざまな周波数，ピッチなどが複雑に構成されているが，参考音刺激として 1 Hz の頻度の単純な 1 KHz の純音を提示した．音刺激は 100 dB で全身麻酔がかかった状態の患者にイヤホンから 1 KHz の純音，または音声ファイルを提示した．計 90 秒間の ECoG データは MATLAB R2012a（Mathworks; Natick, MA, USA）を用いて周波数を解析し，特定周波数範囲内のパワーを BIN と表示した．安静-活動期間で HGA-BIN が統計学的有意に上昇している電極を黒丸で表示した．HGA の統計処理は t 検定を用いて解析し，有意な BIN を課題中に約 4 Hz の頻度で画像上に表示した．有意性が高いほど円の直径を大きく表現した．素材が同じ硬膜下電極を用いることでの直流のノイズ，また，すべての電極の脳表への密着性を高めるようにして，交流ノイズも除去した．また，ノイズの多い手術室においては，全硬膜下電極チャンネルの電位平均をレファレンスとすることで，安定した ECoG 計測を行うことができた．図 3.12 は覚醒下手術中に覚醒状態の患者脳表面である．露出された脳表面は ECS により運動野および前頭，側頭言語野が同定された．手指運動課題による HGA ポジティブ電極は運動野直上の 2 チャンネルのみに限局して現れた．また，C と D で単語読み，物品名称課題により前頭葉言語野を覆っている 1 チャンネルのみ有意な HGA 活動上昇を認めた．この電極を含め双極刺激

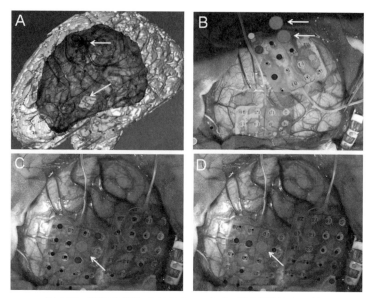

**図 3.12　覚醒下手術におけるリアルタイム脳皮質解析法の応用**
A：覚醒下手術による開頭範囲：運動野，言語野を露出している．上白矢印：一次運動-感覚野，下白色矢印：前頭葉言語関連領域．B：手指運動関連課題 HGA マッピング：一次運動-感覚野上に 2 チャンネルに HGA 上昇白丸が出現した．C と D：文字読み・図形名称課題関連 HGA マッピング：左下前頭回上縁に 1 つの白丸を認めた．同部位を ECS することで発話停止が起こった．

5mA ほどの ECS を行い，文字読み，図形名称課題の遂行が不可能であった．全症例で上側頭回に言語刺激による多数の HGA-BIN の増加を認めたが，HGA が最大になるのは刺激開始後 2 秒から 9 秒で，30 秒以内に減衰していき，3 セット繰り返すと側頭葉言語野の反応は加算平均の結果消失した．つまり，各脳部位において HGA のダイナミクスが異なるため，課題，加算平均などの処理の違いから抽出すべき脳機能は異なることが明らかになった．ベッドサイド，覚醒下手術中の HGA マッピングの精度に関して，ECS マッピングと比較した結果を表 3.1 に示す．概ね 85% 程度であり，臨床応用可能であると考える（表 3.1; Ogawa $et\ al.$, 2017）．

　その一方で，$\beta$ 波の脱同期（減衰），$\gamma$ 領域の上昇と比較したが，これらの周波数成分は HGA の上昇領域と比較したが，HGA と比較して他の周波数帯域成分の上昇は，より広範，かつ低い時間分解能であった．本検討により

3.2 皮質脳波／機能的 MRI による脳内身体表現マーカーの探索　97

表 3.1　ベッドサイド・術中 HGA マッピングの感度・特異度

| Classification | Case No. | Hand Sensitivity (%) | Hand Specificity (%) | Language Sensitivity (%) | Language Specificity (%) |
|---|---|---|---|---|---|
| Epilepsy | 1 | 100 | 91.7 | n/a | n/a |
|  | 2 | 75 | 83.7 | n/a | n/a |
|  | 3 | 100 | 86.8 | 100 | 84.2 |
|  | 4 | 81.3 | 83.3 | 100 | 80 |
|  | 6 | 87.5 | 92.9 | 50 | 95.6 |
|  | 7 | 75 | 86.7 | 80 | 84.7 |
|  | 8 | 100 | 92.8 | 100 | 93.7 |
|  | 9 | 100 | 82.2 | n/a | n/a |
| Awake | 10 | 100 | 92.1 | 87.5 | 83.3 |
|  | 11 | 100 | 94.7 | n/a | n/a |
|  | 13 | 100 | 78.4 | n/a | n/a |
|  | 16 | 75 | 92.1 | 91.7 | 94.6 |
|  | 17 | 100 | 89.1 | 100 | 91.9 |
|  | 18 | n/a | n/a | 80 | 88.6 |
|  | 19 | n/a | n/a | 71.5 | 90.9 |
|  | 20 | 75 | 94.7 | 100 | 86.5 |
|  | 22 | n/a | n/a | 100 | 94.6 |

n/a denotes not available.

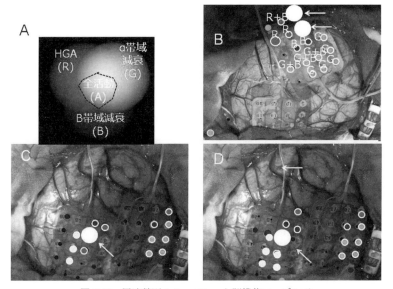

図 3.13　周波数別カラーパレット脳機能マッピング
A：周波数カラーパレット：全周波数成分の変化を認めたときは白色となる．B：運動課題周波数マップ：運動野上の 2 つのチャンネルが白色となっている．C と D：文字読み・図形名称課題関連周波数マップ：図 3.11 より同様の HGA の上昇した部位が白丸となっている．HGA が最も脳機能の局在に適している．

脳機能の局在に関しては HGA 結果が ECS マッピングと最も類似した結果を表していた（図 3.13）．このため，ECoG 解析は HGA を捉えることが重要である．

### 3.2.7　術中 ECoG 解析と機能マッピングへの問題点

皮質-白質構造が温存されている状況では，上述した BOLD-fMRI，HGA マッピングはきわめて安定した確実な結果をもたらすことを経験した．しかし，腫瘍性病変による強い脳浮腫，脳皮質への浸潤があると，fMRI の BOLD 信号の反応の遅れ，信号上昇の低下も起こる．また，視床と皮質を結ぶ白質が広範に障害されていた症例では，課題とは無反応に大振幅の HGA のバーストが起こる現象を 3 例で確認した（図 3.14）．信号・雑音比の高い ECoG マッピングであっても，適切な課題，関心周波数，さらに病態に対応した現象の把握による適切な ECoG/fMRI マッピングを応用することが重要である．今後さらに高速脳機能検出，解析，読み取りを組み合わせ，神経科学における脳機能の局在から読み取りへと進歩していくものと期待できる．

### 3.2.8　まとめ

本節では臨床医学における fMRI/ECoG の最新の知見について述べた．言語 fMRI は 90% の確率で優位半球の同定が可能であるが，その局在に関しては特異度が低いため，overestimation する傾向がある．また，前頭葉と側頭葉言語野の HGA のダイナミクスの違いを明らかにしたことで，今後神経機能画像の課題デザイン，データ処理法の開発が進むことを期待したい．さらにこれらの方法を臨床応用するには患者の病態を把握した上で，適切なモダリティの選択，結果の解釈が必要である．確実な診断を積み重ねることが，この"身体性システム"の集大成につながるものと期待できる．

### 参考文献

Binkofski, F. and Buxbaum, L. J.: Two action systems in the human brain. *Brain Lang*, **127**
　(2), 222-229, 2013.

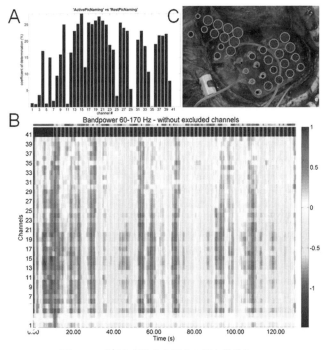

図 3.14 共確律動障害を要する脳皮質電位

A：各チャンネル別の HGA-BIN の上昇率．ほぼすべてのチャンネルで上昇している．B：縦軸は各チャンネルを示す．課題と無関係に多くのチャンネルに HGA のバーストが表れている．C：脳表の全チャンネルに活動（黒丸）を認めている．本例では白質損傷があるため，HGA マッピングには適していない．

Catani, M., Dell'acqua, F., Vergani, F., Malik, F., Hodge, H., Roy, P. *et al.*: Short frontal lobe connections of the human brain. *Cortex; a journal devoted to the study of the nervous system and behavior*, 48(2), 273-291, 2012.

Catani, M., Mesulam, M. M., Jakobsen, E., Malik, F., Martersteck, A., Wieneke, C. *et al.*: A novel frontal pathway underlies verbal fluency in primary progressive aphasia. *Brain*, 136(Pt 8), 2619-2628, 2013.

Crone, N. E.: Functional mapping with ECoG spectral analysis. *Adv Neurol*, 84, 343-351, 2000.

Crone, N. E., Sinai, A. and Korzeniewska, A.: High-frequency gamma oscillations and human brain mapping with electrocorticography. *Prog Brain Res*, 159, 275-295, 2006.

平山和美：視角背側経路損傷による症状の概要．高次脳機能研究，35, 199-206, 2015.

Inouchi, M., Matsumoto, R., Taki, J., Kikuchi, T., Mitsueda-Ono T, Mikuni, N. *et al.*: Role of posterior parietal cortex in reaching movements in humans: clinical implication for 'optic ataxia'. *Clin Neurophysiol*, **124**(11), 2230-2241, 2013.

Jasper, H. H., and Penfield, W.: Epilepsy and the Functional Anatomy of the Human Brain., 1371-1372, 1954.

Kamada, K., Oshiro, O., Takeuchi, F., Kuriki, S., Houkin, K., Iwasaki, Y., *et al*: Identification of central sulcus by using somatosensory evoked magnetic fields and brain surface MR images: three dimensional projection analysis. *J Neurol Sci*, **16**, 29-33, 1993.

Kamada, K., Houkin, K., Iwasaki, Y., Takeuchi, F., Kuriki, S, Mitsumori, K. *et al*.: Rapid identification of the primary motor area by using magnetic resonance axonography. *J Neurosurg*, **97**, 558-567, 2002.

Kamada, K., Takeuchi, F., Kuriki, S., Todo, T., Morita, A. and Sawamura, Y.: Dissociated expressive and receptive language functions on magnetoencephalography, functional magnetic resonance imaging, and amobarbital studies. Case report and review of the literature. *J Neurosurg*, **104**, 598-607, 2006.

Kamada, K., Sawamura, Y., Takeuchi, F., Kuriki, S., Kawai, K., Morita, A. *et al*.: Expressive and receptive language areas determined by a non-invasive reliable method using functional magnetic resonance imaging and magnetoencephalography. *Neurosurgery*, **60**, 296-305; discussion 296-305, 2007.

Kamada, K., Ogawa, H., Saito, M., Tamura, Y., Anei, R., Kapeller, C. *et al*.: Novel techniques of real-time blood flow and functional mapping: technical note. *Neurol Med Chir* (*Tokyo*), **54**, 775-785, 2014.

Knowlton, R. C., Elgavish, R. A., Limdi, N., Bartolucci, A., Ojha, B., Blount, J. *et al*.: Functional imaging: I. Relative predictive value of intracranial electroencephalography. *Ann Neurol*, **64**, 25-34, 2008.

Kunii, N., Kamada, K., Ota, T., Kawai, K. and Saito, N.: A detailed analysis of functional magnetic resonance imaging in the frontal language area: a comparative study with extraoperative electrocortical stimulation. *Neurosurgery*, **69**, 590-596; discussion 596-597, 2011.

Kunii, N., Kamada, K., Ota, T., Greenblatt, R. E., Kawai, K. and Saito, N.: The dynamics of language-related high-gamma activity assessed on a spatially-normalized brain. *Clin Neurophysiol*, **124**, 91-100, 2013a.

Kunii, N., Kamada, K., Ota, T., Kawai, K. and Saito, N.: Characteristic profiles of high gamma activity and blood oxygenation level-dependent responses in various language areas. *Neuroimage*, **65**, 242-249, 2013b.

Kunii, N., Kawai, K., Kamada, K, Ota, T. and Saito, N.: The significance of parahippocampal high gamma activity for memory preservation in surgical treatment of atypical temporal lobe epilepsy. *Epilepsia*, **55**, 1594-1601, 2014.

Lüders, H. O., Dinner, D. S., Morris, H. H., Wyllie, E. and Comair, Y. G.: Cortical electrical stimulation in humans. The negative motor areas. *Advances in Neurology*, **67**, 115-129, 1995.

Matsumoto, R., Nair, D. R., LaPresto, E., Bingaman, W., Shibasaki, H. and Luders, H. O.: Functional connectivity. in human cortical motor system: a cortico-cortical evoked potential study. *Brain*, **130**(Pt 1), 181-197, 2007.

Matsumoto, R., Okada, T., Mikuni, N., Mitsueda-Ono, T., Taki, J., Sawamoto, N. *et al.*: Hemispheric asymmetry of the arcuate fasciculus: a preliminary diffusion tensor tractography study in patients with unilateral language dominance defined by Wada test. *Journal of Neurology*, **255**(11), 1703-1711, 2008.

Matsumoto, R., Nair, D. R., Ikeda, A., Fumuro, T., Lapresto, E., Mikuni, N. *et al.*: Parieto-frontal network in humans studied by cortico-cortical evoked potential. *Human Brain Mapping*, **33**(12), 2856-72, 2012.

松本理器・國枝武治・池田昭夫：皮質－皮質間誘発電位を用いたヒト大脳皮質間結合の探索，*BRAIN and NERVE*, **64**, 979-991, 2012.

Matsumoto, R., Kunieda, T. and Nair, D.: Single pulse electrical stimulation to probe functional and pathological connectivity in epilepsy. *Seizure*, **44**, 27-36, 2017.

Miller, K. J., Shenoy, P., den Nijs, Sorensen, L. B., Rao, R. N., and Ojemann, J. G.: Beyond the gamma band: the role of high-frequency features in movement classification. *IEEE Trans Biomed Eng*, **55**: 1634-1637, 2008.

Ogawa, H., Kamada, K., Kapeller, C., Hiroshima, S., Prueckl, R. and Guger, C.: Rapid and minimum invasive functional brain mapping by real-time visualization of high gamma activity during awake craniotomy. *World Neurosurg*, **82**, 912 e911-910, 2014.

Ogawa, H., Kamada, K., Kapeller, C., Prueckl, R., Takeuchi, F., Hiroshima, S., *et al*: Clinical Impact and Implication of Real-Time Oscillation Analysis for Language mapping. *World Neurosurg*, **97**, 123-131, 2017.

Ookawa, S., Enatsu, R., Kanno, A., Ochi, S., Akiyama, Y., Kobayashi, T. *et al.*: Frontal Fibers Connecting the Superior Frontal Gyrus to Broca Area: A Corticocortical Evoked Potential Study. *World Neurosurg.*, **107**, 239-248, 2017.

Papanicolaou, A. C., Simos, P. G., Breier, J. I., Zouridakis, G., Willmore, L. J., Wheless, J. W. *et al*: Magnetoencephalographic mapping of the language-specific cortex. *J Neurosurg*, **90**, 85-93, 1999.

Ray, S., Crone, N. E., Niebur, E., Franaszczuk, P. J. and Hsiao, S. S.: Neural correlates of high-gamma oscillations (60-200 Hz) in macaque local field potentials and their potential implications in electrocorticography. *J Neurosci.*, **28**(45), 11526-11536, 2008.

Rutten, G. J., Ramsey, N. F., van Rijen, P. C., Alpherts, W. C. and van Veelen, C. W.: FMRI-determined language lateralization in patients with unilateral or mixed language dominance according to the Wada test. *Neuroimage*, **17**, 447-460, 2002

下竹昭寛・松本理器：皮質脳波記録．In: 宇川義一，editor. 臨床神経生理検査入門　神経症状の客観的評価，中山書店，138-149, 2017.

Shimotake, A., Matsumoto, R., Fumiro, T., Inouchi, M., Matsuhashi, M, *et al.*: Parieto-frontal network in Praxis of human: a combined study of high frequency contical stimulation and CCEP study, Clinical Neurophysiology, Vol. 121, Supplement 1, October 2010, Page S198 (abstract English).

Takeyama, H., Matsumoto, R., Usami, K., Shimotake, A., Kikuchi, T., Yoshida, K. *et al.*: Active engagement of higher-order motor cortices in motor inhibition: Evidence from direct neural recording and stimulation during Go/No-Go paradigm. *Program* No. 61. 07. 2017 Neuroscience Meeting Planner. Washington, DC: *Society for Neuroscience*,

102 　第3章　身体意識の脳内身体表現マーカー

2017. Online

Thiebaut de Schotten, M., Dell'Acqua, F., Forkel, S. J., Simmons, A., Vergani, F., Murphy, D. G., *et al.*: A lateralized brain network for visuospatial attention. *Nat Neurosci.*, **14**(10), 1245-1246, 2011.

Thiebaut de Schotten, M., Dell'Acqua, F., Valabregue, R., and Catani, M.: Monkey to human comparative anatomy of the frontal lobe association tracts. *Cortex; a journal devoted to the study of the nervous system and behavior*, **48**(1), 82-96, 2012.

Togo, M., Matsumoto, R., Shimotake, A., Kobayashi, T., Kikuchi, T., Yoshida, K. *et al.*: Role of the negative motor area in general praxis: A high frequency electrical cortical stimulation study. *Journal of the neurological sciences*, **381** (abstract), 2017.

Wray, C. D., Blakely, T. M., Poliachik, S. L., Poliakov, A., McDaniel, S. S., Novotny, E. J., *et al.*: Multimodality localization of the sensorimotor cortex in pediatric patients undergoing epilepsy surgery. *J Neurosurg Pediatr*, **10**, 1-6, 2012

Wurina, Zang, Y. F., and Zhao, S. G.: Resting-state fMRI studies in epilepsy. *Neurosci Bull*, **28**, 449-455, 2012

Yamao, Y., Matsumoto, R., Kunieda, T., Arakawa, Y., Kobayashi, K., Usami, K. *et al.*: Intraoperative dorsal language network mapping by using single-pulse electrical stimulation. *Human Brain Mapping*, **35**(9), 4345-4361, 2014.

Yamao, Y., Suzuki, K., Kunieda, T., Matsumoto, R., Arakawa, Y., Nakae, T. *et al.*: Clinical impact of intraoperative CCEP monitoring in evaluating the dorsal language white matter pathway. *Human Brain Mapping*, **38**(4), 1977-1991, 2017.

# 第4章 身体意識の数理モデル

## 4.1 身体意識——運動主体感と身体保持感

### 4.1.1 身体意識

　本章では運動主体感と身体保持感の2つをあわせて身体意識と呼ぶ．運動主体感（Sense of Agency）は，身体や環境に変化を引き起こしたのは自分自身であるという主観的感覚と定義される．それは自己が営為の作用主体（agent）であるという感覚である．一方，身体保持感（Sense of Ownership）は，自己の身体が自分のものだという感覚である．

　我々は身体意識について詳しく理解することが，一部のリハビリテーション研究にとって有意義になると期待している．このことを幻肢痛を例にとって説明したい．幻肢痛はすでに切断し存在しない四肢であるにもかかわらず，その切断肢が存在していた場所に感じられる錯覚的痛みである．従来，幻肢痛の治療には鏡療法（mirror therapy）が利用されてきた．これは，鏡を用いることで健肢をあたかも切断肢であるかのように自らに見せかけ，切断肢を動かすイメージを持ちながら健肢を動かす療法である．動かしている健肢が，過去に存在した切断肢であるかのように見えるため，本人は切断肢を再び動かしているように感じる．この療法が有効に働いた多くの患者で，身体のイメージが変容したことを示唆する多くの事実が報告されている．たとえば，被験者が幻肢を随意的に動かす操作技能を獲得すること，幻肢を動かせるようになったことで幻肢痛が生じたときに疼痛が緩和されるように能動的に幻肢を動かす処置が取れるようになったこと，幻肢が変容したり消滅したりするケースなどである（Ramachandran *et al.*, 1995; 住谷他，2010）．幻肢痛の発生に関する仮説の1つとして，四肢が存在しないために実際の運動が

生じず，切断肢を動かす運動司令が生じた際に行われる感覚予測とのあいだに解離が生じてしまうという機序が提案されている（住谷他，2010）．すなわち幻肢痛治療には，感覚に関する予測モデルをいかに変容させるかが重要であると考えられる．詳細は次節以降で触れるが，この予測モデルの変容という話題は運動主体感と大きく関連する．身体のイメージや予測モデルを変容させることが疼痛の抑制につながるのだとすれば，この過程を促進する手法を確立することは幻肢痛のような病態の治療にとって重要な意義をもつ．本章では，特にどのような条件が予測モデルの変容を促進するために重要であるかに焦点を絞って解説する．

　身体保持感の研究分野でも，自己位置や姿勢といった自身の身体状態に関する信念が，どういった条件により変容するかについての研究が進んでいる．たとえば，Ehrsson らの体外離脱（out of body experience）の実験では，ヒトはある条件が揃うと自身の身体がまるで体外に抜け出たかのような錯覚を覚えることが報告されている（Ehrsson, 2007）．またヘッドマウントディスプレイ（head mounted display: HMD）を用いた一人称視点 VR（virtual reality）による実験でも，ある条件が整うことで，画面内に映っている仮想身体が自分自身に感じられること（Full body ownership illusion）が知られている（Maselli *et al.*, 2013）．さらにラバーハンド錯覚（rubber hand illusion: RHI）と呼ばれる心理物理実験でも，ヒトはある条件が満たされると，自身の腕が実際の腕と異なる位置に存在しているという錯覚を覚えることが知られている．実験ごとに細部は異なるものの，共通している条件は，視覚や触覚といった多種感覚間から得られる情報の整合性であろう．たとえば視覚情報と触覚情報の時間的同期および，各情報から得られる空間的情報の一致（spatially congruent and temporally synchronous）が身体保持感の発生に重要とされており（Blanke, 2015），これが整合性の一例である．また Maselli らは，仮想身体の皮膚テクスチャ・着衣や仮想身体を見る視点といった現実感（realism）が重要であるとしている．皮膚テクスチャや着衣の現実感は当人が持っている知識との比較で判断されることであり，この場合は内在的な知識と外部から得られた情報の整合性が重要といえる．

　以上のことから，身体状態についての信念を変容させることと，身体保持感を感じさせるような情報提示の技法，観測者側の受け取り方（内在的な知

識や信念）は密接に関連しているといえそうである．本章では身体保持感に関する研究を通じて，身体についての信念の変容を促すにはどのように介入すべきかというテーマを追いかけていく．

本章では身体意識の理解に向けて 2 つの方法で迫る．1 つは数理モデル構築とその分析であり，もう 1 つは実験的検証である．これらの方法を組み合わせることで，予測モデルや身体状態の信念がどのような条件で変容しうるかについていくつかのことを明らかにしていく．数理モデルの構築にあたり，まずベイズ推定や最尤推定といった統計的推定の立場から運動主体感や身体保持感を捉え直し，幅広い状況で成り立つ一般性の高い定式化と理解を目指す．その後検証に向けて，運動主体感については Keio method と呼ばれる実験，身体保持感についてはラバーハンド錯覚実験に合わせて徐々に定式化を具体化していく．

### 4.1.2 運動主体感

運動主体感の成立過程として，主に 2 種類の仮説が提案されている．1 つは，ヒトは自身の運動に先立って運動結果を予測しており，実際の結果と予測が一致した際に運動主体感を得るという仮説である．もう 1 つは，運動後にその運動を行ったか否かについて改めて振り返って判断するという仮説である．

名称として前者はコンパレータモデル（comparator model）と呼ばれ（Gallagher, 2000），後者は見かけの心的因果（apparent mental causation）モデルと呼ばれる（Wegner, 1999）．前者は運動計画時および運動遂行中に観測される情報を用いて運動主体感が発生するとしており，prospective/predictive なプロセスに重点を置いている．後者では運動主体感は，経験を想起し連想することによって生じる錯覚であると強調しており，このため retrospective/postdictive なプロセスによって発生するとしている．また運動主体感の成立には predictive プロセスと postdictive プロセスの片方ないし両方が必要であるとする考え方もあり，これを cue integration モデルと呼ぶ．正確には他のモデルのように運動前後といったタイミングに重点を置くのではなく，記憶や経験など内部に保有している情報（internal cue）と外部から逐一到達する情報（external cue）を統合し判断しているというモ

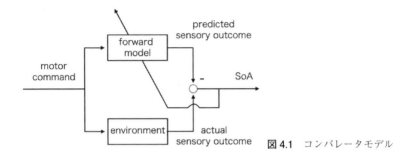

図 4.1　コンパレータモデル

デルである（Moore, 2009）.

　本章では主にコンパレータモデルに重点をおいて，運動主体感に関する計算論的研究および実験的研究を紹介する．運動主体感に関する計算論的研究がすでに存在しているが，コンパレータモデルに関する計算論的研究を通じて，この先行研究が見かけの心的因果モデルに対応するモデルであることなどを紹介する.

　さてコンパレータモデルの立場では運動主体感は，事前に予測していた運動の結果が，実際の結果と一致することで発生すると考える（図 4.1）．予測と結果の不一致度を予測誤差（comparator error, prediction error）と呼び，誤差がゼロのときに運動主体感が発生するとする（zero comparator error）．図 4.1 で順モデル（forward model）とは，運動の結果，観測されるであろう感覚情報を予測するモデルである．運動指令（motor command）は身体運動を生み出すために用いられるとともに，脳内で複製され順モデルの引数としても用いられる．この複製信号を遠心性コピー（efference copy）と呼ぶ．ヒトは予測誤差を最小化するように順モデルを更新するとされている.

　これまでにコンパレータモデルにより多くの実験結果が説明されてきた．しかしその一方で，実験的には予測誤差が微小であれば運動主体感に大きな影響を与えないことなども知られており，コンパレータモデルでしばしば主張される予測誤差がゼロのとき（zero comparator error）に運動主体感が発生するという考え方が不適切であると指摘されることもある.

　コンパレータモデルは，当初ヒトの運動制御分野で提案されていたモデルを運動主体感と関連づけて用いるようになったという経緯がある．ヒトの運動制御の分野のこのモデルはその後，ベイズの定理に従って順モデルを更新

する考え方が取り入れられ拡張されてきた．この考え方では順モデルは尤度関数と事前分布から構成されると考える．このような展開は運動主体感のモデルとしては近年まで取り込まれてこなかったが，4.2 節以降で説明するように，実はこの拡張について丁寧に検討することで多くの実りある実験設計や知見が得られることとなる．4.2 節ではこのヒトの運動制御分野での考え方をいかに取り入れるべきか検討するために，まず最適化問題との関係を軸にベイズ推定について解説する．このことで予測誤差が微小のときには運動主体感に大きな影響が出ないことを説明でき，また新しい実験を提案できるようになることなどを理論・実験的話題を踏まえて紹介する．

### 4.1.3 身体保持感

　身体保持感とは自己の身体が自分のものだという感覚である．後ほど数理モデルやその先行研究を紹介するが，数理モデルにおいては，観測した多種感覚情報が自己の身体と同一のクラスに属すると感じる度合い，と解釈する．

　さてラバーハンド錯覚（RHI）におけるゴム製の手のように，その時点まで自己の身体と感じられていなかったオブジェクトを自己身体と感じるようになる錯覚がいくつか知られている．身体保持感については，こういった錯覚現象を通じて，身体保持感を感じる条件が探られてきた．RHI においては，早い段階から，視覚情報および触覚情報が時間的に同期していることと，視覚情報と触覚情報から推定される空間的特徴が一致していること，という 2 つの条件の影響が指摘されてきた．ここで空間的特徴の一致とは，たとえばゴム製の手の人差指を刺激しながら実際の手は小指を刺激するというようなことをすることなく，対応する箇所が刺激されるという条件である（Tsakiris, 2005; Kammers, 2009）．時間的同期条件が満たされていても，空間的一致条件が満たされなければ錯覚は生じないことが知られている．その他，提示するオブジェクトの形状，質感，姿勢が実際の手に類似していることといった，文脈的条件（semantic constraint）が身体保持感に影響するとされる（Kilteni, 2015）．

　近年の総説（Kilteni, 2015）で指摘されているように，身体保持感に関する実験研究は多く存在するものの，それらの結果を統一的に説明しようとする試みは現時点では少ない．特に，概略図的な整理は提案されているが，数

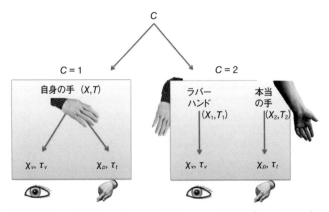

**図 4.2** Samad の Bayesian causal inference モデル（Samad, 2015）

理モデル化した研究は稀であることが指摘されている．

以下では，2015 年に 2 つのグループから別々に提案された数理モデルを取り上げる（Kilteni et al., 2015; Blanke et al., 2015; Samad et al., 2015）．どちらも Bayesian causal inference モデル（Körding et al., 2007）に基づいておりアイデアは似通っているが，細部はそれぞれ異なるため，Kilteni モデル，Samad モデルと呼び分ける．

これら 2 つのモデルは，いずれも RHI における錯覚の成否をモデル化したものである．「身体保持感」という変数や値をモデル中で明示的に定義し用いるというよりも，RHI のモデル化を目指したものである．身体保持感に関連する現象をモデル化し，知見との比較や実験を提案することで，身体保持感について理解を深めていこうとするアプローチといえる．

Samad モデルでは，被験者が観測する情報として，視覚から得られる空間情報 $\chi_v$ と時間情報 $\tau_v$，および体性感覚から得られる空間情報 $\chi_p$ と時間情報 $\tau_t$ の 4 種類を想定している（図 4.2）．同モデルでは，これらの観測情報をもとに，被験者はラバーハンドを自己の一部と捉えるか否か判断する．より具体的には被験者はベイズ推定によって，自己身体の位置とラバーハンドの位置を，①同じものと見なして 1 つのパラメータで表現する（$C=1$），②別のパラメータを用意して表現する（$C=2$）か決定する．今述べたパラメータとは被験者が有している内部表象であり，空間上の位置を表す．推定結果

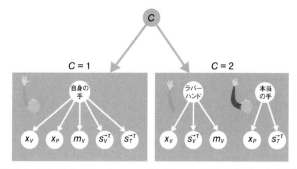

**図 4.3** Kilteni の Bayesian causal inference モデル（Kilteni, 2015）

が $C=1, 2$ のどちらであれ，パラメータをやはりベイズ推定により更新する．$C=1$ の場合は，いわゆる固有感覚ドリフトに相当する．

Kilteni モデルも同様に，被験者がラバーハンドを自己の一部と捉えるか否か判断する過程を Bayesian causal inference でモデル化している．被験者が観測する情報として，体性感覚によって知覚される手の姿勢位置 $\chi_\tau$，視覚的に知覚される手の姿勢位置 $\chi_\tau$，現在時刻 $\tau$ までに与えられたラバーハンド上のストローク $\vec{s}_V^\tau$，実際の手のストローク $\vec{s}_T^\tau$，文脈的意味 $m_V$ の 5 種類を想定している（図 4.3）．これらの情報を基に，ラバーハンドを自己の一部と捉えるか否か判断する．Samad モデルとの重要な違いは，固有感覚ドリフトのような手の位置を推定するプロセスはモデル化されていない点である．

被験者がラバーハンドを自己の一部と感じるか（$C=1$），否か（$C=2$）で 2 つの離散的状態があり，Bayesian causal inference でこの離散的状態の選択をモデル化したのが両モデルの特徴である．観測情報の想定がそれぞれ異なることを述べたが，これを観測情報 $D$ のように抽象化して記述すれば，両モデルはベイズの定理による $C=1$, $C=2$ についての確率分布 $p(C)$ の更新：

$$p(C|D) \propto p(D|C)p(C)$$

として記述できる．ベイズの定理については次節で解説する．数式部分について理解が難しい場合は，解説を読んだうえで，改めて確認してほしい．

上述したように，Samad モデルと異なり Kilteni モデルでは，固有感覚ドリフトのような手の位置を推定するプロセスを明示的にモデル化していない．

そのため Kilteni モデルは，そのままでは，固有感覚ドリフトの実験結果について予測することはできない．Samad モデルでは，論文中と記法は異なるが，たとえば $C = 1$ の場合は，観測データをもっともうまく説明する手の位置が $X_{C=1}$ にある確率を

$$p(X_{C=1}|D) \propto p(D|X_{C=1})p(X_{C=1})$$

のように更新するプロセスが行われる．論文内では，$X_{C=1}$ のみでなく刺激のあったタイミング $T_{C=1}$ に関しても推定するモデル化となっている．

Blanke は近年の総説で Samad モデルに言及して，これを外部から観測した情報を処理するというボトムアップな処理に重点を置いていると評し，将来的にはトップダウンな情報処理と統合したモデル化を進めていくことが身体保持感の理解にとって有用と述べている（Blanke, 2015）．Kilteni モデルは文脈的意味 $m_V$ を導入しているため比較的この方針に沿ったものであるが，現時点では統計モデルが具体化されておらず，変数が割り振られている程度の状態である．Blanke の指摘はどちらのモデルにとっても将来的課題といえる．

以降では，これらのモデルに用いられているベイズ推定がどういったものであり，果たしてベイズ推定を仮定することが妥当かを分析する．ひいては，分析により理解されたヒトの推定アルゴリズムの性質を逆手に取ることで，どのような介入が可能かを検討することを目指す．

## 4.2 研究方法──計算論と検証

### 4.2.1 ベイズ推定の仮定と検証

観測データを基に我々が必要とする確率分布や関連するさまざまな情報を求めることを統計的推定と呼び，特にベイズの定理を用いた統計的推定をベイズ推定と呼ぶ．前節で紹介した身体意識の数理モデルを含め，ヒトの運動・知覚・認知をベイズ推定になぞらえて理解しようという研究が 2000 年初頭から行われてきた．これらの研究は「知識は脳内で確率分布（事前分布，事後分布）の形式で表現されており，ベイズの定理に従って事前分布に観測値の情報が加わることで事後分布へと更新される」という仮説に基づいている．この仮説を Bayesian coding hypothesis（Bayesian Brain）と呼ぶ（Knill,

2004).

ベイズの定理は，条件付き確率分布の定義を式変形することで導入するのが一般的である（須山，2017）．本章ではこうした導入とはやや異なる方法でベイズの定理を導入する．今回紹介する導入は，ベイズの定理が持つ最適化アルゴリズムとしての意味に焦点を当てるものである．著者の知る限りこの解説が著された和書はない．具体的な導入は次項となるが，この導入によってベイズ推定は対数尤度最大化問題（最尤推定問題）の数ある解法の1つにすぎないことが明確となると思う．標語的にはまさに，"Bayesian" belongs in the Algorithms category, not the Models category（Ghahramani, 2016）であり，次項で述べるようにベイズ推定は勾配法に属するアルゴリズムである．勾配法は，一歩ずつ最適解ににじり寄っていく手法全般を指す言葉とひとまず捉えてもらいたい．有名な勾配法には最急降下法や確率的勾配降下法，またそれらのさまざまな派生手法がある．

さて Bayesian Brain 仮説の研究者によれば，ヒトがベイズ推定を行っていることは近年ではさまざまな行動実験レベルで検証済みで，脳神経系での実装や局在を検討する段階にあると説明される（Pouget, 2013; Kording, 2014）．実務的な統計処理でうまく行っているので動物も同様にベイズ推定を行っているのではという考察を根拠に妥当性が述べられる場合もある（Kording, 2014）．また最急降下法などと異なり，ベイズの定理には微分計算が出てこない（derivative free）．この特徴により，ベイズの定理は，ほぼ同じ数式のまま強化学習アルゴリズムとしても機能する（Deisenroth, 2013; Miyashita, 2018, Okada, 2018）．微分計算が出てこないため，認知的負荷も低いと想像される．

しかし著者の把握する限り，Bayesian Brain の解説や研究の多くで，統計的推定とベイズ推定が混同されている．つまり統計的推定にはベイズ推定以外にもさまざまな推定方法があるにもかかわらず，ベイズ推定以外の推定方法の可能性がほとんど議論されていない．認知過程のモデルを構築する際に，ベイズ推定以外でも可能なところをベイズ推定を仮定してモデル化しており，端から他のアルゴリズムとの比較を想定していないかのようなモデル化となっていることも多い（Kilteni *et al.*, 2015; Samad *et al.*, 2015; Valton, 2017）．

112 第4章 身体意識の数理モデル

こういった動向の例外の1つとして，時間知覚の研究を紹介する（Jaza-yeri, 2010）．この論文では一様分布に従う時間間隔を被験者に教示したのち，この時間間隔を推定・再現させる課題を行っている．このとき被験者が3種類の統計的推定，すなわちベイズ推定（MAP推定と事後平均値推定の2種類）と最尤推定のどの方法で推定しているかをモデルを用いて比較し，事前分布の項があることによって現象が説明できるためベイズ推定が支持されたと結論づけている．このようなアルゴリズムのレベルでの比較は，脳神経系上での実体を研究するうえでも重要な知見となる．さてJazayeriらの論文では検討されていないが，実は事前知識を表現する項（事前分布に相当する項）はベイズ推定ではない統計的推定手法にも存在する．次項ではその1つとして，確率的勾配降下法を用いた最尤推定という基礎的な手法を紹介する．

本章ではBayesian Brain仮説を実証的かつ批判的に検証するための方法論を模索する．また身体意識に関わるモデルと実験系を対象としてこの方法論を適用し，Bayesian Brain仮説が成り立つのか検証していく．特定の問題をヒトはベイズ推定によって解いているのかという問題意識は，有用性からほど遠いと思われるかもしれない．しかし本章で理論，実験を通して見ていくように，この問題は実はリハビリテーションにとって有用である．発想を端的に述べれば，当事者がどのようなアルゴリズムで問題を解いているか明らかにできれば，そのアルゴリズムの特徴を逆手にとった介入ができる．このことが本章冒頭で述べた速やかな身体イメージの変容といった，有用な技法につながると期待できるのである．本章を読み進めるにつれて，この意味が明らかになっていくことと思う．

### 4.2.2 最適化アルゴリズムとしてのベイズの定理

さて最適化問題（4.1）を考える．$L: R^n \to R$ は目的関数である．

$$\min_{\theta = (\theta_1, \cdots, \theta_n) \in R^n} L(\theta) \tag{4.1}$$

また，類似の問題として，最適化問題（4.2）を考える．

$$\min_{p(\cdot) \in \Delta^n} \int_{R^n} p(\theta) L(\theta) \mathrm{d}\theta$$
$$\text{subject to } \int_{R^n} p(\theta) \mathrm{d}\theta = 1 \tag{4.2}$$

最適化問題（4.2）は，最適化問題（4.1）の目的関数を確率分布 $p(\theta)$ で期待値計算したものが目的関数となっている．また決定変数が $\theta$ についての確率分布 $p(\cdot)$ になっているのが異なる点である．形式としては期待効用を最適化する確率分布を求める問題へ変わったとも表現できる．

本節では述べないが，これから紹介する問題（4.1），問題（4.2）に対する解法は，鏡像降下法と呼ばれる 1 つの手法から導出されるものである（鈴木，2015; Bubeck, 2015）．

さて $L$ が 1 階微分可能とする．問題（4.1）の解を求める解法はたくさんあるが，標準的な手続きの 1 つは最急降下法と呼ばれる次の計算である．記号 $k$ をステップと呼ぶこととする．この計算を反復してステップが進むごとに，最適解に近づいていくことが知られている．

$$\theta^{k+1} = \theta^k - a\,\nabla L(\theta^k)$$

同様に問題（4.2）の解法もまた複数あるが，そのうちの 1 つが式（4.3）の反復である（Krichene, 2015; Dai, 2016）．

$$p^{k+1}(\theta) = \mathrm{argmin}_p \{\textstyle\int p(\theta)L(\theta)\mathrm{d}\theta + \lambda\,(\int p(\theta)\mathrm{d}\theta - 1) + \beta \mathrm{KL}[p(\theta) \parallel p^k(\theta)]\}\ (4.3)$$

式（4.3）について説明しよう．式（4.3）の右辺第 1 項は最小化したい目的関数である．右辺第 2 項は式（4.2）にあった制約条件を満たすようにする項である．右辺第 3 項に現れる $\mathrm{KL}[p(\theta) \parallel p^k(\theta)]$ という記号は，2 つの確率分布 $p(\theta)$ と $p^k(\theta)$ の近さを測る関数であり，Kullback Leibler Divergence（KL 擬距離，KL 距離）と呼ばれる．基本的には先ほどと同じく，ステップを繰り返すことで確率分布を逐次的に更新していく計算方法であるが，右辺第 3 項の効果により，1 ステップ前の確率分布 $p^k(\theta)$ と次の確率分布 $p^{k+1}(\theta)$ の KL 距離が大きくなりすぎるとペナルティがかかるようになっている．つまり一手前の確率分布 $p^k(\theta)$ から離れすぎないよう $p^k(\theta)$ の近傍から，望ましい次の確率分布 $p^{k+1}(\theta)$ を見つけるという手続きとなる．また $\beta \geq 0$ は最適化問題における KL 距離の項の重要さを調整するパラメータであり，$\beta$ が十分大きいときは他の項が近似的に無視されるため，$p^{k+1}(\theta) = p^k(\theta)$ のように事後分布と事前分布は等しくなる．

式（4.3）を変形することで Exponentiated Gradient と呼ばれる更新則

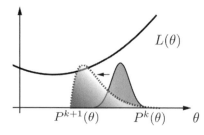

**図 4.4** Exponentiated Gradient による事前分布の更新. 太線が目的関数 $L(\theta)$, 細線が事前分布, 破線が事後分布.

(4.3)′ が得られる（図 4.4）.

$$p^{k+1}(\theta) = \frac{\exp\left\{\frac{-L(\theta)}{\beta}\right\}(\theta)}{\int \exp\left\{\frac{-L(\theta)}{\beta}\right\} p^k(\theta) d\theta} \tag{4.3}′$$

この手法では，各 $\theta$ に対して重み $p^k(\theta)$ と評価値 $L(\theta)$ が対応する．図 4.4 には $\theta_i$ という記号はないが，$\theta$ 軸上に．更新の前後では，評価値 $L(\theta)$ が小さいほど $\theta$ に応じた重み $p^k(\theta)$ を強め，逆に評価値が大きいほど重みを弱めていく．この手続きにより最適解が得られることが知られている．

ここからは統計的推定の問題に近づけるため，最適化問題 (4.2), (4.3) の特殊な場合を考える．目的関数 $L(x;\theta)$ を，統計モデル $P(x|\theta)$ から見た観測値 $x := \{x_1, ..., x_m\}$ の負の対数尤度とする．

$$L(x;\theta) = -\sum_{l=1}^{m} \log P(x_l|\theta)$$

$L$ を式 (4.3)′ に代入すると次式が得られる．特に $\beta = 1$ のとき，これはベイズの定理と呼ばれる．

$$p^{k+1}(\theta|x) = \frac{\prod_{l=1}^{m} P(x_l|\theta)^{\frac{1}{\beta}} p^k(\theta)}{\int \prod_{l=1}^{m} P(x_l|\theta)^{\frac{1}{\beta}} p^k(\theta) d\theta} \tag{4.4}$$

$1/\beta$ は逆温度と呼ばれ，各更新ステップでの事前分布と事後分布の変化を KL 距離で測ったとき，どの程度の変化を許容するか調整する役割をもつ．そのため，学習率とも呼ばれる．

さて Bayesian Brain 仮説ではあまり議論されないが，重要な概念であるオンライン学習問題（逐次学習問題）を導入しよう (Bottou, 2012)．先ほど

は $m$ 点の観測値 $x=\{x_1, \cdots, x_m\}$ がある想定で数式を紹介した．この $m$ 点の観測値はすでに手元に揃って存在する場合もあれば，逐次的に1つ1つ観測されて手元に届く場合もある．日常的状況では後者の状況，つまり観測値が一点一点逐次的に届き，その都度学習を行うといった状況も多い．このような設定での最適化問題をオンライン学習問題と呼ぶ．オンライン学習のアルゴリズムでは，データを観測する都度，パラメータに反映していくため，データを一括してメモリに保管する必要がない．動物においても経験を忘却せず記憶するのは難しく，オンライン性は重要な問題設定だろう．

オンライン学習問題において問題 (4.1) を解くアルゴリズムには，たとえば基本的なものとして確率的勾配降下法がある (Bottou, 2012).

$$\theta^{k+1} = \theta^k - a_t \nabla L(x_k; \theta^k)$$

確率的勾配降下法では，観測データを得るたびにこの計算を1ステップ進める．同様に問題 (4.2) を解くアルゴリズムには，オンライン鏡像降下法 (Online Mirror Descent) あるいはその等価な手続きとして FoReL (Follow the Regularized Leader) がある (McMahan, 2017). この式変形から，やはり次のベイズ則を得る．

$$p^{k+1}(\theta|x_k) = \frac{P(x_k|\theta)^{\frac{1}{\beta}} p^k(\theta)}{\int P(x_k|\theta)^{\frac{1}{\beta}} p^k(\theta) \mathrm{d}\theta}$$

よく述べられるように事前分布によって知識や先行刺激（プライマー）が表現されると解釈できる．一方，確率的勾配降下法においてもパラメータそのものがこうした知識を表現していると解釈できる．どちらも力学系の言葉で初期値問題に相当するといえる．

目的関数の最小化問題を考えたとき，式 (4.2) のように定式化し，それを Exponentiated Gradient によって解くことがベイズ推定であることを確認した．重要なことは，式 (4.1) のまま最急降下法や確率的勾配降下法によって解くことも可能である点であり，ベイズ推定とは解法の数ある選択肢のうちの1つだということである．すなわち Bayesian coding hypothesis は，真の分布と統計モデルの距離を，特にベイズ推定という解法によってヒトが最小化している旨を主張した仮説である．また，以上のことから Bayesian

116    第 4 章　身体意識の数理モデル

Brain 仮説の対立仮説として，観測データが逐次的に届く状況においては
Jazayeri が比較対象とした単なる最尤推定ではなく，確率的勾配降下法とい
った手法と比較すべきであると本章では考える．

　最後に，式 (4.3), (4.3)′ を用いて，どのようなときに学習が進まないか
（事後分布と事前分布に違いが出ないか）について 2 つの条件を紹介する．

### 条件 1：事前分布がデルタ関数の場合

　事前分布がデルタ関数，つまり $\theta = \theta_k$ のとき $p^k(\theta_k) = 1$，その他の場合
$p^k(\cdot) = 0$ とする．式 (4.3)′ に代入して確認することで，事後分布も $\theta = \theta_k$ 以
外はすべて 0 をとるデルタ関数となる．つまり事前分布がデルタ関数の場合，
事前分布と事後分布が変化しない．

### 条件 2：評価関数が定数の場合

$$L(\theta_j) = \text{Const.}$$

の場合，式 (4.3) より右辺第 1 項は最適解に影響を与えなくなるため，第 2
項により事前分布と事後分布が等しくなる．評価関数が定数とは，学習をし
ている本人がどのような選択肢に対しても等しい価値しか見出さないという
ことで，こうした場合に学習が進まないことはリハビリテーションなどにも
役立つ視点かもしれない．

　以上，本節ではベイズの定理は勾配法の一種であることを示した．繰り返
しになるがベイズの定理はあくまで解法の 1 つに過ぎず，同様に，確率的勾
配降下法も解法の 1 つに過ぎない．そのためヒトの認知機能などをモデル化
する際，ベイズ推定を盲目的に採用することについては，慎重に考える必要
があるだろう．実際，Bayesian Brain 仮説と従来仮説の整合性や両立につ
いて研究が行われつつある．たとえば時間知覚の課題で，ヒトが MAP 推定，
最尤推定，ベイズ推定のどの推定アルゴリズムを採用しているかという研究
が行われている (Shi, 2013)．1950 年代以降，認知現象の数理モデル化は，
ニューラルネット，力学系，ベイズ推定などさまざまな道具立てで試みられ
(Riley, 2012)，たとえばニューラルネットと力学系のどちらをモデル化に用
いるべきか，表象の概念を用いずに認知をモデル化できるかなどが問われて
来た (van Gelder, 1995)．議論の歴史は往々にして平行線で進んできたと思

われるが，ニューラルネットや力学系は統計モデルであり，ベイズ推定は尤度最大化のためのアルゴリズムであるという立場（Ghahramani, 2016）に立てば，少し整理が進むのではないかと期待している．たとえばニューラルネットの結合重みをベイズ推定によって更新する手法は Bayesian Neural Network と呼ばれ，近年，研究が進んでいる．模倣学習や強化学習分野などでは力学系をベイズ推定で学習する手法の研究が進んでおり（Paraschos, 2013; Miyashita, 2018），認知現象の力学系モデルに適用する研究が今後進むだろう．また確率分布の時間発展を記述する Fokker Planck 方程式と，今回のベイズ推定の定式化にも近い関係があることがわかっている（Jordan, 1998; Pavliotis, 2014）．今後はこのように多くの数理モデルの整合性の理解が進んでいくと期待される．

## 4.3 運動主体感の成立過程とそのモデル

### 4.3.1 成立過程のモデル

#### (a) 提案モデル

さて運動主体感に関する著者らの提案モデルを紹介する（矢野，2017）．

コンパレータモデルを統計的学習の言葉になぞらえて考えることで，著者らは運動主体感を事後予測分布の尤度として定義した．事後予測分布とは，ステップ $k$ の事後分布を用いて

$$p^k(x) = \int p(x|\theta) p^k(\theta) \mathrm{d}\theta$$

としたもので，新たに観測値 $X$ を得たとき，この予測分布から見た尤度 $p^k(X)$ を運動主体感と定義するものである．

従来の見方では予測誤差がゼロであるとき運動主体感が成立しているとする．非ゼロの場合，運動主体感が成立しないとされるが，それが実験事実に反することは前述した通りである．本モデルでは予測分布のピーク付近に対応する観測値に対しては運動主体感が高く，分布の裾野に対応する観測値に対しては運動主体感が低くなる．また統計モデルを正規分布に限定していないことも特徴の1つである．統計モデル，真の分布が特異な場合，従来のコンパレータモデルや正規分布に限定したモデルでは説明できない挙動を示

すことが予想される.

筆者らは事前分布を用いない手法として確率的勾配降下法を用いた更新則を比較対象とし，そのうえである実験課題においてベイズモデルが実験データをよく説明することを確認した.

## (b) Bayesian cue integration

Moore, Fletcher らによる Bayesian cue integration モデルを紹介する（Moore, 2012）.

Moore らの論文では，運動主体感を $A$，運動感覚情報を $SM$，固有受容感覚を $PR$ と表記し，次のように事前分布が更新されるとしている．このモデルでは事前分布，事後分布が運動主体感に関する確率分布となっている.

$$P(A|SM, PR) = \frac{P(SM, PR|A)P(A)}{P(SM, PR)}$$

同論文には上の更新式に加え，$SM$ と $PM$ 以外にも参考にできる情報があれば同様の要領で用いるという旨が記載されている．一般化して観測情報を $D$ とするならば，本モデルは次のようになる.

$$P(A|D) = \frac{P(D|A)P(A)}{P(D)}$$

本モデルの問題点の 1 つは，$A$ がどのような根元事象から構成されるか明記されていないことである．この点について推察すれば，論文で "Accurate attribution of agency" のモデルである旨や，自己，他者を明示的に回答させる課題 "Agency Judgement" と整合的である旨が述べられているため，主体感の有無という 2 値上の確率分布であると考えられる．その他の問題点は，統計モデル $P(D|A)$ が定まらなければ更新則を用いることができない点である．つまり cue（記憶や経験）と主体感の関係を統計モデル $P(D|A)$ として構築することが，運動主体感の判断に先立って必要となる．統計モデルはタスクごとに構築する必要があるため，主体感を常に感じれるようになるまでに長い時間がかかるように思われる.

筆者らのモデルの問題点は，主体感の有無を表すような離散的な変数がないことであろう．Bayesian cue integration モデルはこの変数を含んでいる．筆者の立場からは，Bayesian cue integration モデルは，主体感に関する言語的で高次認知的な推論を表現しているように思える．また 著者らのモデ

ルはより低次の推論を表現していると考えている.

### 4.3.2 運動主体感に関連する実験のデザイン
#### (a) 問題設定

提案モデルにおいて,運動主体感は予測分布の尤度に対応することを述べた.そしてベイズ推定というのは数ある最適化問題の解法アルゴリズムの1つとして見るべきであることを述べた.これら2つのことから,どのような実験が提案できるか述べ,次節以降で実験的に検証していく.

具体的な問題設定として,統計モデル $P(x|\theta)$ が1次元正規分布の場合を想定する.すなわち $\theta = (\mu, \sigma)$ であり,観測値 $x$ が従う真の分布に一致するように $\theta$ を決定する問題を考えることになる.本章では簡単のため平均値 $\mu$ を決定する問題を考える.

観測値 $\{x_i\}_{i=1 \sim N}$ が独立同分布から得られたとする.このとき統計モデルの平均値 $\mu$ を求める問題は最尤推定の立場では

$$\min_\mu \sum_{i=1}^N L(\mu; x_i) = -\sum_{i=1}^N \log P(x_i|\mu) \qquad (4.5)$$

となり,ベイズ推定の立場では次のようになる.

$$\min_{p(\mu)} -\int p(\mu) \sum_{i=1}^N \log P(x_i|\mu) \mathrm{d}\mu \qquad (4.6)$$

#### (b) アルゴリズムの種類と学習速度

式(4.5)を解くオンラインアルゴリズムとして,確率的勾配降下法がある.

$$\mu_{t+1} = \mu_t + \eta \nabla L(\mu; x_i) \qquad (4.7)$$

この手法は,データ $\{x_i\}_{i=1 \sim N}$ が逐次的に独立同分布から得られるときの解法である.

式(4.6)を解くオンラインアルゴリズムとして,ベイズ推定がある.

$$p(\mu|x_i) \propto P(x_i|\mu) p(\mu) \qquad (4.8)$$

本節ではこれら2つのアルゴリズムに見られる学習時の挙動の違いに着目する.

まず確率的勾配降下法を考える.今,1次元正規分布を考えているので,

$$\mu_{k+1} = \mu_k + \eta(x_k - \mu_k)/\sigma^2 \tag{4.7$'$}$$

となる. 式 (4.7)$'$ から正規分布の分散 $\sigma^2$ が大きいほど, 学習は遅くなることがわかる.

ベイズ推定の場合を考える. 事前分布として共役事前分布である正規分布を考える. この事前／事後分布を

$$p(\mu|x_i) = N(\mu|\mu_k, \sigma_k)$$

とすると, 事前／事後分布の平均値はデータを観測して更新するたびに次のように変化する (Bishop, 2006).

$$\mu_{k+1} = \mu_k + \frac{x_k - \mu_k}{n + \sigma^2/\sigma_0^2} \tag{4.8$'$}$$

また分散は次のように変化する.

$$\frac{1}{\sigma^2_{k+1}} = \frac{1}{\sigma_0^2} + \frac{n}{\sigma^2} \tag{4.8$''$}$$

式 (4.8)$'$ から, 特に学習序盤 ($n \sim 0$) においては, 統計モデルの分散 $\sigma^2$ が大きいほど学習は遅くなること, 一方で事前分布の分散 $\sigma_0^2$ が大きいほど学習は速くなることがわかる.

重要な点をまとめる. 最尤推定 (確率勾配降下法) によって学習を行っているとすれば, 予測分布の分散が大きくなるほど, 学習が遅くなることを述べた. つまり, もし予測分布の分散が大きいほど学習が速いという実験結果を得たならば, これを最尤推定によって説明することはできないとわかる. 一方, この実験結果はベイズ推定によって説明できることもわかった. 以上の性質から, 予測分布の分散と学習速度に正の相関があれば, 被験者が最尤推定というよりベイズ推定を行っていることを支持する結果であるといえる.

運動主体感を予測分布の尤度として定義したため, 実際に計測すれば, 観測値に対する尤度に応じた強さ・頻度で運動主体感を感じることが予想される.

### (c) Keio method のモデルと実験デザイン

4.5 節では運動主体感の計測実験として, Keio method を扱う.

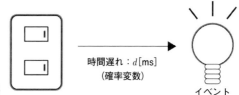

**図 4.5** Keio method の概要

詳細は 4.5 節で述べるが，抽象化すると図 4.5 のようなタスクである．

被験者がスイッチを押すと，ある時間遅れを伴ってイベントが発生する．その後，被験者は自身がイベントを引き起こしたと感じたか否かを YES/NO で回答する．時間遅れはある確率分布に従う確率変数となっている．すなわちスイッチを押すたびに異なる時間遅れとなる．今回の実験ではある一様分布に従う確率変数を用いている．

このようなタスクにおいて，イベントが予測通りに発生すると被験者は運動主体感を感じる．では被験者は何を予測しているのかといえば，今回の場合は，どの程度の時間遅れを伴ってイベントが発生するかであろう．さて上記のように時間遅れ $d \in R$ は確率的に生成される実験デザインとなっている．時間遅れ $d$ は分布 $q(d)$ に従っているとしよう．分布 $q(d)$ は被験者にとっては未知であり，被験者が経験した時間遅れを基にこの分布 $q(d)$ を予測できるようになっていく過程をモデル化したい．ベイズ推定していると仮定した場合，まずモデルの大枠は式 (4.9) のようになる．

$$p(\theta|D) \propto p(d=D_i|\theta)p(\theta) \tag{4.9}$$

この大枠をこれから段階を踏んで具体化していくことになるが，まずこの大枠に用いた要素を説明する．$D_i \in R$ は $i$ 回目のタスクにおいて被験者が観測した時間遅れである．意識的か無意識的かはさておき，被験者は時間遅れを予測する統計モデル $p(d|\theta)$ をもち，観測した時間遅れ $d = D_i$ に基づいてモデルの詳細を定めるパラメータ $\theta$ を更新する．被験者がベイズ推定するという仮定の下では，パラメータ $\theta$ そのものではなく分布 $p(\theta)$ を更新する．次に，大枠にある統計モデル $p(d|\theta)$ および事前分布 $p(\theta)$ を具体的にどのような分布とするかを設計することになる．時間知覚に関する数理モデルとして統計モデル $p(d|\theta)$，事前分布 $p(\theta)$ をどちらも正規分布にするものが提案さ

れている（Jazayeri, 2010）．本研究でも同様にどちらも正規分布とし，$\theta$を時間遅れの平均値 $\mu$ としてこれを学習するモデルとした．

このモデルの性質は 4.3.2 項で述べた通りであり，実際の被験者がもつ予測分布の分散と学習速度の相関を確認することで，ベイズ推定と最尤推定のどちらを支持するかが判定できる．以上の内容を整理すると次のようになる．Keio method を反復して経験した結果，被験者の時間遅れに関する事前分布は，真の時間遅れに対応した事前分布へと収束していく．このようにして予測分布は逐次的に変化していくが，その分散には個人差があり被験者ごとに異なる．実験の節では，この個人差の特性を利用し，分散が大きい被験者ほど学習が速いのか否かについて，実験結果から分析する．この分析により，被験者の学習アルゴリズムについて理解を深める．

## 4.4　身体保持感の成立過程とそのモデル

### 4.4.1　モデルと実験デザイン

身体保持感の実験においても，ややモデルは異なるが 4.3.2 項で述べた学習速度に関係する仮説を用いる．

一部繰り返しとなるが，RHI の数理モデルの先行研究である Samad モデルと Kilteni モデルについて確認する．2 つのモデルで共通しているのは次式である．経験したデータ $D$ を説明するために，ラバーハンドを自己の一部と感じるか（$C=1$），否か（$C=2$），どちらが妥当か決定するという Causal inference の計算である．

$$p(C|D) \propto p(D|C)p(C) \tag{4.10}$$

また Samad モデルには，式（4.10）に加えて，観測データを最もよく説明するための手の位置を推定するプロセスが組み込まれている．本章では Samad モデルを簡素化した式（4.11）をベースとしたモデルを扱う．

$$p(X|D) \propto p(D|X)p(X) \tag{4.11}$$

$X \in R$ は手の位置として当事者が推定している座標であり，固有感覚ドリフトとして知られる．実際の手先位置を原点として，手があると感じる位

置が左右にどれだけ移動したかを示す．Samad や Kilteni モデルでは刺激を
与える時間間隔や継続時間，文脈的意味も観測情報として与えることを想定
しているが，今回の実験では同時刺激の場合のみ行うので，時間的情報はモ
デルには組み込まない．

式（4.10）は観測データが自己身体か否かを判定する重要な推定であるが，
今回は省略する．本章の狙いは身体イメージを速やかに改変する可能性を探
ることであるため，この目的に関係する式（4.11）のみを対象として研究を
行う．

式（4.11）の観測情報 $D$ としては，体性感覚から得られる空間情報 $X_p$ と，
視覚から得られる空間情報 $X_v$ の 2 つ $D = (X_p, X_v)$ を考える．$(X_p, X_v)$ は独立
に与えることができるので，統計モデルを $p(D|X) = p(X_p|X)p(X_v|X)$ とす
る．事前分布 $p(X)$ および統計モデル $p(X_p|X)$，$p(X_v|X)$ については，
Samad と同様すべて 1 次元正規分布を考える．体性感覚から得られる空間
情報 $X_p$ とは，たとえば閉眼時に指先を触られたときに，その情報を基にど
こが触られたか反対側の手で指差ししようとするとき用いる位置推定量であ
る．同様に視覚から得られる空間情報 $X_v$ は視覚情報のみから計算される位
置推定量である．これら 2 つの推定量を統合して，位置 $X$ という推定量を
求める．

事前分布 $p(X)$ および統計モデル $p(X_p|X)$，$p(X_v|X)$ の分散をそれぞれ $\sigma^2$，
$\sigma_p^2$, $\sigma_p^2$ としよう．このとき，事後分布の平均値は

$$X_{t+1} = \left( \frac{X_v}{\sigma_v^2} + \frac{X_p}{\sigma_p^2} + \frac{X_t}{\sigma^2} \right) \Big/ \left( \frac{1}{\sigma_v^2} + \frac{1}{\sigma_p^2} + \frac{1}{\sigma^2} \right) \tag{4.12}$$

となる．もし事前分布の分散が大きければ，$X_{t+1}$ は観測情報 $X_p$, $X_v$ の重み
付き平均に大きく引き寄せられることになり，逆に事前分布の分散が十分小
さければ，$X_{t+1}$ は $X_t$ から変化しないことが示される．

Samad は式（4.10）や式（4.11）のどの変数あるいは値が身体保持感に相
当するか論文中で述べていない．Tsakiris の整理によれば身体保持感は，ラ
バーハンドが触られている様子の視覚情報と実際の触覚の比較により生じる
とされる（Tsakiris, 2010）．このことから考えると運動主体感について述べ
たのと同様，事後予測分布の尤度を身体保持感とするか，あるいは Moore
の Bayesian cue integration モデルのように，明示的に身体保持感の有無を

124 第4章 身体意識の数理モデル

表す変数を導入して扱うかという，定義が妥当と考えられる．本章では身体
保持感の定義を利用した実験デザインは行わないため，以降ではこの定義は
出てこないが，念のため述べておく．

さて式（4.11）のようにベイズ推定に従って身体のイメージが変化すると
すれば，事前分布 $p(X)$ の分散を大きくすれば，この変化は速やかに進むこ
とになる．ここで述べた「速やかに進む」とは，環境側から得られた観測情
報に大きな影響を受けることを意味している．このように学習がどのような
アルゴリズムで行われているか明らかになれば，学習を加速したい場合には
どのような介入をすればよいかについてのヒントが得られる．

## 4.5　実験による検証

### 4.5.1　Keio method による運動主体感変容の定量化

Maeda ら（Maeda, 2012; Maeda, 2013）によって提案された運動主体感の
計測方法である Sense of agency task（Keio method）を用いて，運動主体感
に関する理論を検証する．この計測方法は，統合失調症の自我障害を調査す
ることを目的として低負荷になるよう設計されており，繰り返し計測が可能
な方法となっている．

被験者は beep 音を合図にボタンを押すことが指示されており，ボタンを
押すと画面上を動いているオブジェクトがジャンプする（図 4.6）．ボタン押
しからジャンプまでの間の時間バイアス（delay）は確率的に選択される仕
組みとなっており，時間バイアスは 0, 100, …, 1000 ms の 11 種類，またボ
タン押し指示の beep 音を基準として −100, 0, 100 ms の 3 種類を合わせた
14 種類から一様分布に従って発生する．

これを各条件 10 回の計 140 試行行わせ，1 試行ごとに「ターゲットを自
分で動かした感じがするか否か」を YES/NO で回答させる．その結果が図
4.7 である．横軸が与えた時間バイアス，つまりボタン押し後の画面応答遅
れを表し，縦軸がそれに対する YES 回答の回数を表している．

数理モデルと図 4.7 の対応関係を述べる．前節において，予測分布の尤度
を運動主体感とみなすことがコンパレータモデルの自然な拡張であることを
説明した．被験者が尤度に比例して YES/NO を回答していると仮定すると，

4.5 実験による検証　125

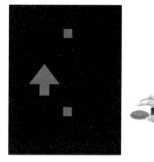

図 4.6　ボタンを押すと四角のオブジェクトが上方にジャンプする

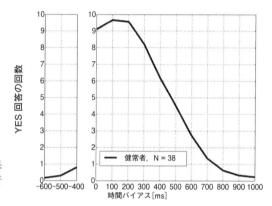

図 4.7　Keio method の結果（1 人当たり 140 試行分，健常者 38 名）

図 4.7 の曲線は予測分布（尤度）をヒストグラムによって可視化したものといえる．本節では，被験者がベイズ推定・最尤推定のどちらを行っているか明らかにすることを目的とし，運動主体感の学習による変化を分析する．図 4.7 は全 140 試行を同時にヒストグラムとしてプロットしたものであり，140 試行の間にヒストグラムがどのように時間変化してきたかは図 4.7 からは読み取れない．そこで，次のような分析方法を採用した．

1 人の被験者から得られるデータは表 4.1 のようなものである．

分析では 1 試行〜$D$ 試行，2 試行〜$D+1$ 試行…のように，$D$ 試行を 1 つの窓とし，回答の時間変化を見る．本分析では $D=45$ 試行とし，各窓を図 4.8 のように正規分布でフィッティングする．窓 $D$ が小さいと NO の数が多くなりフィッティングできなくなる場合がある．$D=45$ はこの点を考慮して，なるべく小さい値として設定した．図中破線はフィッティングした曲線であ

表 4.1 Keio method の実験データ

|  | 1 試行目 | 2 試行目 | ... | 140 試行目 |
|---|---|---|---|---|
| 遅延時間 | 400 [ms] | 100 [ms] | ... | 1000 [ms] |
| SoA 回答 | YES | NO | ... | NO |

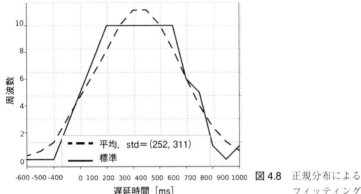

図 4.8 正規分布によるフィッティング

る．この操作により被験者の様子は，平均と標準偏差の 2 つの数値の時系列で表現される．

全被験者 38 名について上述の正規分布によるフィッティングを行う．この結果を 2 次元平面に表したのが図 4.9 である．図は実験開始から 45 試行目までのデータから求めた結果を示している．直線は線形回帰を行った結果である．

図 4.9 は横軸が平均値，縦軸が標準偏差を表している．窓 45 試行としているため，このような図が 95 試行分得られる．

この散布図を基にした分析結果をいくつか述べる．

まず本章で提案した統計モデルの妥当性を確かめる．統計モデルでは，被験者は標準偏差を学習せず，平均値のみ学習するモデルとなっていた．散布図を基に，各被験者の標準偏差が実験前後で変化したかを調べた．対応のあるノンパラメトリック検定であるウィルコクソン符号順位検定（Wilcoxon Signed-Rank Test）により，実験開始時の窓と終了時の窓で被験者全体の標準偏差に有意差があるか検定した．この結果，$D=45$ では有意差がなく，標準偏差は変化しないという結論を得た．念のため $D=45 \sim 75$ の全範囲で同

4.5 実験による検証　127

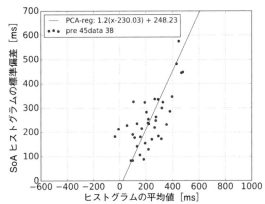

図 4.9　正規分布フィッティングの平均値（横軸）と標準偏差（縦軸）：38名分

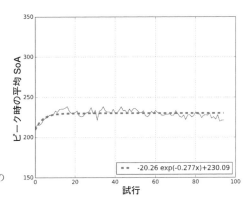

図 4.10　回帰直線の平均値の時間変化

じ検定を行い，同じ結果を得ている．

次に被験者の学習の有無を確かめる．説明のため，図 4.9 の回帰直線を $y = a(x - x_0) + b$ としよう．図 4.10 に，集団全体の平均値 $x_0$ がどのように変化したかを示す．図から，最初の約 30 試行で各被験者が予測モデルの学習を進め，概ね学習完了していることが推察される．

最後に，学習がベイズ推定であったか最尤推定であったかを確かめる．すでに述べたように，これは標準偏差が大きい被験者ほど収束が速いか否かを確かめればよい．扱いやすい判断基準としては，回帰直線の傾き $a$ が正であるか負であるか，である．これを確認した結果，95 試行すべてにおいて $a > 0$ であることが確かめられた．

128 第4章 身体意識の数理モデル

以上のことから，標準偏差が大きい被験者ほど学習が速いということがわかった．これは最尤推定では説明のできないことであり，ベイズ推定であれば説明できる事実である．このことから，被験者は最尤推定とベイズ推定であればベイズ推定を行っていることが支持された．

### 4.5.2 ラバーハンド錯覚における身体保持感変容の定量化

脳卒中によって身体に麻痺が生じると，随意運動が難しくなることに加えて，体性感覚の感度も低下し，それに伴って身体が自分のものであるという意識，すなわち身体保持感が低下する．近年，身体保持感の変容を定量化する取り組みとして，ラバーハンド錯覚を用いたさまざまな心理物理学的研究が試みられている（Tsakiris and Haggard, 2005; Shimada *et al.*, 2009）．ラバーハンド錯覚は，眼前に置かれたゴム製の手の模型と衝立で視覚的に遮蔽された実際の手が絵筆などで同期するように刺激されると，ゴム製の手がまるで自身の手であるかのように感じられる身体錯覚である（Botvinick and Cohen, 1998）．視覚刺激と触覚刺激が非同期に提示されることで発生しにくくなることから，複数の感覚情報が統合されることによって生じるボトムアップな脳情報処理過程であるといえる．また，ラバーハンドの形態や位置・姿勢が，実際の手とは似つかないものになるほど発生しにくくなるため，事前知識によるトップダウンな脳情報処理過程も同時に関与していると考えられる．

ラバーハンド錯覚は主観的な体験であるため，定量的に評価することが難しい．質問紙を用いた評価法が一般的であるが，より客観的な指標として，錯覚前後の示指の位置覚の変化量を計測する固有感覚ドリフト（proprioceptive drift）や，発汗に伴う皮膚電気伝導性の変化（skin conductance response: SCR）が用いられている．Botvinick らの先駆的な報告（Botvinick and Cohen, 1998）以降，固有感覚ドリフトの大きさは，身体保持感の主観評価と相関すると考えられてきたが，近年では，主観評価と固有感覚ドリフトは独立であるという説が有力である．たとえば Rohde らは，ラバーハンド錯覚実験において，評価介入を高頻度（10秒ごと）に行ったところ，非同期条件において，質問紙による主観評価値は低いままでも固有感覚ドリフトが生じたことから，主観評価と固有感覚ドリフトは異なる脳内情報処理機

構の働きを反映するとしている（Rohde *et al.*, 2011）.

他にも興味深い現象として，Moseley らは，ラバーハンド錯覚が生じている最中に，衝立に隠した実際の手の温度が低下することを報告している（Moseley *et al.*, 2008）. これを受けて，Kammers らは，温度制御が可能なペルチェ素子を用いて手の温度を下げたうえでラバーハンド錯覚実験を行うことで，その因果性を検証している（Kammers *et al.*, 2011）. その結果，手を冷却することが通常よりも錯覚の効果を高める（すなわち身体保持感を高める）こと，逆に温めることで錯覚が弱められることなどを報告している.

ラバーハンド錯覚により，短期的とはいえ手先の位置覚に変容が生じるが，そもそもヒトは，体性感覚のみに基づいてどれくらい正確に自身の手先位置を推定することができるだろうか？　閉眼したうえで，右手の示指を左手の母指まで繰り返し正確にリーチングさせる動作をしてみれば，数回に1回は到達に失敗することから，ヒトの体性感覚は思ったほど正確ではないことがわかるだろう. これは，ヒトの脳内には，身体各部の位置・姿勢を表象する脳内身体表現（体性感覚地図）が存在し，それは確率変数として表現するのが適当である，ということを示唆している. 最近の研究によれば，麻痺肢は健常肢と比べて，ラバーハンド錯覚前後の固有感覚ドリフトが大きくなることが報告されている（Burin *et al.*, 2015）. また，脳卒中後の片麻痺患者は，ラバーハンド錯覚後の質問紙による回答において，健常者と比べて身体保持感，運動主体感が高まる傾向にあることも報告されている（Llorens *et al.*, 2017）. これらのことから推察されることは，ヒトの脳内身体表現は日々の随意的な感覚運動経験によって更新・維持されており（ファストダイナミクス），かつこの脳内身体表現の特性（確率変数の分布形状）自身がみずからの変容過程（スローダイナミクス）に影響を及ぼしているのではないか，ということである. これに対し我々は，ラバーハンド錯覚前後の固有感覚ドリフトの大きさが，手の位置覚分布の標準偏差に依存するという仮説を立て次のような心理物理実験を行っている.

実験は20代の男女8名（うち女性5名）の協力を得て行われた. 被験者は全員が右利きであり，事前に実施したエジンバラ利き手テスト（Oldfield, 1971）のスコアは96.1±5.0（平均±標準偏差）であった. また，全員が神経学的所見に異常を認めない健常者であった. 実験は4日間に亘って行われ，

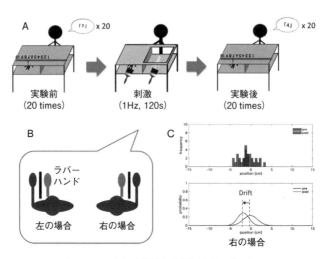

**図 4.11** 手先位置覚分布評価実験の概要
A：実験手順の模式図．B：実手と衝立およびラバーハンドの位置関係．
C：介入前後の手先位置覚分布と固有感覚ドリフト．

各日ともに，左右の手それぞれについて，(1) 手先位置覚分布の事前テスト (pre test)，(2) ラバーハンド錯覚介入実験（2 分間），(3) 錯覚に関する主観調査，(4) 手先位置覚分布の事後テスト (post test) を順に実施した．被験者の半数は右手（すなわち利き手）から，残り半数は左手から実験を開始することでカウンターバランスを取った．

まず手先位置覚分布の評価実験の方法について述べる．図 4.11A に示すように，被験者は実験者に指定された側の手を実験机の下段に置いて視覚的に遮蔽したうえで，机上に置かれた長定規の目盛りで示指があると思う位置を目視により 1 cm 単位で回答するように指示された．一度回答するたびに被験者の眼前に衝立を置き，あらかじめ乱数で決定しておいたバイアス量だけ定規を水平移動させることで，被験者の回答が記憶に基づいて行われることのないように配慮した．また被験者には実験中に頭部を動かさないように注意した．この操作を 20 回繰り返して得た計測値から試行ごとに加えたバイアス量を減算したうえで平均，標準偏差を求め，手先位置覚分布を得た（図 4.11C 参照）．なお予備実験の結果から，この手順により求めた手先位置覚分布は正規分布になることを確認している．

**表 4.2** ラバーハンド錯覚介入後の質問項目

| |
|---|
| Q1：まるでラバーハンドの位置からブラシが触れられているように感じた |
| Q2：触れられている感覚はラバーハンドに触れているブラシから生じているもののようであった |
| Q3：ラバーハンドを自分の手のように感じた |
| Q4：ラバーハンドが自分の手に近づいたり，遠のいたりしているように見えた |
| Q5：触れられている感覚は自分の手とラバーハンドの間から来ているようだった |
| Q6：自分の手が徐々にゴム製になっていくように感じた |

次にラバーハンド錯覚介入実験の方法について述べる．図 4.11B に示すように，遮蔽した側の手と同じ形状のラバーハンドを，実際の手から被験者の正中側 20 cm の同じ高さの位置に設置した．実験者は実験机の反対側に座り，被験者の手とラバーハンドが同時に同じ箇所を刺激されるように注意しながら，絵筆を用いて 1 Hz の頻度で 2 分間続けて刺激提示した．先行研究より，視覚と触覚が同期して刺激提示されることでラバーハンド錯覚が強く誘発されることが知られている．

最後に主観報告の調査方法について述べる．ラバーハンド錯覚介入の直後に，実際に錯覚が生じているかどうかを確認するため，表 4.2 に示す 6 つの質問項目について，7 段階のリッカート尺度（−3：まったく感じなかった，−2：感じなかった，−1：あまり感じなかった，0：どちらともいえない，1：やや感じた，2：感じた，3：非常に感じた）で回答を求めた．ここで Q1〜3 は錯覚を体験したかどうかを判断するための質問項目であり，Q4〜6 は回答の正当性を検証するための質問項目である．本来は質問紙を用いて行われるものであるが，事後テストを行う前に被験者が身体を動かすことを避けるため，実験者がこれらの質問項目を読み上げ，被験者には口頭で回答してもらった．

以降に実験結果とその分析について述べる．まず主観評価の結果から，利き手／非利き手によらずラバーハンド錯覚介入によりラバーハンドに対して身体保持感を感じていたことが確認された．次に，手先位置覚分布の計測結果について分析する．本実験には，実験日（1〜4 日目），使用手（左／右），実験フェーズ（pre/post tests）の 3 つの要因が影響する可能性が考えられる．そこで，推定された手先位置覚分布の平均値と標準偏差のそれぞれについて，3 要因の分散分析（実験日，使用手，実験フェーズについて，4×2×2 の被験者内計画による分析）を行った．

132　第4章　身体意識の数理モデル

　まず手先位置覚分布の平均値に関して分散分析を行った結果，いずれの要因間にも交互作用は認められなかった．そこで各要因の主効果を評価したところ，実験日による学習効果は見られず（$F(3,105)=1.763$, $p=0.1589$），利き手と非利き手の間にも違いは認められなかった（$F(1,105)=1.263$, $p=0.2637$）．一方，ラバーハンド錯覚介入前後の手先位置覚には明確な差が認められた（$F(1,105)=14.099$, $p<0.001$）．以上の結果は，ラバーハンド錯覚介入によって，左右いずれの手でも，手先位置の脳内身体表現が短期変容した（すなわち固有感覚ドリフトが生じた）こと，そしてその効果は翌日には保持されずリセットされたことを意味している．ラバーハンド錯覚の効果が翌日にアフターエフェクトを及ぼさないことは，Honma らの報告（Honma *et al.*, 2014）とも一致している．

　手先位置覚分布の標準偏差についても同様に分散分析を行った結果，いずれの要因間にも交互作用は認められなかった．そこで各要因の主効果を評価したところ，実験日による学習効果は見られず（$F(3,105)=1.232$, $p=0.3019$），利き手と非利き手の間にも違いは認められなかった（$F(3,105)=0.275$, $p=0.6013$）．また，ラバーハンド錯覚介入前後における手先位置覚分布の標準偏差には有意傾向を示す減少が認められた（$F(3,105)=3.386$, $p=0.0686$）．この結果から，手先位置覚分布の標準偏差パラメータは，ラバーハンド錯覚介入による短期変容に伴って減少する（すなわち分布が細くなる）可能性が示唆された．

　最後に，ラバーハンド錯覚前後の固有感覚ドリフトの大きさは手先位置覚分布の幅に依存するのではないか，という本実験の仮説について検証するため，ラバーハンド錯覚介入前の手先位置覚分布の標準偏差の大きさと固有感覚ドリフトの相関関係について調査する．先にも述べたように，本実験では実験日数による訓練効果や利き手による影響は認められなかったことから，これらを区別せず，すなわち被験者数（8名）×実験日数（4日間）×使用手（左・右）の計64点を散布図にしたものを図 4.12 に示す．同図に示すように，ラバーハンド錯覚介入前の手先位置覚分布の標準偏差と固有感覚ドリフトの大きさには，有意な中程度の相関が認められた（相関係数 $r=0.47325$, $p<0.01$）．このことから，手先位置覚の脳内身体表現が不明確であるとき，その変容は大きくなることが実験的に示された．この結果は，脳内身体表現

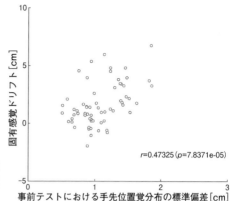

図 4.12 事前テストにおける手先位置覚分布の標準偏差と固有感覚ドリフトの相関関係

の変容がベイズ則に従うことを示唆している．

### 4.5.3 没入型 VR を用いた幻肢痛介入における身体保持感の定量化

事故や病気などにより四肢を切断した患者の多くは，その後も不定期に存在しない腕や脚に痛みを感じる病態（幻肢痛）に悩まされる．幻肢痛への治療介入としては，鏡に映した健側の動作を患側の運動とみなし，両側で運動しているように錯覚させる鏡療法（mirror therapy）が効果的であるとされている（Ramachandran and Rogers-Ramachandran, 1996）．しかしながら，鏡療法で症状が緩和されるのは患者全体の 60% 程度という報告もある（Weeks et al., 2010）．その原因としては，健側の体性感覚と鏡像の視覚情報の統合では運動主体感が感じられない可能性や，幻肢の長さ・形状が必ずしも健側と同一ではないこと（テレスコーピング現象）などが考えられる（Foell et al., 2014）．また近年では，VR を鏡療法に適用した研究（virtual mirror therapy）も盛んに取り組まれている（Trojan et al., 2014; Ortiz-Catalan et al., 2016）．

これに対し我々は，上肢の切断端にウェアラブル生体筋電位・慣性センサ（Myo arm-band, Thalmic Labs inc.）を装着し，推定された前腕の 3 次元姿勢・ロール回転角に基づいて，没入型 VR 内の仮想肢を自在に操作できる幻肢痛介入システムを開発している（図 4.13）．また同システムでは，手指動作を反映する前腕の筋電信号も計測しており，筋発揮状態に基づき仮想手の

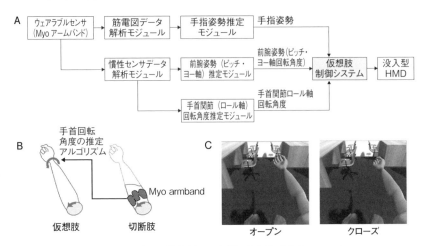

**図 4.13** 開発した没入型 VR を用いた幻肢痛介入システム
A：没入型 VR を用いた幻肢痛介入のための仮想肢制御システム．B：ウェアラブルセンサによる仮想肢の回内・回外制御．C：筋電図データ解析による手指姿勢推定と仮想手の開閉制御．

開閉動作を実現できる（図 4.13C）．

開発した幻肢痛介入システムの有効性を調査するため，NPO 法人 Mission Arm Japan の協力の下，上肢切断者数名に適用して使用感をインタビューした．その結果，「随意筋活動により仮想手を操作できることで運動主体感が得られる」，「回内・回外動作を再現できるため高い身体保持感が得られる」，「仮想肢に対する身体保持感は前腕の姿勢によって変化する」，「仮想肢が特定の姿勢になると幻肢痛が誘発／抑制されるように感じる」などの内観報告を得た．これらの報告の中で，特に前腕が特定の姿勢になると VR 内の仮想肢に対する身体保持感が増強／減弱されるという回答に着目し，同システムを用いて次のような実験を行った．

実験では，図 4.14 上部に示す 3 つの異なる前腕姿勢（Posture1（肘関節角度 180 度），Posture2（同 135 度），Posture3（同 90 度））において，開発した幻肢痛介入システムを使用する際，提示する仮想肢の肘関節角度に最大で ±10 度の摂動を加えて表示した場合の仮想肢に対する身体保持感の変化について調査した．体性感覚と視覚フィードバックがずれるにつれて，身体保持感は急速に低下することが予想されるが，もし肘関節の姿勢によって，

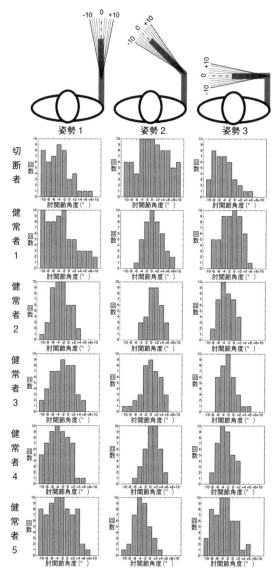

図 4.14 VR 仮想肢による身体保持感定量化実験の結果

視覚的な摂動に対する身体保持感の変容パターンが異なるならば，身体保持感がより高く頑健に感じられる姿勢で仮想肢を操作する訓練を行うことで効率的な幻肢痛介入を行うことができるようになると期待される．

　実験開始にあたり，まず被験者の患側肢（すなわち右腕）を Posture1 の姿勢に合わせたうえで HMD を装着させる．VR 空間上に Posture1 と同一姿勢の仮想肢を表示し，被験者には仮想肢と自身の腕がぴったり一致するように姿勢を調整させる．準備が整ったら，一旦 VR 空間を暗転させる．実験者のキー操作により，基準の前腕姿勢に対して最大で ±10 度ずれた仮想肢が提示される．被験者には，提示された仮想肢が自分の腕として感じられるか否か（身体保持感の有無）を Yes/No の二択で強制選択することにより回答してもらう．これを 1 試行とする．回答記録後は画面を暗転させ，実験者の操作により次の試行が開始される．各 Posture ごとに，−10 度から +10 度までを 2 度刻みで離散化した 11 通りの前腕姿勢について，仮想肢がそれぞれ延べ 10 回ずつランダムな順に提示されるようにプログラムを作成し，計 110 回試行する．これを 1 セッションとして，さらに Posture2,Posture3 についても同様に実験を行う．なお，仮想肢に対する運動主体感を得るため，実験中，被験者は自由に把持動作を行うことが許された．

　本実験は右上肢前腕部切断者 1 名（48 歳，男性）と，23 〜 24 歳の健常者 5 名（うち女性 1 名）の協力の下に行われた．被験者は全員が右利きであった．

　図 4.14 下部に実験結果を示す．同図中の度数分布は，各肘関節姿勢（Posutre1 〜 Posture3）において，−10 度から +10 度まで 2 度刻みで離散化した 11 パターンの仮想肢をランダムな順に表示した際，仮想肢について身体保持感を感じる（"Yes"）と答えた頻度（各パターンは延べ 10 回提示された）を示す．この結果から，Posutre2 において，切断者と健常者の結果に大きな違いが窺える．切断者は，Posture2 において "Yes" と回答した範囲が広く，すなわち仮想肢が視覚的にずれたことに気付かず身体保持感が高いままとなる傾向があるのに対し，健常者はその分布が狭く，この姿勢では特に視覚と体性感覚のズレに対して敏感であったことが示唆される．切断者は，日常生活環境下で固有感覚と視覚情報を対応付ける機会に乏しいため，固有感覚に基づく脳内身体表現が不明確になっていた可能性が考えられる．

一方，Posture1 と Posture3 で切断者と健常者の間に特徴的な違いは見られなかったのは，これらの姿勢では肘関節は完全に伸展・屈曲しており固有感覚による位置推定が比較的自明であったことによると考えられる．

本研究では，切断者の身体保持感を定量化することを試みたが，身体意識と幻肢痛の関係までは迫ることができていない．幻肢の動作を想像した際の脳活動データから識別器を作成し，それに基づいて能動義手を操作させた先行研究（Yanagisawa *et al.*, 2016）によれば，かえって疼痛が増したとの報告もある．今後は，上肢姿勢と身体意識，痛みの関係を定量化することを試みるとともに，テレスコーピングに対応するため，仮想肢の長さを患者が自己調節できるシステムの開発を進める予定である．

## 4.6　モデルベーストリハビリテーションへの展開

最後に，以上で述べた身体意識の数理モデルと心理物理実験の結果に基づき，モデルベーストリハビリテーションへの展開について述べる．

本章では，被験者がベイズ推定によって内部モデルを更新しているのか，他の推定アルゴリズムで更新しているのか明らかにすることを主眼において解説してきた．更新アルゴリズムを理解することは，内部モデルがなかなか更新されないとき，どのように介入すればよいか考える指針となる．たとえば身体イメージ更新の速さなどは重要な介入課題であろう．

4.2.2 項では学習が進まない 2 つの条件を述べた．1 つは事前分布がデルタ関数のように非常に細い場合である．これは本人が最適化しなければならないパラメータについて確固たる信念をもっている場合に相当する．このような確信めいた事前分布を有している状況をどのように，さまざまな可能性を感じさせるようにするかがモデルベーストリハビリテーションの実現に向けた課題となるだろう．たとえば，没入型 VR 技術や電気刺激／温冷感刺激などを用いて多種感覚統合過程を操作し，脳内身体表現の事前分布を広げたうえでリハビリテーション介入（運動学習）を行うことで，脳内身体表現の変容を促進できる可能性があると考えられる．またもう 1 つの条件は，目的関数が定数の場合である．これは本人が，何事にも報酬を感じない，感動しない状況といえる．主観的な話になるが，リハビリテーションにおいては，本

人が適切に嬉しさなどを感じるよう支援することが重要となろう．そのためには，ゲーミフィケーションのような楽しさを設計する技法や，カウンセリング的な技法が有効になるのではと考えられる．

　運動主体感や身体保持感については，本人が現在どのような予測分布を有しているかを調べるマーカーとして機能する．また本人の学習が進行していることを把握するためのマーカーにもなる．リハビリテーションにおいては，まず本人にとって高い尤度となるような情報提示の範囲を調べることが重要だろう．先ほど2つの条件として述べたように，本人が評価値をつけられるような（嬉しさを感じるような）情報提示の範囲を調べることが，学習を進めるために必須だからである．運動主体感や身体保持感を参考にすることでその範囲を絞り込むことができる．その次に，その許容できる情報提示の範囲で，事前分布を変容させることに取り組む．この際にも運動主体感や身体保持感が脳内身体表現変容のマーカーとなるだろう．最後に，さまざまな実践的リハビリテーション課題に取り組ませることが重要である．このように，運動主体感や身体保持感はリハビリテーションの各段階で有用なマーカーとなると考えられる．

## 参考文献

Bishop, C. M.: *Pattern Recognition and Machine Learning.* Springer, Berlin, Heidelberg 2006.

Blanke, Olaf, Mel S. and Andrea S.: Behavioral, neural, and computational principles of bodily self-consciousness. *Neuron*, **88**(1), 145-166, 2015.

Bottou, Léon: Stochastic gradient descent tricks. *Neural networks: Tricks of the trade*, 421-436. Springer, Berlin, Heidelberg, 2012.

Botvinick, M. and Cohen, J.: Rubber hands 'feel' touch that eyes see, *Nature*, **391**, 756, 1998.

Bubeck, S. Convex optimization: Algorithms and complexity. *Foundations and Trends*® *in Machine Learning*, 8(3-4), 231-357, 2015.

Burin, D., Livelli, A., Garbarini, F., Fossataro, C., Folegatti, A., Gindri, P. and Pia, L.: Are movements necessary for the sense of body ownership? Evidence from the rubber hand illusion in pure hemiplegic patients, *PLoS ONE*, **10**, e0117155 2015.

Dai, B., He, N. Dai, H. and Song, L.: Provable Bayesian inference via particle mirror descent. *Artificial Intelligence and Statistics*, 985-994. 2016.

Deisenroth, M. P., Neumann, G. and Peters, J. A survey on policy search for robotics.

*Foundations and Trends® in Robotics*, **2**, (1-2), 1-142, 2013.

Ehrsson, H. H.: The experimental induction of out-of-body experiences. *Science*, **317** (5841), 1048-1048, 2007.

Foell, J., Bekrater-Bodmann, R., Diers, M. and Flor, H.: Mirror therapy for phantom limb pain: brain changes and the role of body representation, *Eur J Pain*, **18**, 729-739, 2014.

Gallagher, S.: Philosophical conceptions of the self: implications for cognitive science. *Trends in cognitive sciences*, **4**(1), 14-21, 2000.

Ghahramani, Z.: A history of Bayesian neural networks, *NIPS 2016 Bayesian Deep Learning*, 2016.

Honma, M., Yoshiike, T., Ikeda, H., Kim, Y. and Kuriyama, K.: Sleep dissolves illusion: sleep withstands learning of visuo-tactile-proprioceptive integration induced by repeated days of rubber hand illusion training, *PLoS ONE*, **9**, e85734 2014.

Jazayeri, M. and Shadlen M. N.: Temporal context calibrates interval timing. *Nature neuroscience*, **13**(8), 1020-1026, 2010.

Jordan, R., Kinderlehrer, D. and Otto F.: The variational formulation of the Fokker--Planck equation. *SIAM journal on mathematical analysis*, **29**(1), 1-17, 1998.

Kammers, M. P. M., Rose, K. and Haggard, P.: Feeling numb: temperature, but not thermal pain, modulates feeling of body ownership, *Neuropsychologia*, **49**, 1316-1321, 2011.

Kammers, M. P., M, Longo, M. R., Tsakiris, M. Dijkerman, H. C and Haggard, P.: Specificity and coherence of body representations. *Perception*, **38**(12), 1804-1820, 2009.

Kilteni, K., Maselli, A., Kording, K. P. and Slater, M.: Over my fake body: body ownership illusions for studying the multisensory basis of own-body perception. *Frontiers in human neuroscience*, **9**, 141, 2015.

Knill, D. C. and Pouget. A.: The Bayesian brain: the role of uncertainty in neural coding and computation. *Trends in neurosciences*, **27**(12), 712-719, 2004.

Kording, K. P. Bayesian statistics: relevant for the brain?, *Current opinion in neurobiology*, **25**, 130-133, 2014.

Krichene, W., Bayen, A, and Bartlett, P. L.: Accelerated mirror descent in continuous and discrete time. *Advances in neural information processing systems*, 2845-2853. 2015.

Körding, Konrad P., Ulrik Beierholm, Wei Ji Ma, Steven Quartz, Joshua B. Tenenbaum, and Ladan Shams.: Causal inference in multisensory perception. *PLoS ONE*, **2**(9), e943, 2007.

Llorens, R., Borrego, A., Palomo, P., Cebolla, A., Noe, E., I Badia, S. B. and Banos, R.: Body schema plasticity after stroke: Subjective and neurophysiological correlates of the rubber hand illusion, *Neuropsychologia*, **96**, 61-69, 2017.

Maeda, T., Takahata, K., Muramatsu, T., Okimura, T. Koreki, A. Iwashita, S. Mimura, M. and Kato, M.: Reduced sense of agency in chronic schizophrenia with predominant negative symptoms. *Psychiatry research*, **209**(3), 386-392, 2013.

Maeda, T. Kato, M. Muramatsu, T. Iwashita S. Mimura, M. and Kashima, H.: Aberrant sense of agency in patients with schizophrenia: forward and backward over-attribution of temporal causality during intentional action. *Psychiatry research*, **198**(1), 1-6, 2012.

Okada, M., Taniguchi, T.: Acceleration of Gradient-based Path Integral Method for Efficient Optimal and Inverse Optimal Control, *International Conference on Robotics and Automation* (*ICRA*), 2018.

Maselli, A. and Slater, Mel.: The building blocks of the full body ownership illusion. *Frontiers in human neuroscience*, **7**, 83, 2013.

McMahan, H. B.: A survey of algorithms and analysis for adaptive online learning. *The Journal of Machine Learning Research*, **18**(1), 3117-3166, 2017.

Miyashita, M., Yano, S. and Kondo T.: Mirror descent search and its acceleration. *Robotics and Autonomous Systems*, **106**, 107-116, 2018.

Moore, J. W., Wegner, D. M., and Haggard, P.: Modulating the sense of agency with external cues. *Consciousness and cognition*, **18**(4), 1056-1064, 2009.

Moore, J. W. and Fletcher, P. C.: Sense of agency in health and disease: a review of cue integration approaches. *Consciousness and cognition*, **21**(1), 59-68, 2012.

森岡周・松尾篤（編）：イメージの科学——リハビリテーションへの応用に向けて，三輪書店，2012.

Moseley, G. L., Olthof, N., Venema, A., Don, S., Wijers, M., Gallace, A. and Spence, C.: Psychologically induced cooling of a specific body part caused by the illusory ownership of an artificial counterpart, *Proc. Natl. Acad. Sci. U. S. A.*, **105**, 13169-13173, 2008.

Oldfield, R. C.: The assessment and analysis of handedness: the Edinburgh inventory, *Neuropsychologia*, **9**, 97-113, 1971.

Ortiz-Catalan, M., Gumundsdottir, R. A., Kristoffersen, M. B., Zepeda-Echavarria, A., Caine-Winterberger, K., Kulbacka-Ortiz, K., Widehammar, C., Eriksson, K., Stockselius, A., Ragno, C., Pihlar, Z., Burger, H. and Hermans-son, L.: Phantom motor execution facilitated by machine learning and augmented reality as treatment for phantom limb pain: a single group, clinical trial in patients with chronic intractable phantom limb pain, *Lancet*, **388**, 2885-2894, 2016.

Paraschos, A., Daniel, C., Peters, J. R., and Neumann, G.: Probabilistic movement primitives. *Advances in neural information processing systems*, 2616-2624, 2013.

Pavliotis, G. A.: *Stochastic processes and applications: Diffusion processes, the Fokker-Planck and Langevin equations*. **60**, Springer, 2014.

Pouget, A. *et al.*: Probabilistic brains: knowns and unknowns. *Nature neuroscience*, **16**(9), 1170-1178, 2013.

Ramachandran, V. S. and Rogers-Ramachandran, D.: Synaesthesia in phantom limbs induced with mirrors, *Proc. Biol. Sci.*, **263**, 377-386, 1996.

Ramachandran, V. S., Rogers-Ramachandran, D., and Cobb, S.: Touching the phantom limb. *Nature*, **377**, 489, 1995.

Riley, M. A., and Holden, J. G. Dynamics of cognition. *Wiley Interdisciplinary Reviews: Cognitive Science*, **3**(6), 593-606, 2012.

Rohde, M., Di Luca, M. and Ernst, M. O.: The Rubber Hand Illusion: feeling of ownership and proprioceptive drift do not go hand in hand, *PLoS ONE*, **6**, e21659, 2011.

Samad, M., Chung, A. J. and Shams, L.: Perception of body ownership is driven by

Bayesian sensory inference. *PloS ONE*, **10**(2), e0117178, 2015.

Shi, Z., Church, R. M. and Meck, W. H.: Bayesian optimization of time perception. *Trends in Cognitive Sciences*, **17**(11), 556-564, 2013.

Shimada, S., Fukuda, K. and Hiraki, K.: Rubber hand illusion under delayed visual feedback, *PLoS ONE*, **4**, e6185, 2009.

住谷昌彦・宮内哲・前田倫・四津有人・大竹祐子・山田芳嗣：幻肢痛の脳内メカニズム，日本ペインクリニック学会誌，**17**(1), 1-10, 2010.

須山敦志・杉山将：ベイズ推論による機械学習入門（機械学習スタートアップシリーズ），講談社，2017.

鈴木大慈：確率的最適化（機械学習プロフェッショナルシリーズ），講談社，2015.

Trojan, J., Diers, M., Fuchs, X., Bach, F., Bekrater-Bodmann, R., Foell, J., Kamping, S., Rance, M., Maass, H. and Flor, H.: An augmented reality home-training system based on the mirror training and imagery approach, *Behav Res Methods*, **46**, 634-640, 2014.

Tsakiris, M. and Haggard, P.: The rubber hand illusion revisited: visuotactile integration and self-attribution. *Journal of Experimental Psychology: Human Perception and Performance*, **31**(1), 80, 2005.

Tsakiris, M.: My body in the brain: a neurocognitive model of body-ownership. *Neuropsychologia*, **48**(3), 703-712, 2010.

Valton, V, Romaniuk, J. L., Steele, D., Lawrie, S. and Seriès P.: Comprehensive review: Computational modelling of schizophrenia. *Neuroscience & Biobehavioral Reviews*, 2017.

Weeks, S. R., Anderson-Barnes, V. C. and Tsao, J. W.: Phantom limb pain: theories and therapies, *Neurologist*, **16**, 277-286, 2010.

Wegner, D. M., Wheatley, T.: Apparent mental causation: sources of the experience of will, *Am. Psychol.*, **54**, 480-492, 1999.

Yanagisawa, T., Fukuma, R., Seymour, B., Hosomi, K., Kishima, H., Shimizu, T., Yokoi, H., Hirata, M., Yoshimine, T., Kamitani, Y. and Saitoh, Y.: Induced sensorimotor brain plasticity controls pain in phantom limb patients, *Nat Commun*, **7**, 13209, 2016.

矢野史朗・近藤敏之・前田貴記：運動主体感に着目したリハビリへのモデルベースドアプローチ，日本ロボット学会誌，**35**(7), 512-517, 2017.

van Gelder T. and Port, R.: It's about time: An overview of the dynamical approach to cognition. *Mind as Motion: Explorations in the Dynamics of Cognition*. Cambridge MA: MIT Press, 1-43, 1995.

# 第II部
## 応用事例

# 第5章 VR・クラウドリハビリシステム ──身体意識への介入

## 5.1 ニューロリハビリテーションの現状と課題

脳卒中などで神経系が損傷された際に生じる運動機能障害に対して，古典的なリハビリテーションは，残された運動機能を用いて自律した日常生活を営むための動作・作業訓練を中心としたアプローチを取っていた．それに対して，ニューロリハビリテーションは神経系の可塑性に着目し，運動機能と脳の神経活動の双方を考慮した機能回復を目指すアプローチを取る．これにより，従来までは対象としていなかった麻痺による運動機能の回復などの可能性が生まれてきた．

ニューロリハビリテーションの具体例として有名なものは，幻肢痛における鏡療法（Ramachandran *et al.*, 2002; Ramachandran and Rogers-Ramachanrdan, 1996）や片麻痺における模倣療法（Pomeroy, 2005）である．障害が残っている四肢を動かそうとすると，自分の意図する運動とは異なる結果となる．幻肢痛の場合には，そもそも四肢が欠損しているので，結果を視覚的に確認することすらできない．そこで，意図した運動と同じ動きをする四肢の映像を鏡や仮想現実（Virtual Reality: VR）映像として患者に呈示するのが基本的な考え方である．運動制御の観点だけでなく，視覚を処理する脳の活動に着目したこのようなニューロリハビリテーション手法は効果的な治療に役立っている一方で，運動機能回復と神経系の情報処理の機序が正確には解明できておらず，回復するケースと回復しないケースが混在した状況となっているのが現状の課題点となっている．

その原因として考えられているのは，脳内身体表現の変容である．脳は障害を受けた後は常に可塑性に基づいて現状に適応しようと内部状態が変容し

146    第5章　VR・クラウドリハビリシステム

ていく．自身の身体・感覚運動系はどのような状態にあるのか，運動制御の
ためにはどのような制御パラメータが適切なのか，などの表現が障害を受け
た後に刻一刻と変容していくものの，その状態を正確に把握することはきわ
めて困難である．脳内身体表現が身体の現状とかけ離れた状態になると，自
身の身体の存在を無視したり，健常な運動機能が失われてしまうことにもつ
ながる（Oouchida et al., 2016）．また，脳内身体表現が正しい状態にないと，
身体が自身のものではないと認識してしまうような身体保持感の欠如，また，
自身の運動が自らの意思と関係ないものであると感じてしまうような運動主
体感の欠如にもつながり，運動機能の側面だけでなく，認知機能的な側面の
問題も生じてしまう．身体保持感や運動主体感（Gallagher, 2000）はリハビ
リテーションを効果的に進めるためには必要不可欠な要素であり，運動機能
の回復だけでなく，身体保持感・運動主体感の問題を回復することもリハビ
リテーションの対象といえる．

　ただし，これらの感覚も主観的なものであり，状態の正確な把握は困難で
ある．

## 5.2　VR を活用したリハビリテーションシステム

　従来の鏡療法のリハビリテーションでは，鏡を身体の前に置き，鏡に映っ
た健常肢が欠損肢に当てはまるように鏡の位置や自身の視点を調節し，訓練
課題を行う必要があった．より適切な視覚刺激を呈示するという観点から実
際の鏡ではなく，VR を活用したリハビリテーションシステムの提案もいく
つかされてきている．それらのシステムを利用している様子を図 5.1 に示す.
（Sveistrup, 2004; Sato et al., 2010; Murray et al., 2010）．

　鏡の代わりに健常肢の状態・動作をグローブ型のデバイスなどで計測し，
その動作に対応した欠損肢の映像を VR 上で再現し，3 次元ヘッドマウント
ディスプレイ（Head Mounted Display: HMD）でその映像を見ることによ
って，鏡に映った映像をリアリティをもって観察することが可能である．

　両脚や両手を切断してしまった場合には，鏡に映す対象となる健常肢が存
在せず，また上記のような VR による動作生成の場合でも，基準となる健常
肢の動作がなければ何も動作を作り出すことはできない．そのようなケース

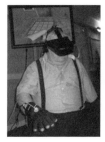 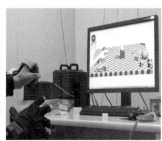

**図 5.1** Murray らのシステム（左），Sato らのシステム（右）

では，模倣療法と呼ばれる手法も採られることがある．模倣療法では自身の動作に連動して VR 映像が表示されるのとは異なり，VR 映像に沿って自身の運動を制御する方向でリハビリテーションを進める．両脚切断患者の場合には，あらかじめ健常者の主観的な視点で足を動かす映像を撮影し，その映像を患者に呈示する．患者には足が存在しないが，幻肢は感じているので，自身の意思で幻肢を映像に合わせて動作させてもらう．その動作は主観的な感覚で行われているため，客観的に動作が連動しているかどうかは確認不可能であるが，この模倣療法によって幻肢痛の鎮痛効果が見られることも報告されている．この療法で呈示する映像は，実際の健常者の身体を用いて撮影することもあれば，リアルな CG/VR を用いることもある．そのため VR を用いたリハビリテーションという観点からは鏡療法とも関係が非常に近い．

従来までの VR を用いたリハビリテーション手法は，実際の身体の状態には依存せず，自由に任意の身体像を呈示することが可能である点から，幅広い応用が実際になされてきている．しかしながら，いずれも脳内身体表現，身体保持感，運動主体感の解明という観点からのシステム設計には至っていないのが現状であった．

## 5.3 脳内身体表現を考慮した VR リハビリテーションプラットフォーム

そこで，我々の研究グループでは，脳内身体表現，身体保持感，運動主体感といった要素を考慮した上で，効果的にニューロリハビリテーションを進めることを可能とする，VR 技術を用いたリハビリテーションプラットフォームの開発を行っている．VR を用いることで実際の身体とは異なる任意の

148　第5章　VR・クラウドリハビリシステム

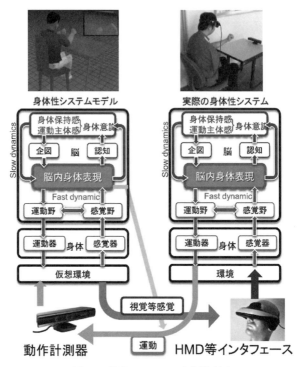

図 5.2　提案システムの全体構成図

身体運動映像を呈示することが可能となる．また呈示する視覚などの刺激と運動出力結果を客観的に記録することは，脳内身体表現の計算モデルを推定するために必要な要素となる．

　次に，脳内身体表現を考慮したニューロリハビリテーションのプラットフォームとして必要となる要素と，それに対応するシステム設計・機能について述べる．提案するシステムの構成を図 5.2 に示す．基本的には患者の動作をモーションキャプチャなどで計測し，それに応じた動作を VR 上のアバターに反映させ，3 次元 HMD などで視覚的に呈示する．患者の症状に応じて，欠損した四肢が表示されたり，なかなか動かせない四肢がスムーズに動いている映像を呈示する．ここまでは従来型の VR リハビリシステムと等価であるが，提案システムでは，患者の脳内身体表現の状態を推定し，それに応じて VR 映像を出力する点が大きく異なる．たとえば脳内身体表現を望ましい

状態に修正するために身体保持感や運動主体感を向上させるような視覚刺激を決定するには，さまざまな視覚刺激決定アルゴリズムを検証し，実際の感覚運動情報に基づく評価を重ねる必要がある．そのような実験の実施やアルゴリズムの修正を効率的に行うために，稲邑らが開発した SIGVerse シミュレータ（Inamura *et al.*, 2010）を用いることとした．

## 5.4 クラウド型 VR リハビリテーションシステム

### 5.4.1 社会的知能発生学シミュレータ SIGVerse

SIGVerse は元々は人間と対話する知能ロボット研究のための VR プラットフォームであり，ユーザが VR 空間にログインすることで仮想ロボットとの対話実験を行うものである（稲邑, 2016）．研究者はロボットの行動のプログラムを記述しシステムに投入することとなる．ニューロリハビリテーションの場合には，リハビリテーションを効率的に進めるための感覚刺激呈示アルゴリズムを研究者が開発し，プラグインとしてシステムに投入することになる．VR 表示系や運動観測系などをゼロから構築する必要がなく，検証したい実験・アルゴリズムに集中した開発ができるのが利点である．

SIGVerse は VR アプリケーションを作成するためのソフトウェア開発環境ともいえるゲームエンジンの Unity をベースに構築されている．Inamura ら（2010）や稲邑（2016）などで使われている SIGVerse は旧バージョンであるため，Unity は用いられていないが 2017 年から Unity を用いたシステムにバージョンアップされた．

### 5.4.2 Unity を用いることによるメリット

Unity（正式名称は Unity3D）はゲームソフトウェアを短期間で開発するために作成されたソフトウェア開発環境であり，かつ，作成したゲームを実行するためのミドルウェアとして機能するゲームエンジンである．Unity を用いてアプリケーションを開発する技術者は数百万人オーダーであり，2018年現在，PC やスマートフォン，ゲーム機などで動作しているゲームの約40% が Unity で開発・実行されている．そのため，ソフトウェアを使うための資料・ドキュメント・チュートリアルが豊富で，一般的な書店でも簡単

に入門書が手に入るほど普及しているシステムである.

　この Unity はゲームや VR アプリケーションを開発するための共通部分となるソフトウェアをモジュール化し,全世界の開発者／ユーザの間で共有する仕組みが発達している.これはアセットと呼ばれ,フリーソフトウェアとして公開している開発者もいれば,有料のサービスとして販売している開発者もいる.有料のサービスの場合には Unity 社が販売をマネージメントしており,スマートフォンのアプリを購入するような感覚で,ソフトウェアモジュールを購入することが可能である.Unity はユーザ数が多いこともあり,数々の VR デバイスを開発するメーカーが,そのデバイスを利用するためのモジュール(アセット)を無償で配布しており,デバイスごとにそのデバイスを利用するソフトウェアを開発する手間がかからないのもメリットである.

　リハビリテーションでは患者の身体運動のみならず,筋電位信号,視線などのさまざまな生体信号を計測する必要があるが,そのような信号計測デバイスは Unity のアセットを標準で配布していることが多く,その点も VR リハビリテーションプラットフォームを開発する上でのメリットとなる.

　3 次元映像を呈示するためのヘッドマウントディスプレイは近年では,単なる映像呈示装置ではなく,頭部や手の運動計測機器としての機能を備えているものが多い.メジャーなデバイスとして知られているのは Oculus Rift,HTC Vive である(図 5.3).

　双方ともに,両手にゲーム用のコントローラを持って使うタイプのシステムで,コントローラの 3 次元位置および姿勢がリアルタイムに計測可能になっている.またコントローラにはボタンやトリガなどが配置されており,VR 上で物体を握ったり,操作したりするために使われる.後述するが,手の運動や大まかに指で握る運動などはこのコントローラによって計測可能である.また,頭部の位置姿勢をトラッキングすることで VR 空間内をあたかも本当に移動しているかのように動き回ることができ,自身の姿勢に合わせた視点での VR 映像を呈示可能である.どちらも Unity のアセットは標準で公開されており,スクリプトと呼ばれるプログラムを作成することで簡単に 3 次元 VR アプリケーションを開発可能である.

　これ以外にも,Kinect や Perception Neuron と呼ばれるデバイスを用いることでより詳細な身体運動を計測可能である.図 5.4 左に示すのは Kinect

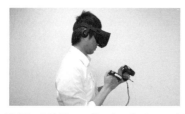
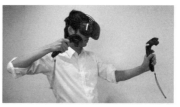

**図 5.3** 3次元ヘッドマウントディスプレイ（左：Oculus Rift，右：HTC Vive）

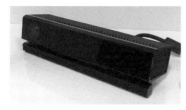
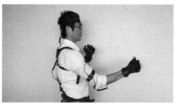

**図 5.4** 全身動作計測装置．Kinect V2（左）と Perception Neuron（右）

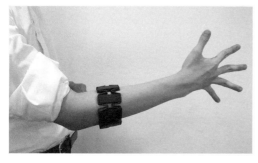

**図 5.5** 筋電位計測デバイス Myo

V2で，3次元画像処理によって身体の構造を解析し関節角度を計測するシステムである．これは下半身を含む全身運動を計測可能である．また図5.4右に示すのは Perception Neuron と呼ばれるデバイスで，IMU センサを全身に18個配置するスーツを身につけることで全身の運動を計測する．またオプションでグローブ型のデバイスを装着することで指関節の運動も計測可能である．これらも Unity のアセットが公開されており，簡単に動作計測アプリケーションを作成可能である．

　筋電位計測デバイスとしては Myo という名称のデバイスが有用である．図5.5のように腕輪のように上腕に装着することで8点の電極からの筋電位を計測可能で，加工前の筋電位信号を Bluetooth で送信する以外にも，登録

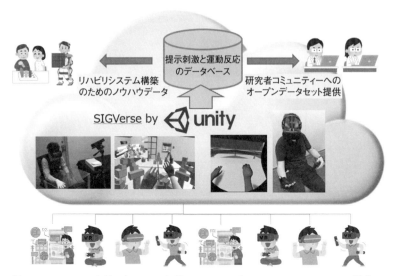

図 5.6　SIGVerse を用いたクラウド型の VR リハビリテーションシステムの構成

してあるジェスチャーに合致する場合にその認識結果を送信することも可能となっている．

### 5.4.3　クラウド型のデータベースサーバ

　リハビリテーションは数週間から数ヵ月の長期に亘るプロセスであり，その間に脳内身体表現は変容し続ける．そのため，長期間に亘るリハビリテーション過程の記録を残し，そのデータベースから脳内身体表現の変容状況を把握する必要がある．SIGVerse は，人間とロボットとの対話経験を長期間に亘って蓄積する機能があり，これをリハビリテーションの進行過程を記録する部分に活用できる．

　データベースとしては MySQL によるサーバが国立情報学研究所に設置されており，動作計測結果や呈示した映像を再現するために必要な情報すべてを記録することが可能となっている．たとえば，Kinect による動作計測の場合での数値となるが，数十万時間に亘る動作をクラウド上のサーバに記録することができる．このクラウドはインターネット上に設置されているため，ユーザ登録をしておけば，どの大学・病院・研究所からもアクセスが可能と

なっている．そのため，大規模な長時間に亘る被験者実験を並列分散的に実施し，データを集約することが可能となっている．脳内身体表現のモデル化にはこのような大規模データは不可欠であり，本システムを利用する意義の1つもこのデータベースシステムにある．

図5.6に，クラウド型のデータベースサーバとVRによるリハビリテーションシステムを融合したシステムの全体構成を示す．また次節にて，SIGVerseの機能を活用した事例をいくつか示す．

## 5.5　提案システムを用いた身体意識への介入実験事例

### 5.5.1　鏡療法としての映像生成

先に説明したように，鏡療法は失った四肢の映像を鏡像として患者に呈示することで幻肢痛の低減を狙う療法である．VRを用いる場合には，患者の動作をモーションキャプチャなどで計測し，健側肢の動きに合わせて欠損肢の動き・映像を合成して呈示することになる．

ここで鏡と異なる点は，単に鏡像を呈示するのみならず，現実には不可能な動き，見た目，作業をVR空間上で呈示することができる点である．特に物体を把持する・移動させるなどの作業を行うことで作業療法的な効果が加えられることになり，より高い効果が期待できる．触覚フィードバックはまだない段階であるが，健側肢とVR上に呈示された幻肢を使って物体を把持して操作することが可能なアプリケーションを試作した．その実験例を図5.7, 5.8に示す．

実験により被験者の動きはほぼそのまま仮想空間上のアバターに反映され，適切な仮想の四肢の映像が生成されていることがわかった．仮想映像の生成に用いた計算機はCore i7-2620M 2.7 GHzのノートパソコンで，約10 Hzで仮想映像を更新することが可能であった．また，四肢の運動の視覚呈示までの時間遅れは約90 msであった．

自身が運動を行った時刻から，それに応じた視聴触覚情報が知覚される時刻に200 ～ 300 msの遅れがあると，違和感を感じることが知られている．鏡療法などのリハビリテーションでは，視覚呈示された四肢が自分の身体であると知覚する運動主体感・身体保持感が重要であると指摘されているが，

154　第5章　VR・クラウドリハビリシステム

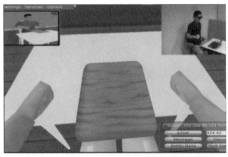

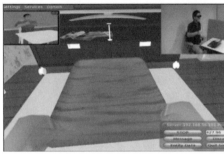

図 5.7　提案システムによる応用例：左手を失っている幻肢痛患者を想定した物体把持実験.

被験者は VR 空間の中で右手のみでお盆を持ち上げる動作を行う.

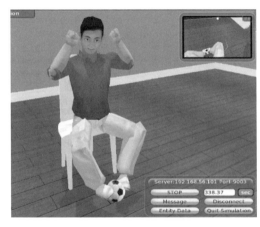

図 5.8　提案システムによる応用例：片足を失っている状況を想定した物体把持実験.

被験者は左足のみでサッカーボールを挟んで持ち上げる動作を行う.

本システムの時間遅れは，違和感を感じ始める時間遅れから十分小さく，問題がないことが確認された．この実験に用いているモーションキャプチャはMicrosoft Kinect であり，10 Hz と多少映像の更新周期が長いが，高性能のモーションキャプチャを用いることでこの性能は向上可能である．

　また，一般的な鏡療法では当然のことながら，欠損肢の動きは健側肢と同じになるが，VR であれば異なる動きを合成することも可能である．たとえば，欠損肢の現存する部位に筋電位計測装置を取り付け，計測された筋電位から実行しようとしている指の把持動作や手首のひねりなどを推定し，その状態を VR で再現する手法が開発されている（Ortiz-Catalan *et al.*, 2014）．このように，VR を用いた幻肢痛のリハビリテーション手法は今後も発展が期待される．

### 5.5.2　幻肢痛におけるテレスコーピングへの対応

　脳内身体表現と知覚する身体の状態にギャップがあると，それが痛みとして知覚される傾向にあることが知られており，鏡療法はそのギャップを埋め合わせることによって痛みを低減させることができると考えられている．しかしながら，鏡療法が効く患者と効かない患者が存在し，その境界線はどのような要因によるものかは解明されていない．

　一方で，幻肢痛患者は比較的高い確率で，健常な四肢とは異なる長さ・形状・接合状態の四肢を知覚していることが知られている．たとえば図 5.9 のように，手のひらが切断面である肘に直接接合しているような感覚や，肩ではなく胸の内部・体幹の奥の方から手が伸びている感覚など，さまざまな感覚の様態が報告されている（Haber, 1956）．

　すなわち，健常な状態の四肢とは異なる四肢の状態を知覚している幻肢痛患者に，健常な状態の四肢を鏡で呈示したとしても，脳内身体表現と視覚情報のギャップは埋め合わせられることはなく，それが鏡療法の効果が少なくなる要因と考えられる．

　そこで，本システムでは図 5.10 のように，患者の知覚している四肢の状態に応じてアバターの四肢を変動させる機構を導入した．

### （a）身体意識への介入効果の検証

　テレスコーピングに対応したアバターを用いた鏡療法の臨床実験の予備実

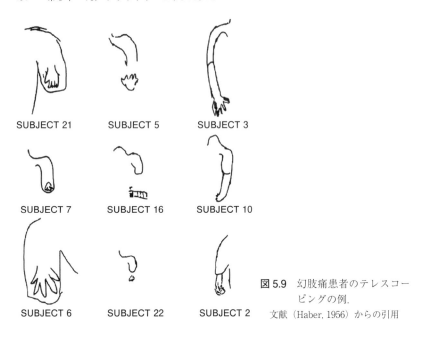

図 5.9 幻肢痛患者のテレスコーピングの例.
文献（Haber, 1956）からの引用

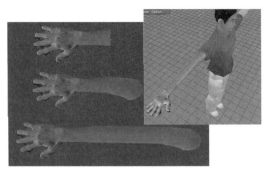

図 5.10 テレスコーピングに対応した，さまざまな長さ・見た目の四肢を持つアバターの例

験として，実際とは異なる長さの腕を持つアバターを VR 上で体感した際に，脳内身体表現に及ぼす介入効果を検証した（Inamura et al., 2017）．具体的には，図 5.11 のように，3 種類（短い・普通・長い）の長さの腕を健常の被験者に呈示する．また，運動主体感や身体保持感の状態を検証するために，普通の人間の腕と金属でできたロボットの腕の 2 種類の見た目を用いた．被験者は図 5.12 のような腕の往復動作を 1 分間行ってもらう．その動きを

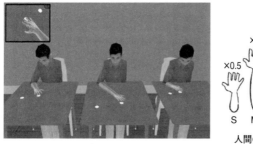
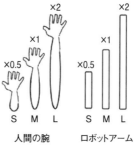

**図 5.11** テレスコーピングに対応したアバターを用いた実験空間

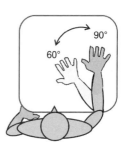

**図 5.12** 実験で被験者が行う手の運動

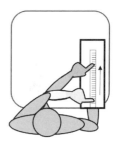

**図 5.13** 体性感覚に基づく右手の長さの計測
　視覚情報を遮断した状態で，被験者は左手で右手の先を指し示す．

Kinect で計測し，まったく同じ動作を VR 上のアバターが行う様子を 3 次元 HMD で観察する．その後 HMD に何も表示しない状態にし，図 5.13 のように左手で右手の先端を指さしてもらうことで，自身が意識している腕の長さを確認する．

　被験者には実験の直後に図 5.14 に示すようなアンケートへの協力を求め，身体保持感および運動主体感の状態について調査を行った．12 名の被験者による実験結果を図 5.15 および図 5.16 に示す．

　図 5.16 からわかるように，わずか 1 分の動作呈示にもかかわらず，表示

1. バーチャルハンド（棒）の操作中，自分の腕の長さはどのように感じられましたか？
   とても短く感じた（−3）〜とても長く感じた（+3）
2. バーチャルハンド（棒）が私の手であるかのように感じた． ⎫
3. バーチャルハンド（棒の先端）がある位置に，私の手があるかのように感じた． ⎬ SoO
4. 私の意志に従うように，バーチャルハンド（棒）は私の動かしたい方向に動いた． ⎫
5. 私がバーチャルハンド（棒）の動きをコントロールしているかのように感じた． ⎬ SoA
6. 2本の右手（腕）を所有しているかのように感じた．
7. バーチャルハンド（棒）の形や色などの特徴が私に似ているように感じた．
8. バーチャルハンド（棒）が私の手の動きをコントロールしているように感じた． ⎬ Control
9. バーチャルハンド（棒）が私の意志をコントロールしているように感じた．
10. 私はバーチャルリアリティの中にいるように感じた．

図 5.14 実験に用いた被験者へのアンケート

Q1 は手の長さについての主観的な感覚に関するもの，Q2, Q3 は運動保持感（SoO）に関するもの，Q4, Q5 は運動主体感（SoA）に関するもの，Q6 〜 Q10 はコントロールのための質問群である．

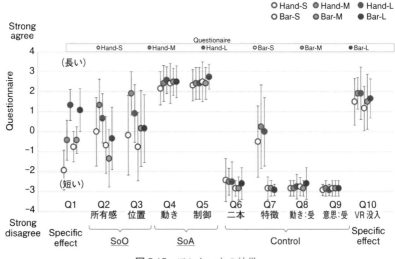

図 5.15 アンケートの結果

縦軸は各質問項目のスコアを示す．黒丸は人間と同じ見た目の手を用いた条件，灰色の丸は金属の棒のような手を用いた条件を示す．それぞれ白抜きの丸が短い手を，黒丸が長い手を，灰色の丸が通常の長さの手の条件に対応している．Q4, Q5 から運動主体感（SoA）はどの条件においても高いスコアを示していることがわかる．また，Q2, Q3 から身体保持感（SoO）は実際の長さや見た目と異なれば異なるほどスコアが低くなることが確認された．

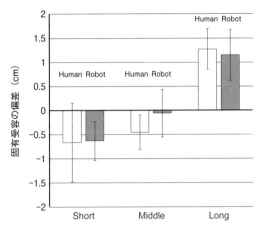

**図 5.16** 主観的な手先位置の変化の結果

左から順に短い手（Short），通常の長さの手（Middle），長い手（Long）をVR上に呈示した条件を示している．白は人間に似た見た目の手を用いた場合，灰色は金属の棒のような手を用いた場合を意味している．縦軸は実験開始前と実験終了後における手先位置の差を示しており，この値がプラス側に大きければ主観的な手の長さが長くなったことを意味する．マイナス側のケースは逆に短くなったと感じている．

された腕の長さに引きずられるように主観的な腕の長さの感覚が変動しており，長期的なリハビリテーションの際の介入効果についても期待できる．図5.15の結果が示すように，短い腕やロボットの腕が表示された場合には身体保持感が若干低い傾向があったものの，すべての条件において運動主体感には特に問題はなく，被験者自身が腕を動かしている感覚が認められた．リハビリテーションにおいて，運動主体感が成立している条件は重要であると考えられており，提案システムはその要件を満たしていることが確認できた．

### 5.5.3 模倣療法におけるクラウド型データベースの活用

提案システムの持つ機能のうち，クラウド型データベースを利用した活用例を挙げる．幻肢痛だけでなく片麻痺の患者に対して用いられる療法として模倣療法（Pomeroy et al., 2005）がある．与えられた課題となる運動を観察し，それと同じ動作を行う，もしくは，行うことを想像することで幻肢痛の低減や，運動機能の改善を目指す療法である．特に，片麻痺患者では，運動の種類によっては模倣することが困難であり，運動機能の回復状態に応じて

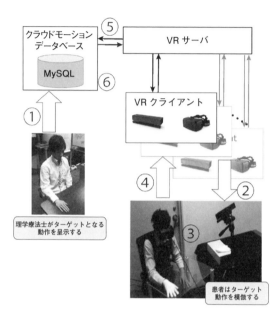

図 5.17 模倣療法における提案システムの活用例

呈示動作を微調整する必要がある．現状ではこれは理学療法士などが臨機応変に対応している状況ではあるが，提案システムを用いることで効率化を図ることが可能となる．

図 5.17 に模倣療法への実装例を示す．図の①で模倣療法のターゲットとなる動作の呈示を理学療法士が行い，その動作が計測される．②で呈示された動作はデータベースに記録された後，ユーザにインターネットを通じて配信される．③においてユーザは VR 上で再現された動作を HMD で見ながら同じ動作を試みる．④でユーザの模倣動作が計測されサーバにフィードバックされる．⑤においてユーザの動作がデータベースに記録される．⑥でターゲット動作とユーザの行った動作の関係性を分析し，微調整を行う．現在は①から⑤までのステップまでが実装中であり，⑥の調整アルゴリズムを確定する必要があるものの，このシステムにより患者が病院に通院しなくとも在宅でリハビリテーションを進めることが可能となり，リハビリテーションの状況が客観的に判断可能な形で長期的に蓄積できるというメリットが生まれる．

5.5 提案システムを用いた身体意識への介入実験事例    161

近年は VR 機器の開発が活発に進んでおり，安価に HMD を入手できるようになったが，スマートフォンに 3 次元映像を表示し，眼鏡をかけるようにスマートフォンを目の前に設置する簡易型の HMD ケースも多く販売されている．上記のようなクラウドシステムをスマートフォンと連動させることで，在宅のリハビリテーションの支援にもつながると考えている．

### 5.5.4　エイリアンハンド実験への応用

エイリアンハンド実験とは，自身の腕や指の動きが，通常は実際の動きと同じ動きをしているのに，突然自身の運動とはまったく関係のない動きをし始めるという条件で被験者がどのような反応をするかを観察分析する実験である．前述した運動主体感や身体保持感と密接な関連があり，被験者が自身の意図とは異なる動きを観察すれば，運動主体感は成立しないことになる．ここで，まったく関係のない動作を呈示するのか，微妙に関連があるが異なる動作を呈示するのか，という呈示する動作のパターンを調整することで，運動主体感や身体保持感のメカニズムを探る手がかりを得ることが可能となる．

従来までの実験系では，鏡が入った箱を使って実験者の手を被験者に見せたり，二人羽織のような体勢を取ることで，実験者がリアルタイム実演して，被験者の意図とは異なる手の運動を見せたりする方法が採られていた（Garbarini *et al.*, 2013; Sorensen, 2005 など）．被験者の反応はビデオ撮影され，実験者の手の動きにつられて動いてしまうかどうか，などを分析するというスタイルの実験が多かった．しかし，このような実験スタイルの弱点としては，被験者が自分自身の手を見ている状態と，実験者の手を見ている状態をシームレスに切り替えることが難しく違和感があること，実験者が毎回同じ動作を視覚刺激として呈示することが難しいこと，などが挙げられる．

提案する VR システムを適用することで，これらの弱点を補うことが可能となる．まず，被験者の指の動きをグローブ型の動作計測装置で計測し，それと同じ動作をする VR 映像を作成・呈示する．あるタイミングで VR 上の指の動きを変動させるが，その際に現状の指の開き具合いや運動を考慮し，切り替える先の運動と現在の指の運動の間の差が急激に飛躍しないような補間処理を行う．エイリアンハンド動作の呈示の間，継続して指の動きを計測

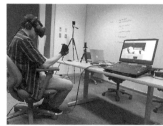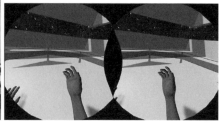

図 5.18　VR を用いたエイリアンハンド動作実験

することにより，視覚呈示刺激と動作反応のセットを記録することが可能となる．さらに，筋電位センサなどを用いて生体反応を観察することも可能である．

　実際にエイリアンハンド実験を構築した例を図 5.18 に示す．

　この実験では，被験者は HTC Vive という HMD を頭部に装着し，VR Senso というグローブ型の指動作計測デバイスを手にはめる．VR Senso は Bluetooth 通信で 5 本の指の各関節の曲がり角度を転送することができるデバイスであり，Unity で利用するためのアセットも標準で配布されている．エイリアンハンド実験のために呈示する動作は，あらかじめ被験者のテスト段階で収録しておいてもよいし，実験者が事前に設計することも可能である．被験者にはじゃんけんのグー・パーを繰り返すような動作をしてもらい，運動主体感や身体保持感を高めたうえで，ある時間が経過した後に動作を突然他の動作に切り替える．具体的には本実験ではグー・パーを繰り返す動作を 20 秒間行った後にパーの状態でしばらく待つという動作を被験者に依頼し，最後のパーの状態で待っているときに，異なる指の運動を呈示することとした．さらに，運動の呈示に 500 ms の時間遅れがある場合についても同様の実験を行った．実験の際には次の図 5.19 のような質問を被験者に行い，運動主体感と身体保持感の度合いを調査した．

　時間遅れがない場合とある場合の質問の回答結果を以下に示す．また，16 名の被験者に対して計測した，エイリアンハンド動作によって引き起こされる動作の結果を示す．

　SBD と AID の差である $\varDelta$ の値が大きいほどエイリアンハンド動作の条件において指が動く傾向が高かったことを意味する．指の角度のぶれは，観察

Ownership

1. I felt as if I was looking at my own hand
2. I felt as if the virtual hand was part of my body
3. It seemed as if I were sensing the movement of my finger in the location where the virtual finger moved
4. I felt as if the vietual hand was my hand

Ownership Control

5. I felt as if my real hand were turning virtual
6. It seems as if I had more than one right hand
7. It appeared as if the virtual hand were drifting towards my reral hand
8. It felt as if I had no longer a right hand, as if my right hand had disappeared

Agency

9. The virtual hand moved just like I wanted it to, as if it was obeying my will
10. I felt as if I was controlling the movements of the virtual hand
11. I felt as if I was causing the movement I saw
12. Whenever I moved my finger I expected the virtual finger to move in the same way

Agency Control

13. I felt as if the virtual hand was controlling my will
14. I felt as if the virtual hand was controlling my movements
15. I could sense the movement from somewhere between my real hand and the vrtual hand
16. It seemed as if the virtual hand had a will of its own

図 5.19 エイリアンハンド実験に用いたアンケート

している時間内で最大の角度を取ったときの値と，最小の角度を取ったときの値の差であり，理想的にはゼロであるはずだが，エイリアンハンド動作を見ているときには概ね値が上昇しており，視覚刺激につられて，自身の意図とは関係なく指が動いてしまっていることが示唆される．しかもその際には身体保持感や運動主体感はそれほど失われていないという点も興味深い．

この実験はまだ初期の段階であり，さまざまな条件下での分析を進めていく可能性がある．本システムを適用した重要な点は，エイリアンハンド動作を状況に応じて臨機応変に作成可能であるという点である．たとえば，被験

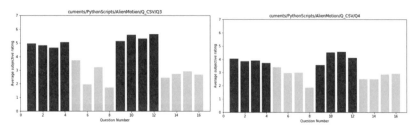

図 5.20 アンケート調査結果．(左:時間遅れなし，右:時間遅れあり)
横軸はアンケートの質問項目に対応し，縦軸はスコアに対応している．

| P | SBD | AID | Δ |
|---|---|---|---|
| P1 | 0.1665 | 1.0166 | 0.8501 |
| P2 | 0.1328 | 1.4372 | 1.3044 |
| P3 | 0.2217 | 3.8246 | 3.6029 |
| P4 | 0.911 | 2.4596 | 1.5486 |
| P5 | 2.173 | 12.7196 | 10.5466 |
| P6 | 0.5654 | 2.8998 | 2.3344 |
| P7 | 0.6237 | 1.9018 | 1.2781 |
| P8 | 1.0859 | 3.5990 | 2.5131 |
| P9 | 0.8233 | 4.8253 | 4.0021 |
| P10 | 0.6733 | 2.2149 | 1.5416 |
| P11 | 1.4389 | 1.5674 | 0.1285 |
| P12 | 0.2564 | 1.1250 | 0.8685 |
| P13 | 0.4711 | 1.9868 | 1.5156 |
| P14 | 0.8077 | 2.7891 | 1.9814 |
| P15 | 0.1329 | 3.3268 | 3.1939 |
| P16 | 1.776 | 2.1013 | 0.3252 |

図 5.21 エイリアンハンドモーション実験の結果
SBD は手のひらを開いた状態で静止させている時の各被験者の指の角度のぶれ，AID はエイリアンハンド動作を見ている状況での指の角度のぶれ，Δ は SBD と AID の差を意味する．P1 〜 P16 は各被験者を示す．

者実験を継続しながら，時間遅れの時間を調整したり，呈示する動作の生成戦略を変更したりしながら，分析・調査したい要素を適宜システムが選択することができる点である．従来の条件がすべて固定された実験系ではなく，実験システムが自身の判断で実験の条件を変えていき，また計測データを常にクラウド上にアップロードできるというのは多くの被験者実験を遂行するにあたり有利になる．特に使用する VR デバイスを統一すれば，どの研究室でもまったく同じ実験条件を再現することが可能となるため，複数拠点での大学や研究所などで並列に被験者実験を行うことが可能となる．

### 5.5.5　片麻痺患者に対する運動オーグメンテーションの事例

　本応用では，四肢や指を動かすことが困難である片麻痺患者に対して，実際に行っている被験者の動作を誇張した動作を VR 上で作成し，リアルタイムで視覚呈示する．この刺激呈示により，患者は実際には自分の意図通りの動作を遂行できていないにもかかわらず，スムーズに動作をしているような自身の四肢・指を観察することになる．この視覚刺激がポジティブなフィードバックとなって，片麻痺の症状を改善する効果があるかないかを調査する実験である．

　初期の実験として，左指に麻痺が残っている患者に対してシステムを利用してもらった．本実験においても指の動作を VR Senso によって計測する．指を自然な形にしてリラックスした状態での指の角度をあらかじめ計測しておき，その自然な角度からの差分を誇張した指の姿勢を VR 上で作成する．被験者は 3 次元 HMD でその映像を見ながら，自由に指を動かすことで，自身の麻痺の状態によらず，大きく指を伸ばしたり曲げたりする動作を実感することが可能となる．実際に計測された現在の指の角度を $\theta_m$ とし，自然なポーズでの指の角度を $\theta_0$ とし，誇張する度合いを示す係数を $a$ とすると，VR 上で表示される指の角度 $\theta_d$ は以下の式で計算される．

$$\theta_d = a(\theta_m - \theta_0) + \theta_0$$

たとえば，麻痺の度合いが非常に大きい場合には $a$ を大きな値で実験を始め，徐々に麻痺部位の動作が向上してきたら，$a$ の値を下げていく，という具合いにシステムを適用していくことで，麻痺のリハビリテーションに応用する．

　$a > 1.0$ の場合には動作を誇張することになり，$0 < a < 1.0$ の場合には，動作を抑制することになる．リハビリテーションの進行状況や麻痺の状態にも依存するが，$a < 1.0$ の値での動作生成を行うことで，実際に指を曲げるのに必要な角度よりも大きな角度での動作をする必要が生じるので，より効果的なリハビリテーション運動につながる可能性もある．初期の段階では $a > 1.0$ として，リハビリテーション後期では $a < 1.0$ とするような戦略である．この $a$ の調整についても，5.5.4 項で説明した通り，実験者が決めるのではなく，システムが自身で決定していくアルゴリズムを実装することで，自動的に患者にカスタマイズされたリハビリテーションを実施することが可能となる．

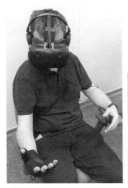
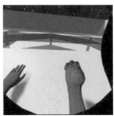

図 5.22　運動オーグメンテーション実験の例

また，$a<0$ とすることで，実際に曲げている方向とは逆の方向に VR の指が運動することになり，エイリアンハンド実験のような視覚効果を作り出すことも容易である．

## 5.6　今後の展開

本章では，幻肢痛や片麻痺のためのニューロリハビリテーションにおいて，脳内身体表現を考慮したモデルベーストリハビリテーションを確立するための基盤となるクラウド型の VR プラットフォームについて概説した．特に，数週間や数ヵ月といった長期に亘るリハビリテーション過程において，状況に応じてリハビリテーションのプログラムを修正していくためには，脳内身体表現の状態を逐次把握しモデル化することが必要であり，それを支援するための感覚刺激・運動データベースの必要性とそのアーキテクチャについて説明した．

医療用のデータベースとしての脳イメージングデータや，運動制御における計算モデルに関するデータベース（Walker, 2013）など，多くの神経生理学的・運動機能的なデータベースが提案されてきている．それに対して提案するシステムは，図 5.23 のように，単なる実験結果としてのデータを蓄積する機能だけでなく，VR を利用した刺激呈示システム，および感覚運動データ計測システムと密に連動している点が特徴的な点となっている．そのた

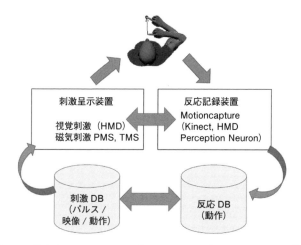

**図 5.23** 提案するニューロリハビリテーションプラットフォームの構成

め，蓄積されているデータに基づいて新しい実験系をスムーズに組むことができたり，自動的に刺激パラメータを調整するプログラムを記述することで，データベースに実験データを蓄積しつつ，継続的な実験の遂行をシステムがすべて自動で行うことも可能である．このようにデータベースへの蓄積，およびデータベースの活用を VR を介して有機的に結合できる点が提案システムの強みとなっている．

本システムはサーバクライアント形式のアーキテクチャで構成されているため，患者に呈示した知覚情報とそれに反応した動作パターンを大規模に収集可能な点がある．患者に呈示した視覚情報は仮想アバターの動作パターンや操作対象物体の位置姿勢・速度を記録することで再現可能であり，その映像に対して行った患者の実際の行動パターンを MySQL サーバに記録することにより，臨床のリハビリテーションの現場で患者が経験した感覚運動パターンを再現可能である．これに加えて，HMD と動作計測装置さえあれば，特定の病室・時間帯でのリハビリテーションに限定されず，多くの患者に時間・場所を選ばずインターネット経由でリハビリテーションを受けてもらうことが可能となる．

現状では一般的な脳内身体表現のモデル化手法について検討中であるが，クラウド型のリハビリテーションシステムによって得られる，いわばリハビ

リテーションの「ビッグデータ」は、そのモデル化に必須のデータであり、脳内身体表現の変容機構の解明に寄与するのみならず、社会的なニーズにも結びつく重要なコンセプトになると考えている．

**参考文献**

Ortiz-Catalan, M., Sander, N., Kristoffersen, M., Hakansson, B. and Branemark, R.: Treatment of phantom limb pain (PLP) based on augmented reality and gaming controlled by myoelectric pattern recognition: a case study of achronic PLP patient, *Frontiers in Neuroscience*, **8**(24), 2014.

Gallagher, S.: Philosophical conceptions of the self: implications for cognitive science, *Trends in Cognitive Sciences*, **4**(1), 14-21, 2000.

Garbarini, F., Pia L., Piedimonte, A. Rabuffetti, M. Gindri, P. and Berti, A.: Embodiment of an alien hand interferes with intact-hand movements, *Current Biology*, **23**(2), R57-58, 2013.

Haber, H. B.: Observations on phantom-limb phenomena, *AMA Archives of Neurology & Psychiatry*, **75**(6), 624-636, 1956.

稲邑哲也：長時間の身体的社会的対話実験のためのクラウド型 VR プラットフォーム，計測と制御，**55**(10), 890-895, 2016.

Inamura, I. *et al.*: Simulator platform that enables social interaction simulation - SIGVerse: SocioIntelliGenesis simulator, *IEEE/SICE International Symposium on System Integration*, 212-217, 2010.

Inamura, T., Unenaka, S., Shibuya, S., Ohki, Y., Oouchida, Y. and Izumi, S.: Development of VR platform for cloud-based neurorehabilitation and its application to research on sense of agency and ownership, *Advanced Robotics*, **31**(1-2), 97-106, 2017.

Murray, C. D., Pettifer, S., Howard, T., Patchick, E., Caillette, F. and Murray, J.: *Virtual Solutions to Phantom Problems: Using Immersive Virtual Reality to Treat Phantom Limb Pain*, chapter **12**, 175-196, Springer, 2010.

Naito, N., Ota, J. and Murata A.: Body representation in the brain, *Neuroscience Research*, **104**, 1-3, 2016.

Oouchida, Y., Sudo, T., Inamura, T., Tanaka, N., Ohki, Y. and Izumi, S.: Maladaptive change of body representation in the brain after damage to central or peripheral nervous system, *Neuroscience Research*, **104**, 38-43, 2016.

Pomeroy., V. M., Christopher, A., Clark, J., Simon, G. Miller, Jean-Claude Baron, Hugh, S. Markus, and Raymond, C. Tallis: The potential for utilizing the "mirror neurone system" to enhance recovery of the severely affected upper limb early after stroke: A review and hypothesis, *Neurorehabilitation and Neural Repair*, **19**(1), 4-13, 2005.

Ramachandran, V. S. and Rogers-Ramachandran, D.: Synaesthesia in phantom limbs induced with mirrors, *Proceedings of the Royal Society of London*, **263**, 377-386, 1996.

Ramachandran, V. S., Rogers-Ramachandran, D. and Cobb S.: Touching the phantom limb,

*Nature*, **377**, 489–490, 2002.

Sato, K. *et al.*: Nonimmersive virtual reality mirror visual feedback therapy and its application for the treatment of complex regional pain syndrome: An open-label pilot study, *Pain Medicine*, **11**(4), 622–629, 2010.

Sorensen, J.: The Alien-Hand Experiment, *Phenomenology and the Cognitive Sciences*, **4**, 73–90, 2005.

Sveistrup, H.: Motor rehabilitation using virtual reality, *Journal of NeuroEngineering and Rehabilitation*, **1**(10), 2004.

Walker, K. K. B.: The database for reaching experiments and models, *PLOS ONE*, **8**(11), e78747, 2013.

## 第6章 運動観察リハビリテーション
### ——視覚情報を利用した運動学習

### 6.1 脳卒中とその後遺症

　脳卒中などにより脳の運動関連領域に損傷を受けると，身体を思い通りに動かせなくなる運動障害が生じる．この運動障害は，損傷を受けた脳半球の対側半身に生じ片側身体の運動麻痺ということから片麻痺と呼ばれる．多くの片麻痺症例では，発症後から約半年間には機能回復が見られるが，それ以降は発症初期のような大きな機能回復は見られなくなる（Duncan *et al.*, 2000）．これは，主に損傷を受けたことにより生じた脳の腫れ（脳浮腫）や，損傷の比較的軽度である損傷部周辺領域が徐々に回復することによると考えられる．このため，発症から半年以降に残存する運動障害は，自発的な機能回復が生じる可能性は低く，その運動障害が今後残存する可能性が高い．そして，このように残存する運動障害は，麻痺肢の使用を困難にさせるため，麻痺肢の不使用と健側肢の過剰使用という状態を引き起こすことになる．麻痺肢の不使用に陥ると，脳の使用頻度依存可塑性（use-dependent plasticity）という特性により，脳は麻痺肢を制御する神経ネットワークを徐々に適応的に縮小させ，さらなる麻痺肢の機能低下を引き起こすという悪循環に陥ることになる．このため，麻痺肢の機能向上を目指す場合には，麻痺肢の使用頻度をいかに落とさず，高い使用頻度を継続することができるかということが重要な目標となる．

### 6.2 リハビリテーションの阻害因子

　脳卒中後運動機能リハビリテーションにおいて，運動機能改善を阻害する

大きな要因の1つとして，麻痺肢を徐々に使用しなくなるという学習性不使用（learned non-use）が挙げられる．これは，運動機能リハビリテーションによる機能向上が，脳の使用頻度依存可塑性（use-dependent plasticity）に大きく依存しているからである．学習性不使用は，麻痺肢が病前の状態や健側肢に比較して思い通りに使用することができないことから生じる麻痺肢不使用の学習であるため，発症からの期間が経過するほど徐々に不使用が進むことになる．このため，発症から6ヵ月後の回復期までの重点的なリハビリテーションにより顕著な回復が見られたとしても，自宅に戻り日常生活を過ごすうち徐々に麻痺肢の運動機能の低下が生じる．現在，学習性不使用に対しては，麻痺肢の強制使用により使用頻度が向上することがわかっており，CI療法（constraint induced movement therapy）として臨床応用もされ効果を上げている．しかしながら，このCI療法では，長時間に亘り健側肢の使用を物理的に抑制し，強制的に麻痺肢の使用を促すため，比較的運動が行える軽度の麻痺患者に対してしか行うことができない．

　学習性不使用に加えて機能回復を妨げるもう1つの因子として，健側肢の過剰使用が挙げられる．健側肢の過剰使用は，脳において健側半球と損傷半球の活動バランスを崩す．特に，脳は，ある半球が賦活しているときに，もう一方の半球に脳梁を介した抑制性指令を送ると考えられている．そのため，健側肢の過剰使用は，健側半球から損傷半球に出される抑制性指令（半球間抑制）を増強させ，損傷半球の活動低下や機能低下を引き起こすことになり，リハビリテーションにおいて阻害因子となる．この健側肢の過剰使用を引き起こす要因として，患者が麻痺肢を運動障害のために使いにくいから自発的に健側肢で多くの作業を済まそうとする要因が挙げられる．もう1つの要因は，発症後から行われるリハビリテーションにおいて日常生活で患者の独立した生活ができるように，今まで麻痺肢で行っていた作業を健側肢で行えるように健側肢を訓練することにより生じるものである．

　これらの他にも障害の受容などといった精神的な要因や脳卒中後うつなど非常に多くの要因がリハビリテーションの阻害因子となりうるが，上記の2つの因子は，直接的に麻痺肢の機能改善に影響を及ぼすものであると言えるだろう．このような状況において，CI療法と同様に麻痺肢使用頻度の向上が期待でき，かつ重症度にかかわらず実施可能である新たな治療的介入方法

## 6.3 身体意識と運動障害

が望まれている.

### 6.3 身体意識と運動障害

慢性期脳卒中片麻痺患者に麻痺肢の運動を促すと,「まるで自分の手ではない」や「どのように動かしたらいいかわからない」という麻痺肢に対する知覚・認識に変容をきたしているような訴えがよく聞かれる. このようなことを訴える患者の多くは,日常生活であまり麻痺肢を使用しておらず,比較的運動障害が重度で思った通り麻痺肢を動かせない人が多い傾向がある. ただし,今まで脳卒中片麻痺患者において,麻痺肢が自分の身体の一部のように感じないという訴えは,あまり注意を向けられてこなかった. そのため,このような麻痺肢に対する身体保持感の低下である脱身体化が,どのような患者でどの程度の頻度で生じているかはよくわからない.

そもそも,この身体保持感が運動制御にどのような影響を与えるのか? さらに麻痺肢に対する身体保持感の低下が,麻痺肢の運動制御にどのような影響を与えているのか,また,麻痺肢に対する身体保持感を再び取り戻すことができたら,運動障害が変化するのだろうかということもわかっていない. このように多くのことが未だ明らかにされていないが,脳卒中片麻痺患者において身体保持感が,麻痺肢の運動制御にどのような影響を与えるのかを調べた我々のグループが行った実験を紹介する. この実験では,視覚的に提示された身体を自己の身体のように感じたり他人の手のように感じたりを操作することができるラバーハンド錯覚を用いた. また,このラバーハンド錯覚は,自己の手と視覚提示されている手を乖離させる必要があるので,1人称視点で提示するヒトの手に対して模倣運動を行うという課題を行った.

課題は,図 6.1 のように片麻痺患者にヘッドマウントディスプレイを装着してもらい,自己の手を見えないようにして,HMD 上に一人称視点の手を提示する. その一人称視点の手を筆で撫でている動画をディスプレイ上に提示し,その動画の動きに対して筆で同期した触覚刺激を与える同期刺激条件と非同期の刺激を与える非同期刺激条件を行う. このとき,ラバーハンド錯覚により同期刺激条件では,視覚提示されている手を自己の手のように感じ,逆に非同期刺激条件では,自己の手のように感じない状況となる. この操作

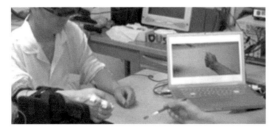

図6.1 ラバーハンド錯覚実験風景

表6.1 脳卒中患者の重症度と損傷部位

|  | 年齢 | 性別 | 原因 | 麻痺側 | BRS（手指） | 触覚 | 位置覚 | 発症後期間（月） |
|---|---|---|---|---|---|---|---|---|
| 1 | 60 | M | I | R | Ⅱ | 正常 | 正常 | 27 |
| 2 | 49 | M | H | L | Ⅴ | 正常 | 正常 | 54 |
| 3 | 67 | F | H | R | Ⅱ | 軽度低下 | 軽度低下 | 50 |
| 4 | 62 | M | I | L | Ⅲ | 軽度低下 | 中等度低下 | 47 |
| 5 | 41 | M | H | R | Ⅲ | 中等度低下 | 消失 | 32 |
| 6 | 29 | M | T | L | Ⅴ | 正常 | 正常 | 117 |
| 7 | 46 | M | H | L | Ⅴ | 正常 | 正常 | 7 |
| 8 | 68 | M | I | R | Ⅲ | 正常 | 正常 | 51 |
| 9 | 52 | M | I | R | Ⅴ | 中等度低下 | 中等度低下 | 58 |
| 10 | 66 | M | H | L | Ⅳ | 軽度低下 | 中等度低下 | 36 |
| 11 | 64 | M | H | R | Ⅴ | 正常 | 正常 | 10 |
| 12 | 67 | M | H | L | Ⅲ | 消失 | 消失 | 192 |
| 13 | 60 | F | I | L | Ⅳ | 正常 | 正常 | 35 |
|  | 56.2 | 女性2 | 梗塞5<br>出血7 DAI1 | 右6<br>左7 |  |  |  | 55.1 |

を90秒間行い，直後に一人称視点の手の指が10回開閉する運動動画を提示し，麻痺患者は模倣を行う．運動後，HMD上に視覚提示されていた手が，どの程度自分の手のように感じたかを質問紙により聴取を行った．

13名の脳卒中片麻痺患者が参加した（表6.1参照）．まずラバーハンド錯覚に関する質問紙の結果は，「観察している手がまるで自分の手のように感じたか？」という質問に対して，同期条件が非同期条件に比較して有意に高かった（図6.2A）．また，「観察している手の動きが自分の動きのように感じたか？」という質問に対しては，先の質問と同様に同期条件が有意に高かった（図6.2B）．さらに，模倣対象の視覚呈示された手に身体保持感を有している同期刺激条件での麻痺肢の指運動範囲は，非同期条件時に比べて統計的有意に拡大が見られた（図6.2C）．ただし，2条件間の運動範囲差は，大きな角度差ではなかったが，身体保持感が麻痺肢の運動制御に小さいながら

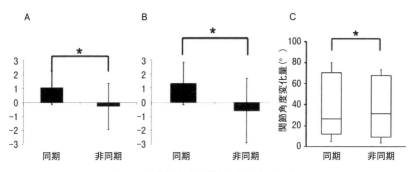

図 6.2　主観的錯覚得点と運動角度変化

も影響を与えることが明らかになった．これらの結果は，身体保持感などの身体意識の有無により運動制御が変化することを示しているといえるだろう．ただし今回の実験は，1回きりの効果しか見ておらず，学習などへの影響はわからない．

## 6.4　脳内身体表現と運動制御

　我々は，思い通りに身体を動かそうとするためには，正しく身体の状態を知る必要がある．運動を行うときには，実行する運動の計画をあらかじめ立てて，適切なタイミングでその運動の計画を実行する．この運動の計画を立てる段階では，主にどの筋肉をどのタイミングで収縮させるのかということを決定しなければならない．脳で生成される運動計画は，実行時に一次運動野（M1）から皮質脊髄路を通り，脊髄の運動ニューロンを介して，最終的には筋肉に伝えられ，筋肉の収縮を引き起こす．つまり，脳が制御することができるのは，身体の筋肉の収縮である．そのため，目で見ている物体に手を伸ばそうとするとき，視覚的に得られているターゲットの空間位置までへの運動軌道を達成するため，どの筋肉をどのタイミングで制御すれば，目標とする物体に手が届くのかということを計算しなければならない．このような計算のため，脳の中に保持されている実際の身体情報を反映した身体モデルを利用し，その身体モデルによるシミュレーションにより計算されていると考えられている．このような身体のモデルは，身体図式，ボディスキーマ

（body schema），あるいは内部モデル（internal model）とも呼ばれ，ここでは，脳内身体表現と呼ぶ．脳内身体表現の定義は，矢野らの「身体について当事者が有している内部的な表現である．たとえば，運動遂行に関連してさまざまな感覚入力によって時々刻々と更新される姿勢・身体構造の表現が含まれる．脳内身体表現から，後述するような身体意識すなわち"自身が運動している"という運動主体感（sense of agency）や"これが自身の身体である"という身体保持感（sense of ownership）が表出される．」とする（矢野，2017）．

　この脳内身体表現は，身体知覚に大きく影響を与えると考えられ，身体の情報を伝える触覚，位置覚，運動感覚などのさまざまなマルチモーダルな感覚情報を統合し生成されていると考えられる．脳内身体表現は，実身体の情報を絶えずモニタリングし変化が生じれば，その変化を脳内身体表現にも反映させることにより，最新の身体状態を保持している．そのため通常，脳内身体表現は実身体と一致しており，身体知覚や運動制御に利用されている．しかし，身体に非常に大きな変化が突然生じると，脳内身体表現と実際の身体との間に乖離が生じることがある．このような乖離が生じたとき，我々は，実身体とは異なる身体の知覚を経験し，この知覚は主に脳内身体表現に基づくものであると考えられる．この乖離した状況での身体知覚を調べることは，脳内身体表現がどのような情報を基に生成され，さらに書き換えられるのかという脳内身体表現に関する非常に重要な知見を与えてくれることになるだろう．では，実際このような実身体と脳内身体表現の乖離はどのようなときに生じているのだろうか？　たとえば，思春期の女性に多い摂食障害の神経性やせ症／神経性無食無欲症（Anorexia Nervosa）は，米国精神医学会の「精神障害の診断と統計マニュアル」（Diagnostic and Statistical Manual of Mental Disorders 5th edition: DSM-V）によると有意に低い体重であるにもかかわらず，体重増加または肥満になることに対する強い恐怖，または体重増加を妨げる持続した行動が生じ，「体重及び体型に関する自己認識の障害」は必須の特徴としている．この自己の認識の障害とは，まさに非常に痩せている実身体と知覚されている身体（脳内身体表現）との乖離であるといえるだろう．また，性同一性障害，性別違和（Gender dysphoria）においても，実身体の性別と脳内身体表現の性別が不一致しているとも考えられるだろう．

さらに，より身体知覚に関係するものとして，身体同一性障害（Body Integrity Identity Disorder: BIID）と呼ばれる症状がある．この症状では，自己身体の一部を切断したいという願望を強く有する．患者は，その切断願望のある部位を身体として余計な部位であり，切断することにより完全な身体になれるということを報告する（McGeoch et al., 2011; Sedda and Bottini, 2014）．また，これらの先行研究によると，この症状を有する患者は，男性が多く，左半身部位の切断を望む場合が多い．この症状のもとになる身体切断願望は，非常に奇妙な症状ではあるが，実身体と脳内身体表現が不一致を感じ，その実身体の不一致の身体部位を切除することで，脳内身体表現に実身体を合わせようとすることから生じていると考えると納得がいくだろう．

最後に，この BIID とある意味で逆と考えられる，四肢切断後に生じる幻肢が挙げられるだろう．幻肢は，実身体には存在しない切断四肢を，依然として存在すると知覚し続ける状態である．この幻肢も，上記の症状と同様に実身体と脳内身体表現の不一致から生じ，脳内身体表現のみに存在し続けている切断肢を実際に存在していると知覚していると考えられる．ここでは，脳内身体表現の特性を知るために，幻肢について明らかにされていることを紹介する．

## 6.4.1 脳の中の身体である幻肢

四肢が何らかの理由により切断されると，切断後に切断肢が依然として存在する感覚が生じる．その残存感覚は，幻肢と呼ばれる．幻肢の発症率は，文献にもよるが 9 割以上にものぼることが報告されている（Oouchida et al., 2016; Ramachandran and Hirstein, 1998）．ただし，幻肢の明瞭度や形状などは，完全に切断された部分と同じ幻肢から，一部が欠けていたり，足先や指先は感じるがその途中部分である膝や肘は感じないなど，非常にさまざまである．

切断直後には，幻肢は元の幻肢とまったく同じであるが，徐々に短縮していき，切断端部分に遠位部が接着しているように感じるテレスコーピング（telescoping）と呼ばれる現象がしばしば生じる．たとえば，上腕切断の場合，上腕の切断端部分から肘がなく，突然手または指が生えているような感覚になる．テレスコーピングの生じ方は，近位（体幹に近い側：肩など）か

ら遠位（身体から遠い部分：指など）に向かって消失していく．発生頻度は，幻肢を有する切断患者の 60 〜 70% 程度であり，一側切断患者では，四肢の残存部分が長いほどテレスコーピングが生じやすい．テレスコーピングによる幻肢の長さは，一次体性感覚野の体部位再現地図に反映されていることが報告されているが（Bjorkman *et al.*, 2012），テレスコーピングによる幻肢の長さの変化は，かなり短時間（数秒単位）で伸びたり縮んだりすることもあるため，一次体性感覚野が数秒単位で体部位再現性が変化するのかという疑問が残る．

　Referred sensation（関連感覚）とは，身体の残存部分に触れると存在しない切断部分に触れたように感じる感覚である．上肢切断の場合には，切断端部分周辺と顔に触れると，幻肢に触れたという関連感覚が生じる．また，下肢切断の場合には，切断部分周辺のみにしか生じない．この現象は，四肢切断後に生じる一次体性感覚野の可塑的変化によるものと考えられている（Ramachandran and Hirstein, 1998）．四肢が切断されると，その四肢から脳へ（一次体性感覚野）の感覚入力は途絶える．一次体性感覚野は，感覚情報を受け取る身体部位と 1 対 1 対応をしているため，身体の一部から感覚入力が消失すると，変わらず感覚入力を受けているその周辺領域が，感覚入力を受けていない領域に侵入していくと考えられる．一次体性感覚野の体部位再現性地図を見ると，たとえば，手領域の上方には，肘，肩の領域があり，下方には，顔の領域があることがわかる．そのため，手が切断された場合には，上方から肘・肩から入力を受ける領域，下方から顔からの感覚入力を受ける領域が侵入することになり，手から入力を受けていた領域は，元々の手に加えて肘・肩，または顔という二重の身体部位からの感覚入力を受け取ることになる．一方，足先は，一次体性感覚野の最も上方に位置しているため上方からの侵入はなく，下方の大腿部分，臀部などからの侵入を受け，二重支配を受けることになる．

　この幻肢というのは，必ずしも四肢が切断されなければならないわけではない．切断に至らなくとも，バイク事故などにより身体の感覚神経に損傷を受けた場合や，脊髄損傷のように脊髄神経に損傷を受け感覚神経路に損傷を受けた場合にも幻肢が生じる．さらには，健常者においても肩や腕の感覚神経を一時的にブロックする腕神経ブロック注射後に痛覚，運動感覚，随意運

動の消失が生じている状況では，実際の腕の位置とは異なる場所に腕が存在すると感じることが報告されている（Melzack and Bromage, 1973）．

　幻肢を有する四肢切断患者は，鮮明に幻肢の運動を実行でき，さらには，幻肢が動いたという感覚フィードバックも経験していると報告している．しかしながら，本当にそのようなことが生じているのかを外部から観察することは難しい．そこで，神経イメージング手法を用いて，切断患者が幻肢を運動しているときの脳活動を計測すれば，患者の主観的な報告を理解することが可能となるだろう．ただし，幻肢は，外部から観察できないため，本人が動かしていると主張しても単なる運動のイメージを行っているだけかもしれない．この問いに答えるために，Raffin ら（2012）は，四肢切断患者で幻肢の運動実行と運動イメージを行っているときの脳活動を fMRI により計測し，切断患者が報告する幻肢の運動が本当に運動実行なのか，それとも運動イメージなのかを検証した（Raffin *et al.*, 2012）．14 名の四肢切断患者が，幻肢と健側肢の運動実行と運動イメージを行い，同時に脳活動を計測した．切断端部分から筋活動を計測し筋活動の有無により運動実行（筋活動あり）と運動イメージ（筋活動なし）の 2 種類の条件を区別した．その結果，幻肢による運動実行と運動イメージ中の脳賦活パターンは，健側肢とほぼ同様の脳賦活パターンが計測された．このことから，幻肢の運動実行と運動イメージは，両運動ともに目に見えないが，健側肢と同様に異なり，幻肢を動かすことと運動のイメージを行うことは異なる処理であることが推察される．

### 6.4.2　身体特異性注意と脳内身体表現

　6.4 節冒頭に述べた通り，身体を思い通りに動かそうとするときには，この脳内身体表現が実際の身体を正確に表現していなければ，立てられる運動計画がおかしくなるだろう．また，慢性期脳卒中後片麻痺患者では，学習性不使用により麻痺肢の不使用が継続することにより，麻痺肢が正確に脳内身体表現に再現されなくなり，さらなる麻痺肢の不使用が生じると考えられる．このようにこの脳内身体表現は，麻痺肢の不使用に大きく関与していると考えられるが，この脳内身体表現がどのような情報を表現しているかは外部からはうかがい知ることはできない．そこで，我々のグループは，身体に向けられる注意に着目した．

180    第6章  運動観察リハビリテーション

　脳内身体表現は，最新の身体状態を反映するために，実際の身体の状態を絶えずモニタリングしていると考えられる．このモニタリングを行うためには，身体に常時注意を向けることになる．このことは，先行研究において手の近傍空間では，視覚刺激に対する検出反応時間が促進し，nearby hand 効果（Reed *et al.*, 2006）という現象からも支持される．刺激検出の反応時間には，刺激の出現する空間に向けられている注意量を反映することが知られており，実験心理学の分野では，Posner 課題など注意の計測には，刺激検出反応時間が用いられてきた．nearby hand 効果に見られる身体近傍に出現する視覚刺激の検出が促進するということは，その他の空間に比べ身体の近傍に注意がより向けられていることを示唆している．そこで，身体に向けられる注意を，視覚刺激検出反応時間として計測を試みた．最初に，身体上に提示される視覚刺激は，身体外空間に提示される視覚刺激の検出に比べて短い反応時間で検出されることを示すために，健常者において検証した．第1実験では，19 名の健常被験者が参加し，図6.3 のように手袋をつけた左手をテーブルの上に置き，右手で反応時間計測のためのボタン押しを行った．

　視覚刺激は，被験者の左手上または手袋のみのダミー手上に，上部に設置したプロジェクターから提示された．被験者は，視覚刺激が提示されるとできる限り早く検出し，腹部の前に置いた右手で素早くボタンを押した．また，手位置の空間の要因を消すために，左手を左空間に置く場合と手を身体の前で交差し右空間に置く条件を設けた．視覚刺激は，青色円または赤色円の2種類あり，青色刺激はターゲット刺激とし素早く反応し，一方，赤色刺激はキャッチトライアルとして提示されても反応しないように教示された．さらに左右空間において視覚刺激検出反応時間に差がないことを確かめるために，左手をテーブルの上に置かずに，両方の手をダミー手とした統制条件も行った（図6.3 参照）．結果は，身体上に提示された視覚刺激の検出は，ダミー手上に提示される視覚刺激の検出に比較して，統計的に有意に短かった．また，視覚刺激検出には，左右空間の差は認められなかった（図6.4）．

　実験後のインタビューにおいて，被験者に自分の手上に提示される視覚刺激と，ダミー手上に提示される視覚刺激の検出には，主観的には違いはなかったという報告がほとんどであった．以上より，実験1では，自己身体上の視覚刺激の検出がダミー手上に比べ速く検出できたことは，自己の手には注

6.4 脳内身体表現と運動制御　181

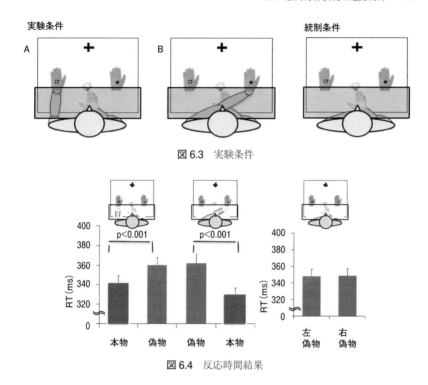

図 6.3　実験条件

図 6.4　反応時間結果

意がより強く向けられていることを示唆するものであった.

　次に，通常我々は身体の位置を知るときに，視覚の情報のみに頼るわけではなく，体性感覚情報も重要な情報である．そこで実験2では，手の視覚情報を遮蔽し，体性感覚情報のみに絞り，実験1と同様に手のある位置と手のない位置に視覚刺激検出反応時間に差が生じるかを調べた．実験条件や設定は，実験1とまったく同様で行い，ただし，図6.5のように手の上に手の位置が視覚的にわからないように遮蔽板を置いて16名の健常者に実験を行った．刺激の出現する遮蔽板上の位置は，真下に左手またはダミー手のある位置に提示した．また，実験1と同様に左右空間の影響を調べるための統制条件も行った．結果は，実験1と同様に被験者の左手のある位置へ視覚刺激が提示された場合には，ダミー手のある位置に比べて有意に反応時間に促進が見られ，左右空間の差も認められなかった．ただし，左手が左空間にある条件では，左手とダミー手との反応時間が $p=0.052$ というように有意傾向と

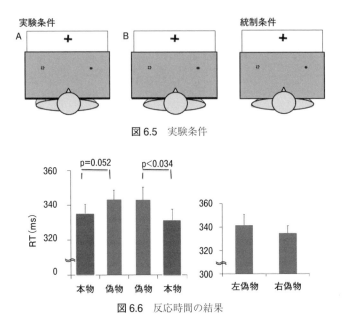

図 6.5 実験条件

図 6.6 反応時間の結果

なった．このように身体に向けられる注意は，手の視覚情報が存在しなくても手のある位置へ向けられていることがわかった．

最後に，この身体に向けられる注意が，本当に脳内身体表現を反映するのかを明らかにするために，感覚情報に基づき向けられるボトムアップ型の注意なのか，それとも脳内身体表現に基づき手があると推定している場所に向けられているトップダウン型の注意なのかを調べた．もし，感覚情報に基づいた注意であるならば，この注意が脳内身体表現を反映しない単なる空間注意であり，脳内身体表現とは関連がないということになるからである．この目的のために，自分の手ではないダミーの手を自分の手であると錯覚させ，ダミーの手に注意が向けられているかを調べた．ダミーの手を自分の手であるように錯覚させるために，ラバーハンド錯覚を用いた．実験の手続きは，被験者の前に両手のゴム手を置き，一方のゴム手（左）にラバーハンド錯覚によって被験者自身の手のような錯覚を生じさせる．このとき，錯覚を生じさせる同期刺激と錯覚を生じさせない非同期刺激の 2 条件を設ける．次に，実験 1，2 と同様の設定で，左右ダミー手のどちらか一方に視覚刺激を提示

6.4 脳内身体表現と運動制御　183

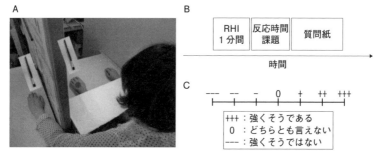

図 6.7　実験風景と実験の流れ

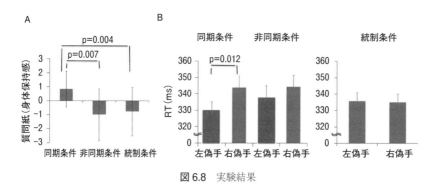

図 6.8　実験結果

する．

　また，触覚刺激を与えずに左右ダミー手において反応時間差がないかを調べる統制条件も行った．まずラバーハンド錯覚の質問紙の結果は，同期条件が非同期条件，統制条件と比較して，統計的有意にゴムの手を自分の手のように感じていた（図 6.8A）．反応時間の結果は，左ゴム手を自己の手のように感じる同期条件では，左ゴム手上の資格刺激の検出は，右ゴム手に比較して有意に短縮していた．一方，左ゴム手を自己の手のように感じない非同期条件では，左ゴム手と右ゴム手上への視覚刺激検出時間に有意な差を認めなかった．さらに，統制条件における左右の空間差も認めなかった（図 6.8B）．

　これらのことより，自己の身体ではないにもかかわらず，自己の身体のように錯覚していると，自己身体同様に注意が向けられることが明らかになった．このことは，ゴムの手が自己身体でないことから，この注意が視覚や体性感覚情報という感覚情報により駆動される注意ではなく，自己の身体であ

ると脳が認識している空間に対して注意が向けられるというトップダウン型の注意である可能性が高いと考えられる．そのため，この注意は，脳内身体表現を参照して手のある空間に向けられていることが示唆され，結果として，脳内身体表現を反映しているといえるだろう．このことは，ラバーハンド錯覚によりゴム手を自己の身体と錯覚したときに，目の前の物体にリーチング運動を行うと，実際の自分の手からではなく，ゴム手から物体までの運動軌道を生成してしまうという先行研究とも一致していると考えられる（Zopf *et al.*, 2011）．

### 6.4.3　片麻痺患者における身体特異性注意の低下

　健常者の実験により身体性注意は，脳内身体表現に基づき身体部位に注意を向けている可能性が示唆された．前に述べたように，慢性期脳卒中片麻痺患者における重要な問題である学習性不使用から生じる麻痺肢の不使用が，この脳内身体表現に大きく関わっていると十分考えられるが，その証拠がない．麻痺肢の運動機能が低下し，日常生活で患側肢を使おうとするも失敗したり，非常に時間がかかったりするようになる．そうすると，徐々に意識，無意識にかかわらず，麻痺肢は使いにくい四肢と学習し，あえて使わないように使用を制限することを学習することになるだろう．

　この学習がまさに学習性不使用である．学習性不使用が更に進むと，患側肢の不使用と健側肢の過剰使用が更に進み，その結果，使用頻度依存可塑性という学習の基盤となる脳の特性により，麻痺肢を制御する脳領域は縮小し，逆に，健側肢の運動制御に関与する領域は拡大することになるだろう．このような麻痺肢を使う必要がないという変化は，麻痺肢を制御しなくてもよいという脳の適応的な可塑的変化をも引き起こし，さらに，制御しなくなるということから麻痺肢の情報が不必要となり，脳内身体表現から麻痺肢の情報が消え，ますます麻痺肢の不使用につながるという負の連鎖が考えられる．この仮説に立てば，脳卒中患者の麻痺肢は，脳内身体表現に適切に表象されなくなり，身体特異性注意が向けられなくなることが考えられる．この麻痺肢がどの程度自己の身体の一部であるか，つまり麻痺肢がどの程度操作可能な対象であるのかということは，麻痺肢に向けられる注意量が反映しているだろう．そこで，我々は，身体特異性注意課題を脳卒中片麻痺患者に行い，

麻痺肢に対する身体特異性注意を計測した（Aizu *et al.*, 2018）．

　実験手続きは，健常者に行った設定をそのまま用いて，麻痺肢上に提示される視覚刺激とダミー手上に提示される視覚刺激の検出反応時間を計測し，比較を行った．計測は，発症後1年以上が経過した慢性期脳卒中片麻痺者で，右麻痺11名，左麻痺10名の計21名で行った．麻痺の重症度は，Stroke Impairment Assessment Set（SIAS）の指機能で最も重度の1Aから軽度の5，感覚障害は，触覚感覚と位置感覚において消失から異常なしも含んだ．損傷は出血と梗塞からなり，損傷部位は被殻，内包，視床などの皮質下の損傷に絞った．また，右麻痺患者と左麻痺患者の2群間には，平均年齢，平均発症経過期間，重症度で統計的有意な差は認められなかった．結果は，麻痺肢の位置にかかわらず，麻痺肢の視覚刺激検出反応時間はダミー手上の検出反応時間と有意な差は認められなかった（図6.9A）．左右の空間の検出反応時間差を見る統制条件においても，左右差は認められなかった（図6.9B）．

　さらに，麻痺肢に対する反応時間を健側肢に対する反応時間から引き，注意促進量として身体の注意優位性を示す指標として用いて，患者の身体特性との相関関係を調べた．その結果，注意促進量は，麻痺肢の重症度（SIASの指機能）と，発症からの期間の2つの変数との間に有意な相関を認めた．麻痺肢の重症度に関しては，重症度が高いほど注意促進量は小さくなり，発症からの期間に関しては，発症からの期間が長くなればなるほど注意促進量は小さくなった．

　以上の結果より，脳卒中片麻痺患者の麻痺肢に対する身体特異性注意は，ダミー手に向けられる注意量と差がないことから，麻痺肢が身体の一部として認識されていない可能性が示唆された．さらに，このような麻痺肢の状態は，麻痺肢の重症度が高く，さらに，発症からの期間が長い患者ほど，より顕著に注意量の低下を認めた．この注意の低下が，発症からの期間と有意な相関を認めたことは，この注意の低下が器質的な脳損傷から直接生じるものではなく，徐々に生じる学習性不使用などの学習から生じた可能性を示唆すると考えられる．麻痺肢の機能との相関を認めたことは，重症度が高いほど麻痺肢は使いにくいことを意味するので，このことも学習性が関与している可能性を強く示唆するだろう．よって，脳卒中片麻痺患者の麻痺肢への身体特異性注意は低下しており，その低下は学習性不使用による要因が大きく関

186　第6章　運動観察リハビリテーション

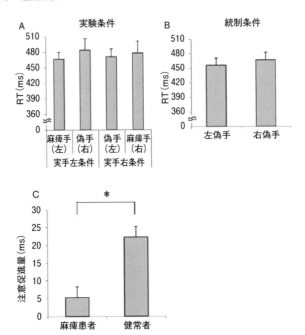

図6.9　脳卒中患者の身体特異性注意

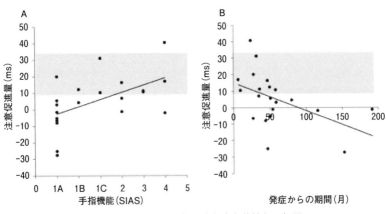

図6.10　身体特異性注意と患者特性との相関

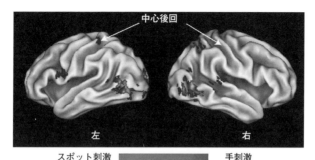

**図 6.11** 他者の手運動観察中の脳賦活

わることが示唆された．このように身体特異性注意を利用し，麻痺肢に対する注意量を定量的に測定することで，麻痺肢の身体化も同様に定量化することができ，より使える手の指標として用いることができる可能性が広がった．

## 6.5 観察・模倣運動

観察・模倣運動は，他者の運動をモデルとして，その視覚情報から運動情報を取り込んで，その情報を基に運動を作り出す運動である．そのため，どのような視覚情報を取り込んでいるのかということが重要となる．大内田らは，神経イメージング手法を用いて，手首の背屈・掌屈運動と円の物体が同様に運動するのを観察しているときに，脳賦活パターンにどのような違いがあるのかを調べた（Oouchida et al., 2004）．観察条件は，一人称視点の右手が掌屈と背屈する周期運動を観察する条件（手運動条件）と手が静止しているのを観察する条件（手静止条件），また手ではなくて丸い物体が上下に運動するのを観察する条件（物体運動観察条件）と物体が静止しているのを観察する条件（物体静止条件）の4条件を行った．物体の運動は，手運動条件の中指の運動軌道と一致するよう設定されている．その結果，物体の運動観察に特異的に賦活する脳領域（物体運動条件－物体静止画条件）は，運動視に関わる両側のMT野とブロードマン18, 19野であった．一方，手の運動観察に特異的に賦活する領域（手運動条件－手静止画条件）は，物体の運動観察に関わる領域に加えて，左ブロードマン2野に賦活を認めた．

188 第6章 運動観察リハビリテーション

この左2野において，手運動条件と物体運動条件中の賦活量を比較すると，手運動条件が有意に賦活量が高かった．また，この2野は，内藤らが行った手関節の伸筋腱への振動刺激により誘発される運動錯覚中に賦活する領域と一致していた（Naito *et al.*, 2005）．このことにより，この2野が自己の身体から運動感覚情報が入力される領域であり，他者運動の運動観察中にこの領域が活動していたということは，観察運動の運動感覚情報の予測または，他者運動のシミュレーションを行っていたことが考えられる．

### 6.5.1 模倣による視覚情報利用

では，このような運動観察から得られた他者運動の身体固有の視覚情報が，実際に観察者の運動制御に利用されているのだろうか？　この問いには，我々が経験した脳出血により運動前野に損傷を受けた患者の症例が非常に有益な情報を与えてくれる（大内田・出江，2010）．患者は40代女性で右運動前野から補足運動野にわたり脳出血により損傷を受けた．左上肢には麻痺の影響は認められなかったが，左下肢は足関節の底・背屈ができず下垂足になっており，随意的な制御はできなかった．しかし，損傷は一次運動野を含んでおらず，皮質脊髄路の損傷を評価するため拡散テンソルイメージング（Diffusion Tensor Imaging: DTI）を撮像し，fiber tracking を行い皮質脊髄路を描出した．その結果，足の運動を支配する一次運動野上部領域から脊髄への線維結合は，左右半球差なく描出が可能であった．この患側肢を制御する皮質脊髄路が描出可能であったことから，運動指令を脳から筋肉に伝える経路自体には問題がないが，どのような運動を行うのかという運動プログラムを作り出す領域が損傷を受けたことによって運動障害が生じていることが推測された．この患者に対して，足関節の底・背屈運動を2種類の方法で行ってもらった．1つは，運動する自分の足関節を見ながら，音に合わせて運動を行う条件と，HMD を装着し，自分の足が直接見えない状態で，HMD上に一人称視点の他者の足関節運動を提示し，その運動を模倣する模倣運動条件の2つである．運動中は，前脛骨筋と長腓骨筋の筋活動を筋電図にて計測し，足関節の可動量を電子ゴニオメーターを装着し計測を行った．運動は，各条件ともに10回の足関節の底・背屈運動を比較的ゆっくりとした速度で行い，自己観察運動条件から開始し，模倣運動条件を行った．

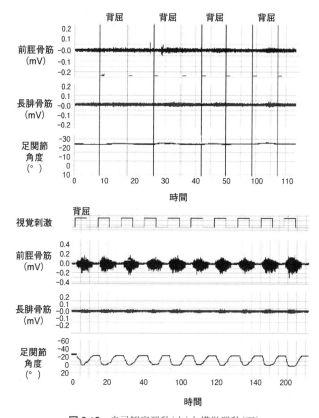

**図 6.12** 自己観察運動(上)と模倣運動(下)

　結果は，図 6.12 上段にあるように自己運動観察条件では，筋活動，運動角度とともにほとんど信号が計測できなかった．しかし，自己運動観察条件直後に行った模倣運動条件では，図 6.12 下段にあるように足関節の運動時に筋活動と足関節の運動が記録することができた．このとき，患者さんは，自分が足関節を動かしているという感覚はまったくなく，運動中のビデオを見せると驚いていた．

### 6.5.2　自動模倣とその抑制

　我々は，見た運動を必ず自動的に模倣してしまうと日常生活において非常に困難になるだろう．たとえば，他人が目の前で転倒したり，階段から落ち

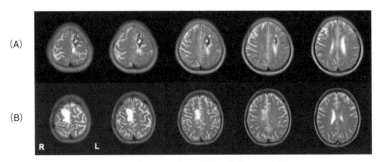

図6.13 左または右運動前野損傷の2症例

たりするのを見てしまい，自動的にその行動の模倣をしてしまうとまともに生活をすることができなくなる．そのため，おそらく我々の模倣運動システムには，不都合な運動を見た場合には，模倣をしないという行動を行う機能をもっているはずである．そこで，我々のグループは，脳の運動前野に損傷を受けた患者において，見ている運動に対して自動的に模倣を行うことは問題がないが，不一致の運動（非模倣運動）を行うときに問題が生じる症例に対して，心理物理的手法を用いた自動模倣課題により見出した（Suzuki et al., 2012）．実験では，左運動前野背側・内側部に損傷を受けた患者と右半球のほぼ同じ領域に損傷がある患者の2名に協力をしてもらった（図6.13参照）．

左運動前野損傷患者は，悪性腫瘍のため上記脳領域を切除，右運動前野損傷患者は，脳出血により損傷を受けた．両患者とも左右の上肢運動機能には麻痺などの顕著な運動障害を認めなかった．この2名の患者に，刺激反応一致性を利用した自動模倣課題を行った（図6.14参照）．

課題は，左右どちらかの手の視覚刺激がPCモニター上に提示され，できるだけ速く左手または右手でボタン押しをするという反応時間課題である．視覚刺激の手は，人差し指を伸ばしボタンを押す指の手の形をしており，その手の視覚刺激が，モニター上の中心点より左空間または右空間に出現する（図6.14参照）．実験条件として，視覚刺激の手に対して同じ手でボタンを押す一致条件と，視覚刺激とは逆の手でボタンを押すという不一致条件の2条件で行った．また，対照群として，年齢を合わせた健常被験者20名で同様の課題を行った．

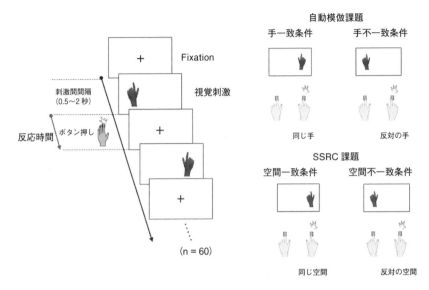

**図 6.14** 自動模倣課題と空間性刺激反応一致課題（spatial Stimulus-Response compatibility task：SSRC）

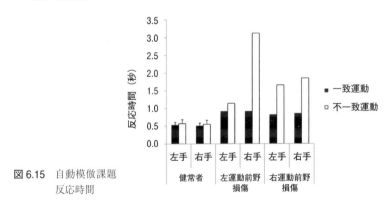

**図 6.15** 自動模倣課題反応時間

　その結果，対照群では，右手または左手で反応した一致条件と不一致条件間には，反応時間差が認められなかった．左運動前野損傷患者では，右手で行った不一致条件の反応時間が一致条件に比較し有意に延長したが，左手で行った一致条件と不一致条件間には有意な差は認められなかった．一方，右運動前野損傷患者では，左手と右手において不一致条件の反応時間が一致条

件と比較して有意な延長が見られた．2名の患者は，手にかかわらず一致条件の反応時間が健常者の一致条件の反応時間と差を認めなかったことから，ボタン押しという運動には脳損傷の影響はなかったと考えられる．また，健常者のデータから，見ている手に対して一致または不一致の手で行う運動は，ほとんど同じ潜時で運動が行えることがわかった．一方，左運動前野損傷患者では，損傷半球と対側の手で行う不一致運動のみが影響を受け，右運動前野損傷患者では，両側の手の不一致条件が有意に延長した．運動前野背側・内側の損傷が，自動的模倣には影響を与えず非模倣運動にのみ影響を与えたことは，自動的模倣を抑制する機構が存在すること，さらにこの処理が運動前野背側・内側部が関与していることを示唆しているだろう．ただし，2例の症例報告であり，損傷領域も広く厳密な領域を同定はできないことから解釈には注意が必要である．

### 6.5.3 観察・模倣運動の臨床応用

模倣運動は，新生児にも見られることから，生得的な運動の1つである．実際，母国語の獲得やさまざまな運動技能を観察し模倣することにより獲得しており，さらには，我々でもゴルフなどのスポーツを練習するときにも上級者のフォームを模倣することにより，その技能を獲得していく．このように模倣運動学習は，我々が運動技能などの学習に最も慣れ親しんでいる学習方法といえるだろう．そのため，運動学習を必要とするリハビリテーションにおいても非常に有効な学習手段である．ここでは，我々が行ってきた観察・模倣運動の臨床応用を紹介する．

#### （a）脳卒中片麻痺患者への応用

このように新生児から大人までと幅広い学習方法である観察・模倣運動学習は，脳卒中後片麻痺患者の運動障害のリハビリテーションにも有効であると考えられる．ただ，脳卒中後の片麻痺患者の運動障害は，非常に個人差が大きく，特に麻痺の重症度は介入を考える上で重要な要素である．このことは，運動学習において獲得しようとする運動技能がどの程度習熟しているのかという習熟度，つまり，まったく行うことができない初心者なのか，それともある程度その技能を行うことができる経験者なのかで，練習方法が大きく異なることと同じである．そこで，まず我々のグループは，慢性期脳卒中

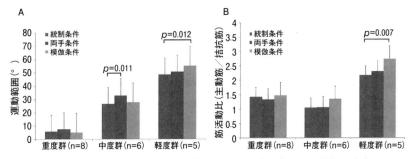

図 6.16 脳卒中片麻痺患者における模倣運動と両手運動時の運動範囲（A）と主動筋と拮抗筋の活動比（B）

後片麻痺者を Brunnstrom Stage により重症度を軽度（ステージ5：5名），中度（ステージ3〜4：6名），重度（ステージ2：8名）にグルーピングを行い，模倣運動と両手運動を行い，重症度によりそれぞれの運動がどの程度障害を受けているかを調べた．運動は，全指の開閉運動を繰り返し行い，示指の中手指節間関節（Metacarpophalangeal joint: MP関節）の関節運動範囲を電子ゴニオメーターで計測し，同時に総指伸筋，浅指屈筋の筋活動を計測した．また，筋電図の解析では，指の全指伸展と全指屈曲区間に分けて，それぞれの区間で主動筋と拮抗筋の筋電図を整流化し積分し，その値の主動筋と拮抗筋の比を運動の効率性の指標とした．運動条件は，HMDを装着し提示される一人称視点の麻痺肢の手指開閉運動を模倣する模倣運動条件と両手で同時に音に合わせて指の開閉運動を行う両手運動条件の2つである．また，統制条件として，麻痺肢を見ながら麻痺肢のみ運動を行う条件を設けた．

その結果，MP関節の運動範囲（角度）は，重度患者群では3条件で差がみられなかったが，中度患者群では，両手運動条件が統制条件に比べ有意に運動範囲の増加がみられた．一方，軽度患者群では，模倣運動条件が統制条件に比べて運動範囲の向上がみられた（図6.16）．また，運動中の筋電図においては，主動筋と拮抗筋の比は，軽度片麻痺群においてのみ模倣運動条件と統制群の間に有意な差を認めた．これらの結果は，まず運動の大きさという観点からみると，両手運動は中度運動麻痺患者において優位性を認め，模倣運動は軽度運動麻痺患者において優位性を認めた．一方，運動の効率性という観点では，唯一模倣運動のみが軽度運動麻痺患者において優位性を示し

た．誤解を恐れずこの結果を解釈すると，両手運動は，比較的重度で麻痺肢の運動が小さい患者において，本来ならばあまり関与の少ない筋などを動員して少しでも大きい運動を出力させていると考えられる．一方，模倣運動は，ある程度思い通りの運動が行える軽度運動麻痺患者において，主動筋と拮抗筋の筋活動比を主動筋有意に調節することにより，運動を大きくさせていたのだろう．両手運動と模倣運動は，共に重度運動障害患者の運動計測指標に影響を与えなかった．このことは，重度麻痺患者ではおそらく指運動や筋活動がそもそもほとんど見ることができないため，たとえ変化が見られたとしても非常に小さいと考えられる．そのため，これらの指標で他の群と比較するのは妥当ではなかったかもしれない．模倣運動が，主動筋と拮抗筋の筋活動パターンに影響を与えていたことからも，模倣運動では脳のミラーニューロンシステムの賦活を生じていた可能性が考えられる．ただし，その効果が筋活動に反映されるには，ある程度筋活動が出力されている必要性があるのかもしれない．重度運動麻痺患者や中度運動麻痺患者において，正しく模倣運動の効果を知るためには，より上位の脊髄や脳のレベルでの活動を調べる必要があるだろう．また，模倣運動後は，比較的痙縮による指の硬さが強くならない印象を受けた．逆に，両手運動後にはかなり指の硬さが見られる印象を受けた．

## (b) 運動障害への長期的介入

　一例ではあるが，交通外傷による完全弛緩性麻痺に対して，模倣運動を利用した介入を行った症例を紹介する（Oouchida and Izumi, 2012a; 大内田・出江, 2010, 2014）．通常，重度の運動障害である弛緩性麻痺に対しては，麻痺肢の筋活動も生じず，完全に弛緩しているため積極的な運動機能改善を目的としたリハビリテーションは難しい．特に，麻痺肢を動かそうとしてまったく動かないということを何度も繰り返させると，麻痺肢は動かすことができないということを強く学習し，学習性不使用（learned non-use）や何をやっても無駄であるという心理的な反応である学習性無気力（learning apathy）などの状態を導きかねない．そのため，不使用による拘縮の予防などを目的としたマッサージなどが行われることが多い．その点，模倣運動では，視線はモデルである他者運動に向けられており，自己手を直接見ることがないため麻痺肢の視覚フィードバックが多少制限されることになる．こ

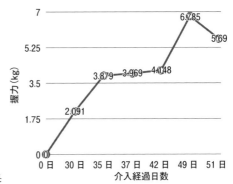

図 6.17 模倣運動訓練の長期効果

のため，学習不使用や学習性無気力などの学習が進行するのを遅らせることが可能となるだろう．さらに，HMDを用いれば，自己手の動きの視覚情報を完全に遮断することができるため，より上記の学習を抑制することが可能となるだろう．そこで，我々は，まず随意的な筋活動を生じさせることと麻痺肢の手指の握力を上げる目的で，力の模倣運動訓練を行った．課題は，モニター上に提示される一人称視点の手がスポンジボールを握る・脱力するという周期運動を観察しながら麻痺肢で模倣するというものである．このとき，麻痺肢の動きが見えないようにするため，麻痺肢を遮蔽板で覆った．麻痺肢には，電子握力計を握るように固定し，少しでも指に握る力が生じると計測できるようにし，主要アウトカムとした．介入時は，発症から半年をすでに経過しており，著明な自発的改善が生じることが期待できない状態であった．介入初期は，まったく麻痺肢の総指伸筋，浅指屈筋ともに筋活動がまったく見られず，握力も0kgであった．手指の動きや筋活動は見られなかったが，動画の握る・離すに合わせて，肘，肩，体幹に代償運動が見られた．この模倣運動課題は，毎日行われる歩行練習やストレッチを含む運動療法に加えて，1日約1時間程度行った．課題を継続すると，初期に見られた手指の運動に関係がない筋の過剰な収縮や運動努力が徐々に低下していった．さらに，継続することにより約1ヵ月後に徐々に筋活動が見られるようになり，握力も微力ながら生じるようになってきた．最終的には，課題の力発揮，脱力に合わせた伸筋と屈筋の活動が明瞭に見えるようになり，握力は，多少のばらつきは存在するものの，10kg程度出力できるようになった．以上のように発

症から6ヵ月経過し大きな自発的な改善が期待できない重度弛緩性麻痺の患者に対して，模倣運動訓練を数ヵ月間継続することにより，筋活動と握力に向上が見られた．

このことは，重度弛緩性麻痺患者においても学習が生じることを意味し，自己の運動が見えないことにより学習性不使用や学習性無気力などの負の学習を極力抑えることができ，訓練場面だけでなく日常生活での麻痺肢の使用量が増加したことによると考えられる．ただし，実際に麻痺肢の使用頻度を加速度計などの定量的計測，さらに，Motor Activity Log（MAL）などの質問紙による使用頻度の内省的変化などを捉えたわけではないので，さらなる検討が必要だろう．

## (c) 幻肢痛への介入

四肢切断後に生じる幻肢痛の減痛には，鏡を用いた鏡療法（Mirror therapy）が多くの先行研究より効果的であることが示されてきた．鏡療法は，Ramachandran により紹介され，鏡を健側肢と切断肢の間に置き，健側肢を鏡に映しながら，健側肢と幻肢で同じ運動（たとえば，上肢切断の場合には，指の開閉や手首の屈曲・伸展運動など）を行う（Ramachandran and Hirstein, 1998）．このとき，鏡に映る健側肢がまるで切断肢のように見え，両側肢で運動をしているように見せかけることにより，幻肢痛を減少させる方法である．切断肢が存在しているように見せかける鏡療法がなぜ幻肢痛を軽減させるのかは，まだまだ不明な点もあるが，1つの仮説として鏡療法により切断肢に対する視覚情報と体性感覚情報との不整合が解消されることが痛みの減少に関与しているというものである（Ramachandran and Hirstein, 1998）．四肢切断が生じた後，なぜか四肢が存在しなくなったという情報が脳で認識されず，依然として脳から存在しない四肢の筋肉へ運動指令が出力される．しかし，その運動指令を受け取る筋肉が存在しないため，運動が生じることがなく，当然運動指令に対応した感覚フィードバック情報が脳へ伝えられることがない．このように四肢切断後には，運動指令と感覚フィードバック情報との不一致が存在することになり，この不一致が，ある条件下で痛みに関与すると考えられる．ただし，現状では，なぜこのような不一致が痛みを生じさせるかは明らかではないが，1つの可能性として，幻肢痛と幻肢の状態との関係が考えられる．切断患者が幻肢痛を訴えるときに，痛みの

原因が幻肢の異常な姿位や状態であるという訴えをすることが多い．実際に，我々が経験したある下肢切断患者では，下肢の幻肢が真っ直ぐに硬直し，車椅子に座っていても，座面を突き抜け地面に接触していると訴えていた．そのため，車いすで移動しようとすると幻肢が地面と接触しているのでブレーキのように抵抗が生じて，その結果幻肢が地面に削られるような痛みが生じるというものである．また，よく知られている例では，切断肢に生じるclenching spasm と呼ばれる症状がある．この clenching spasm は，切断端部分に持続的な筋の強収縮が生じ，それに伴い幻肢に強い痛みを生じる．上肢切断の患者でこの clenching spasm が生じているときに，幻肢の手指を非常に強い力で握りしめ，爪が手掌面の肉に食い込んでいるために痛みが生じると訴える．このような患者に幻肢の指を開かせるように促すと少しではあるがその指が少し開き，それに伴い痛みが軽減することが報告されている（Ramachandran and Hirstein, 1998）．この状態で患者に鏡療法，鏡で健側上肢の指の開閉運動を行いその運動を鏡越しに見ることにより，幻肢の強く握りしめられた指が開き，痛みが劇的に軽減したとの報告がある（Ramachandran and Hirstein, 1998）．このように幻肢痛は，幻肢の状態と結びつけられた形で表現される場合が多い．このことから，幻肢の状態が痛みを引き起こしているという因果関係があるとはいえないが，幻肢痛には，脳の中の身体情報である脳内身体表現が関与していることが示唆され，脳内身体表現の異常，つまり歪んだ幻肢を動かそうとするときに，何かしらの警報としての痛みが脳から出されているのではないだろうか．そのため，鏡療法などは，幻肢への運動指令と視覚フィードバック情報の不一致により生じた脳内身体表現である幻肢の歪みに，擬似的な幻肢の視覚フィードバックを与えることにより，不一致が解消され歪んだ脳内身体表現が正常化し，痛みが軽減すると考えられる．このことを利用して，異常な幻肢の姿位や状態を正確に把握し，適切な幻肢の運動や視覚フィードバックを擬似的に返すことができれば，幻肢を正常化することが可能となるだろう．

　鏡療法は，上記のように幻肢に対して適切な視覚フィードバック情報を擬似的に脳に返すことにより幻肢痛を軽減させる簡便な療法であるが，実際に臨床において用いる場合にさまざまな問題も有している．まず第1に，鏡療法の効果には，非常に大きな個人間差があることである．特に幻肢が短くな

198　第 6 章　運動観察リハビリテーション

るテレスコーピングが生じている幻肢痛患者（Foell *et al.*, 2014）には効果が見られないとの報告もある．第 2 に，鏡療法には，統一した方法が規定されておらず，試行錯誤的に効果的な運動やその大きさ，速さなどを決定しなければならず，中には鏡療法後に幻肢痛に変化がないばかりか，逆に痛みが増強される場合もよく生じる．最後に，鏡療法は，鏡に映す健常肢が存在しない両肢切断患者には用いることができない．そのため，鏡療法の欠点を補うような新たな介入手法が必要となる．特に多肢切断の幻肢痛の場合には，非常に難渋することになる．そこで我々の，右股関節離断，左大腿切断，右上肢上腕切断の三肢切断患者の幻肢痛に対して，鏡を用いずに模倣運動を利用した多肢切断幻肢痛に対する幻肢痛軽減に成功した症例を紹介する（Oouchida and Izumi, 2012b; 大内田・出江，2014）．患者は，57 歳男性で道路工事現場において重機に巻き込まれ三肢切断に至った．幻肢痛は，右足関節に始まり，左足関節，時に右上肢にも痛みが広がるという三肢に幻肢痛が生じる場合があった．モルヒネを含む薬物療法もほとんど効果がなく，鏡療法も多肢切断のため適応することができなかった．そのため，鏡療法の効果機序と考えられる運動指令と感覚フィードバックの不整合を解消する方法を鏡以外で行えないかを検討した．その結果，模倣運動が以下の理由から鏡療法と同様の効果を期待できると考えた．

　模倣運動は，他者の運動を観察しながら同時に同じ運動を行う運動であり，一人称視点の他者の運動を完全に模倣運動が行えている場合には，観察している運動が動作者の運動と完全に一致することになる．そのため，自己の運動を視野に入らないようにすると，一人称視点で観察しているモデルとなる運動が，動作者の手の状態を示す，つまり，視覚フィードバック情報となりうるだろう．このような特性を利用すれば，幻肢で観察している運動の完全な模倣を行うことができ，観察運動が幻肢運動の視覚フィードバック情報となり，鏡療法と同様に運動指令と視覚フィードバック情報の不整合が解消できるだろう．ただし，このような状況は，観察している運動に対して，幻肢による模倣が完全に一致する場合のみであり，少しでも模倣ができなければ成立しない．実際，四肢切断患者では，幻肢痛が強い場合には，幻肢の可動範囲が非常に小さくなり，運動速度も非常に遅くなる場合が多い．そのため，模倣のモデルとなる他者運動を高速度カメラ（300 枚 /1 秒）で撮像し，自

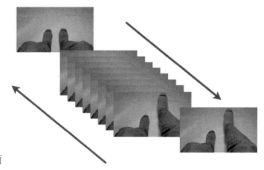

**図 6.18** 提示視覚動画

作ソフトウェアにより運動の速度と運動の範囲（可動範囲）を写真の提示時間と提示枚数を変えることにより制御し，遮蔽型の HMD を用いて提示した．

　提示した運動は，座位の右膝関節の屈曲・伸展運動から始め，次に，足関節の低屈・背屈運動，最後に，膝関節と足関節の同時運動という運動を行った．幻肢痛は，右足関節に強かったが，右足関節の幻肢はまったく動かすことができないということから膝関節から始めた．介入初期には，週5日で1日約1時間程度を行っていたが，週明けの月曜日に痛みが強くなるということから，週6日に増やした．最終的には，痛みがかなり軽減したことにより，痛みのあるときのみのオンコール介入に変えた．痛みの指標としては，長期的な介入であるため，主観的指標は基準が変化することが考えられたので，痛みが強いときに緊急用にモルヒネを飲む塩酸モルヒネ錠（10mg）の頓服回数を痛みの指標とした．その結果，介入開始後からモルヒネの頓服回数がかなり減少し，約半年後にはモルヒネの頓服と定期投薬を完全になくすことができた（図6.19左参照）．

　また，この観察・模倣運動の　幻肢痛への効果が，多肢切断のみの特異的な効果ではないかを確かめるために，単肢切断患者（右大腿切断）の幻肢痛にも行った．結果は，多肢切断同様に痛みが順調に下がり，介入半年後，幻肢痛は，日常生活でほとんど気にならないレベルにまで低下した．

　以上のことから，模倣運動時には，鏡療法と同様の幻肢に関する視覚情報と体性感覚情報との不一致が，観察している運動が幻肢運動の視覚フィードバック情報として機能し，不一致が解消され痛みが軽減したと考えられる．よって多肢切断患者，さらには単肢切断患者においても，一人称視点で提示

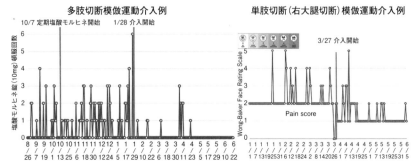

図6.19 介入による幻肢痛の変化

される他者運動の模倣が，幻肢痛の軽減に効果があることを示すことができた．ただ現時点では，テレスコーピングが生じている幻肢痛患者においても効果が見られるが，鏡療法との比較を行っていないために，その効果の優劣は不明である．

以上のように，発症から長期の時間が経過した慢性期に生じる脳卒中片麻痺患者の麻痺肢不使用に対して，脳の中の身体情報である脳内身体表現にアプローチすることで，使用頻度向上を目指す我々の取り組みを紹介した．現段階では，片麻痺者の麻痺肢が健側肢とは異なり身体の一部であるという認識が低下していることが示唆されるなど明らかになった点はあるが，まだまだ脳内身体表現に関しては明らかにしなければならないことが多く残っている．今後のさらなる研究により，慢性期の片麻痺患者において，麻痺肢がしっかりと自己の身体の一部であり，操作可能な対象であるという認識をもたせたうえで，運動機能回復のリハビリテーションを行うことにより，一時的な麻痺肢の機能回復ではない永続的な機能回復を生じさせることが可能であることを示していきたい．

## 参考文献

Bjorkman, A., Weibull, A., Olsrud, J., Ehrsson, H. H., Rosen, B., & Bjorkman-Burtscher, I. M.: Phantom digit somatotopy: a functional magnetic resonance imaging study in forearm amputees. *Eur J Neurosci*, **36**(1), 2098-2106. doi: 10.1111/j. 1460-9568. 2012. 08099.x

Duncan, P. W., Lai, S. M., & Keighley, J.: Defining post-stroke recovery: implications for design and interpretation of drug trials. *Neuropharmacology*, **39**(5), 835-841, 2000.

Foell, J., Bekrater-Bodmann, R., Diers, M., & Flor, H.: Mirror therapy for phantom limb pain: brain changes and the role of body representation. *Eur J Pain*, **18**(5), 729-739, 2014. doi: 10.1002/j. 1532-2149. 2013.00433.x

McGeoch, P. D., Brang, D., Song, T., Lee, R. R., Huang, M., & Ramachandran, V. S.: Xenomelia: a new right parietal lobe syndrome. *J Neurol Neurosurg Psychiatry*, **82**(12), 1314-1319, 2011. doi: 10. 1136/jnnp-2011-300224

Melzack, R., and Bromage, P. R.: Experimental phantom limbs. *Exp Neurol*, **39**(2), 261-269, 1973.

Oouchida, Y., Okada, T., Nakashima, T., Matsumura, M., Sadato, N., & Naito, E.: Your hand movements in my somatosensory cortex: a visuo-kinesthetic function in human area 2. *Neuroreport*, **15**(13), 2019-2023 2004.

大内田裕・出江紳一：脳卒中への応用：ミラーニューロンシステムと運動学習．総合リハビリテーション，**38**(2), 129-133, 2010.

Oouchida, Y., and Izumi, S.-i.: *Application of imitation learning for rehabilitation of stroke patients* (T. Yamaguchi Ed.). London: Imperial college press, 2012a.

Oouchida, Y., and Izumi, S.-i.: *Imitation movement reduces the phantom limb pain caused by the abnormality of body schema.* Paper presented at the Proceedings of 20121CME International Conference on Complex Medical Engineering Kobe, 2012b.

大内田裕・出江紳一：リハビリテーションにおけるミラーニューロンの臨床応用．*Brain and Nerve*, **66**(6), 655-663, 2014.

Oouchida, Y., Sudo, T., Inamura, T., Tanaka, N., Ohki, Y., and Izumi, S.: Maladaptive change of body representation in the brain after damage to central or peripheral nervous system. *Neurosci Res*, **104**, 38-43, 2016. doi: 10. 1016/j.neures. 2015.12.015

Raffin, E., Mattout, J., Reilly, K. T., and Giraux, P.: Disentangling motor execution from motor imagery with the phantom limb. *Brain*, **135**(Pt 2), 582-595, 2012. doi: 10.1093/brain/awr337

Ramachandran, V. S., and Hirstein, W.: The perception of phantom limbs. The D. O. Hebb lecture. *Brain*, **121**(Pt 9), 1603-1630, 1998.

Reed, C. L., Grubb, J. D., and Steele, C.: Hands up: attentional prioritization of space near the hand. *J Exp Psychol Hum Percept Perform*, **32**(1), 166-177, 2006. doi: 10.1037/0096-1523.32.1.166

Sedda, A., and Bottini, G.: Apotemnophilia, body integrity identity disorder or xenomelia? Psychiatric and neurologic etiologies face each other. *Neuropsychiatr Dis Treat*, **10**, 1255-1265, 2014. doi: 10.2147/NDT. S53385

Suzuki, E., Oouchida, Y., and Izumi, S.-i.: *Contribution of the dorsal premotor cortex in controlling response inhibition* (T. Yamaguchi Ed.): Imperial College Press, 2012.

矢野史朗：身体性システム科学の展開．計測と制御，**56**(3), 210-211, 2017.

Zopf, R., Truong, S., Finkbeiner, M., Friedman, J., and Williams, M. A.: Viewing and feeling touch modulates hand position for reaching. *Neuropsychologia*, **49**(5), 1287-1293, 2011. doi: 10.1016/j. neuropsychologia. 2011.02.012

# 第7章 身体失認・失行症のリハビリテーション ——身体意識の問題から捉える

## 7.1 身体失認の病態とメカニズム

### 7.1.1 定義と概念

　朝起きて，何気なくベッドから立ち上がる．その動作を提供してくれるのは私自身の身体である．リハビリテーション医療の対象者の中には，「この身体は私のものではない」と自己の身体を否認するケースが存在する．近年では脳損傷のみならず運動器疾患であっても身体意識が変容するケースが多く確認されている．

　私の身体が自分のものであるといった意識を身体保持感（sense of ownership）と呼び，その損失を基盤とした病態を身体失認（asomatognosia）と呼ぶ（Feinberg *et al.*, 2010）．身体失認は自己の身体に対する認知障害であり，「自己の身体を使おうとせず，無視し，意識しない状態」と定義されている．また，自己の身体を無視して行動するところに特徴があり，身体に対する無視症候群と称されることもある．

　身体失認は右利きの場合，原則的に右半球損傷で起こり，多く出現する身体部位は左上肢である（Vallar and Ronchi, 2009）．患者を観察すると行為に左上肢が参加しないことがたびたびあるが，言語を用いて促せば気づくことがある．したがって，完全に認知できないわけではなく，身体の無視症候群とすることが望ましい．しかしながら，身体意識の変容はケースによって異なり，自己の身体を他者のものと表出する身体パラフレニア（somatoparaphrenia）を呈するケースもあるように，症状が多彩であるため，身体失認とは身体意識の変容を包含した概念として捉えられている．

204　第7章　身体失認・失行症のリハビリテーション

### 7.1.2　特徴的な症状とサブタイプ

　身体失認は症候学的に身体失認と病態失認（anosognosia）に大別される．病態失認は「自分の病態に気がつかない」という事象である．Anton 型の病態失認，ウェルニッケ失語による病態失認，健忘症状による病態失認，左片麻痺に対する Babinski 型の病態失認など多岐にわたるが，ここでは身体意識の変容という観点から Babinski 型に絞って説明したい．Babinski 型の病態失認（以下これを病態失認とする）は片麻痺の存在を無視したり否認したりする症状である（Babinski, 1914）．病態失認患者は正常な手足があるかのように振る舞ったり，検査者からの問いかけに対してもそのように返答する．また，半身の運動障害を否認はしないが，これに対して無関心な態度をとる場合は病態無関心（anosodiaphoria）と称される．たとえば，「足は動かない」というものの，「歩ける」というケースがそれにあたる．

　身体失認は両側性と半側性に分類される．前者は左半球損傷によって出現し，両側性の身体部位失認，左右識別障害，手指失認といった Gerstmann 症候群を呈する．後者は右半球損傷によって出現し，病巣と反対側の身体認知が障害される症候であり，その症状は一側身体があたかも存在していないかのように振る舞う場面が動作上確認される．ここでは右半球損傷によって起こる病態に絞って解説する．

　身体失認はその特徴からサブタイプに分けられる．半側身体失認は検査者からの問いかけに対して「麻痺肢は自分のものとは思えない」と表する症状を基本（Feinberg *et al.*, 2010; Vallar and Ronchi, 2009）にして，それに行動観察の視点を加え，先に示した麻痺肢の存在がないように振る舞う症状（Feinberg, 1990）を含んだ病態である．一方，身体パラフレニアは麻痺肢を自分のものと認めないだけでなく，他者の身体（たとえば「夫（配偶者）の手」）等，他者のものであると主張するところに特徴があり，身体の自己帰属を否定する言動がしばしばみられる．たとえば，他者の手に帰属させた後，「自分の手はどこにあるの？」と問いかけると「家に置いてある」等，作話が確認されることがある．自己の身体を他者に帰属せず，物やペット等とみなし，それに話しかけたりする症状を麻痺肢の人格化（personification）と呼ぶ．また，麻痺肢に嫌悪感をもち，その身体を乱暴に扱ったり，切断を望むような意識を片麻痺憎悪（misoplegia）と呼ぶ．身体パラフレニア，麻

痺肢の人格化，片麻痺憎悪は病態失認とともに出現することが多い．一方，先に示した半側身体失認は無視症候群として捉えることができ，左半身といった身体内部空間の無視だけでなく，外部空間の左側を無視してしまう半側空間無視（unilateral spatial neglect）を合併していることが多い．

Hécaenら（Hécaen and de Ajuriaguerra, 1952）は，右半球病巣による身体失認を「片麻痺の無認知」「半身の無感知・無使用」「半身の喪失感」の3つに分類し，モデル化した．片麻痺の無認知とは先に示した病態失認を指す．その中核症状は片麻痺の存在の無認知，片麻痺に対する無関心，言葉による否認である．患者が自らの麻痺を自発的に否認することはなく，多くは検査者の質問によってその症状が確認される．たとえば，検査者の質問に対し，「麻痺はない」「どこも悪くない」「（手をあげてくださいの指示に対し）あげている」等，麻痺の存在を無視した返事を行うことがある．当初は片麻痺に気づかず否認をしているが，経過とともに片麻痺に無関心になることが多い．

一方，半身の無感知・無使用とは身体片側の忘却・不使用と捉える方がわかりやすい．これは身体片側に対する関心が低下している状態であり，それを存在しないかのように振る舞う現象である．たとえば，車椅子上で左手を車輪の外側に垂らしても気づかないといった現象を指す．また失行がないにもかかわらず，着衣の際に左手を袖に通さないこともみられ，行為としてあたかも左半身が存在しないかのように振る舞うのが特徴である．しかし，その身体を否認することはなく，他者に促されれば気づく．たとえば指示されれば右手で左上肢を触り自ら位置を修正できる．Frederiks（1985）はこれを「意識されない身体失認」と呼び，Freinbergら（Freinberg *et al.*, 1990）は「言語化されない半側身体失認」とした．一方，喪失感に関して，Frederiks（1985）は「意識される身体失認」とした．たとえばこれは，患者に問いかけると「この左手は私の手のように感じられない」「この左手は私の手ではない」「この左手は鉄板のようだ」等，患者自身の言葉で身体の変容を訴えることができる症状である．つまり，患者自ら喪失感あるいは変容感（重量感等）を意識できる．Critchley（1953）らは身体に対する無関心，片麻痺の病識欠如（病態失認），半側無視，そして半側身体意識の喪失（半側身体失認）に加え，半側身体の過重（変容感）を身体失認のサブタイプとして明記している．身体意識が変容することで，足が長く感じたり，腫れて

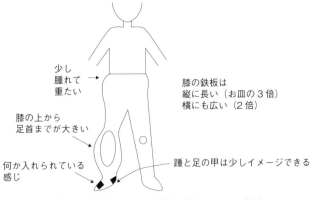

**図 7.1**　身体イメージが歪んだ CRPS の一症例
受傷した側の右下肢の大きさや長さの認知が歪んでしまっている.

いないにもかかわらず足が腫れているような身体意識を生み出すことがあり，このような身体の縮小や拡大といった変容感を訴える患者も多くみられる．また，身体が木や鉄板のように感じる異物感を訴える患者もみられる．こうした身体意識の変容は，脳損傷後の片麻痺患者で多く出現する．特に急性期にみられるが，片麻痺が改善するにつれて軽快する患者も少なくない．

　一方，こうした現象は脳損傷後だけでなく運動器疾患でもみられる．図 7.1 は膝部の骨挫傷といった軽微な外傷にもかかわらず不釣り合いな痛みを有する複合性局所疼痛症候群（complex regional pain syndrome: CRPS）患者の自画像である（Osumi et al., 2015）．このケースは腫脹，浮腫，炎症に関してはおおよそ改善しているものの，患部に何か異物が混入された身体意識が起こり，その身体を大きくかつ長く捉えてしまい，その歪んだ身体意識のために日常生活が困難となり，リハビリテーション医療の対象となった．CRPS 患者においては，自己の身体イメージの大きさは罹患期間に相関（Moseley et al., 2012）し，かつ痛みの主観的程度と相関する（Lewis and Schweinhardt, 2012）ことがわかっている．また，身体意識の変容は自己の身体の奇妙さのみならず，余剰幻肢（supernumerary phantom limb）として現れることもある．この症状は本来の身体とは別の身体があるように表現する身体意識のことであり，脊髄損傷や脳損傷後にしばしば出現する．このように身体意識の変容は，幻覚をもった形で現れることもあり，最近では，

これらは身体失認というカテゴリーというよりも，異常知覚と捉える方が望ましいと考えられている．

### 7.1.3 責任病巣とメカニズム

　患者が右利きの場合，おおよそ右半球損傷で身体失認は出現する．ただし，左半球損傷であっても体性感覚障害の重症度によって患肢が意識されないといった現象はみられる．

　上述した身体片側の忘却・不使用に関する病巣については，視床後外側腹側（VPL）核，右頭頂葉（白質線維を含む）が報告されている（鈴木他，1982; Committeri *et al.*, 2007）．一方，身体の喪失感については，重度の深部感覚障害と軽度意識障害のケースに起きることが多いとされ，頭頂葉性障害の関与や視床 VPL 核を中心とする病巣が指摘されている（森，1982）．Feinberg ら（2010）は，身体失認は側頭-頭頂葉を含んだ大きな病巣によって起こるものの，身体パラフレニアはそれに加え，眼窩前頭皮質の病巣が含まれることを示した．病態失認の病巣を調べた研究では，責任病巣として右頭頂葉を中心とした広範な皮質・皮質下領域が指摘されている．森（1982）らは，右下頭頂小葉，上・下前頭回を含む皮質・皮質下病変を起こしたケースにおいて病態失認が出現すると報告した．また Hier（1983）らも，右下頭頂小葉および側頭葉から前頭葉におよぶ広範囲な病変を病態失認の責任病巣として指摘している．いずれにしても，病態失認は病巣が大きい場合に起こりやすいと考えられている（Levine *et al.*, 1991; Baier and Karnath, 2008）．他方，右中心回，視床，内包病変が責任領域であるといった見解もある（Levine *et al.*, 1991）．こうした背景から，身体失認，病態失認ともに片麻痺の存在が必須であるといわれている．近年では，島皮質や運動前野が損傷した場合に出現することが報告されている（Karnath *et al.*, 2005; Baier *et al.*, 2005）．なかでも右島皮質の損傷を重要視する意見もある（Karnath *et al.*, 2005）．Klein（2013）らは島皮質を前部と後部に分け身体保持感の変容に関与している領域を限局化した．その結果，前部島皮質は認知的制御や意思決定といった機能を有しているが，後部には外受容感覚だけでなく内受容感覚も含めさまざまな感覚が入力されており，この領域に病巣をもつと身体保持感に変容を起こすと言及した．また，Bergen right left discrimination test

といった表示されるスティック人形の「左手はどちらか？（右手はどちら
か？）」の問いかけに回答する課題，つまり心的回転（mental rotation）を行
う手続きにおいて voxel-based lesion symptom mapping（VLSM）を行った
研究（van Stralen, 2017）では，身体の心的回転に障害を起こす共通領域は
島皮質と特定された．

　その他，急性期に多く出現する自分の手を見て自分のものではないと訴え
る limb misidentification の病巣を調べた研究では，右縁上回がその責任領
域 と 特 定 さ れ た（Antoniello and Gottesman, 2017）．ま た，Fossataro ら
（2016）は身体意識の変容がみられる 5 症例の損傷部位をマッピングした（1
名のみ左半球）．その結果，半球問わず上縦束（superior longitudinal fasci-
culus: SLF）が最も共通した損傷部位であることが示された．

　病態失認は運動や感覚障害が改善していくにつれて改善するケースも多い
が，最近になって病期別に病巣が検討されている（Moro *et al*, 2016）．病態
失認をもつ片麻痺とそうでない片麻痺を比較した結果，急性期の病態失認で
は，右半球のローランド溝弁蓋，島皮質，縁上回，SLF，弓状束に病巣が特
定された．これに対して慢性期の病態失認では，急性期よりも広い範囲で右
前頭-頭頂領域の損傷が確認された．加えて，身体保持感の損失を伴う病態
失認はさらに後方の領域の損傷も認められた．これらの結果から，慢性期に
おける病態・身体失認は，右半球の前頭-頭頂ネットワークに関連する広範
囲の損傷が関連することが考えられている．

　一方，身体パラフレニア患者は麻痺肢に痛み刺激を与えようとするシーン
を見せても皮膚コンダクタンスの反応がみられないことが確認されている
（Romano *et al.*, 2014）．そして，同研究において身体パラフレニア患者は放
線冠，内包後脚，線条体，尾状核，海馬，扁桃体に特異的な損傷が確認され
た．領域を見る限り，強い運動障害や認知・感情障害を伴うことが示唆され
る．

　これらを整理すると，右半球損傷によって左身体の運動・感覚障害が起き
ることを背景にしつつも，多種感覚情報を統合する下頭頂小葉，側頭-頭頂
接合部，そして島皮質に病巣をもつ，あるいはそうした後部頭頂葉から前頭
葉に至る経路を構成する白質線維の損傷に伴う右半球の前頭-頭頂ネットワ
ークの機能不全によって，程度はともあれ身体意識の変容を起こし，それに

より身体失認や病態失認が出現することが考えられている.

　運動器疾患後にCRPSを生じたケースでは脳損傷はないにもかかわらず，多種感覚統合領域である右頭頂葉の機能不全が確認されており（Vartiainen *et al.*, 2008），今日ではCRPS患者の身体意識の変容は脳の機能不全であることが自明となっている．ゆえに，CRPS患者に対するリハビリテーションは，脳損傷者と同様のアプローチを施行することが望ましいことが提言されている（Bailey *et al.*, 2013）．加えて，重症CRPS患者では自己の身体の切断を望むケースが少なくないが，切断を求める部位では，皮膚コンダクタンスが上昇することが確認されている（Brang *et al.*, 2008）．皮膚コンダクタンスの上昇は随意的にはコントロールできない自律神経反応によるものである．この研究では，自律神経反応が生じた理由から，島皮質の活動異常が切断願望の要因と考察している．近年になって，切断願望者は右頭頂葉，右前部島皮質に形態学的変化が生じていることが示されている（Hilti *et al.*, 2013）．いずれにしても，身体意識に関与する領域の機能不全あるいは過活動が原因となっていることが示唆されている.

### 7.1.4　身体意識の問題から捉えたメカニズム

　身体保持感とは「この身体は私の身体である」という身体に関する意識のことであるが，それは視覚や触覚などの異種感覚の統合により生成されると考えられている（Longo *et al.*, 2008）．図7.2はBotvinickによって紹介されたラバーハンド錯覚である（Botvinick *et al.*, 1998）．これは，目の前のラバーハンドと本物の手に同時に触覚刺激を与える手続きによって，ラバーハンドがまるで自分の手のように感じてしまう錯覚のことである．この際見ているラバーハンド，感じている本物の手に対する刺激が時・空間的に一致することが錯覚の条件となる．すなわち，視覚と体性感覚のフィードバックの時空間的一致によって，ラバーハンド錯覚が起きる．こうした結果は，非身体への知覚転移を起こすことから，触視覚の同期によって生み出される現象として捉えられている.

　右半球損傷後に身体保持感を損失した症例に対して，ラバーハンド錯覚実験が行われた結果，非麻痺側手と麻痺側手ともに触視覚同期条件では錯覚が生じる一方，触視覚非同期条件では非麻痺側手では錯覚が生じないものの，

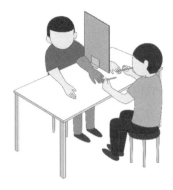

**図 7.2** ラバーハンド錯覚
　本物の自己の左手は衝立で隠され視覚的に確認できない．ラバーハンドに触覚刺激が入れられているのを目視しつつ，自己の本物の手に触覚刺激がされ，それらの刺激が時間的に同期するとラバーハンドが自分の手のように錯覚しはじめる．

麻痺側手では錯覚が生じることがわかった（van Stralen *et al.*, 2013）．この患者は自分の左手を父親の手と感じる身体パラフレニアを呈していた．触視覚非同期にもかかわらず，ラバーハンドに身体保持感の錯覚が生じたことは視覚-体性感覚の統合機能が低下していることを示唆している．最近になって健常者と pathological embodiment のある（身体保持感を損失している）患者とない患者でラバーハンド錯覚実験が行われているが，この研究においても pathological embodiment を呈するケースは触視覚非同期条件で錯覚が起こり，他の 2 群よりも主観的な錯覚度合いが有意に大きいことがわかった（Fossataro *et al.*, 2017）．また VLSM 研究において，身体保持感の損失は右側頭-頭頂領域の損傷と関連しているのに対して，ラバーハンド錯覚の生じやすさは，身体保持感の損失と関連した領域よりも前方の右前頭-頭頂ネットワーク（弁蓋部，下前頭回を含む）の損傷によることが確認されている（Martinaud *et al.*, 2017）．Ronchi ら（2017）は麻痺手に対して無視症状を示すケースにおいて，自己身体への無視症状の改善と並行してラバーハンド錯覚の生じやすさが変化するかを調べた．その結果，身体の無視症状の改善前は触視覚が非同期であるにもかかわらずラバーハンド錯覚が生じやすかったのに対して，改善後はラバーハンド錯覚が生じにくくなることがわかった．こうした研究によって，身体の無視症状は注意障害だけでなく，身体意識の変容が含まれていることが示唆された．身体保持感の惹起が触視覚の時空間的統合によって生まれるのであれば，その所有感の損失はそれら統合の機能不全によって起こる．身体失認を呈したケースの損傷領域はおおよそ右半球

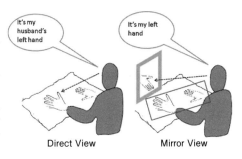

**図 7.3** 身体パラフレニア患者における一人称視点と三人称視点における観察時の身体保持感の違い

患者では Direct View である一人称視点のときに「夫の手」といい，Mirror View である三人称視点のときに「自分の手」と述べた．

の側頭-頭頂領域から前頭領域に至る場所および経路であり，その損傷によって視覚-体性感覚の統合機能（特に時間性の一致）に不全が起こると，身体の喪失感が生じると考えられる．

　自己の身体の損失でなく自己の身体を他者に帰属してしまう現象を身体パラフレニアと呼ぶが，このような病態をもつ患者に対して図 7.3 のように一人称視点で手を見るとき（Direct View）と，鏡を介して三人称視点で手を見るとき（Mirror View）の 2 条件で身体保持感が変化するかどうかを調査した研究（Fotopoulou et al., 2011）では，身体パラフレニア患者では，Direct View 条件（自分の手を直接見る条件）において「夫の手である」と配偶者の身体と答えたのに対して，Mirror View 条件（目の前の鏡越しに自分の手を見る条件）では自己の身体と答え，三人称視点で手を観察するときに身体保持感が惹起されることが明らかになった．このような現象は，身体保持感の責任領域の 1 つで主要な前頭-頭頂ネットワークを担う右頭頂葉に損傷があっても，extrastriate body area（EBA）等のサブシステムが反応することによって生じると考察されている．EBA は有線外皮質身体領域と日本語訳するが，この領域は自己や他者の身体部位の写真を観察したときに働く．一人称としての自己に関与する右前頭-頭頂ネットワーク，三人称としての自己にも関与する EBA，ヒトが自ら鏡で自分の身体を観察した際，今ここに実際にある一人称の身体，そして鏡の中に存在する三人称の身体，いずれも自己であるといったメタ意識を働かせることができるのは，前頭-頭頂ネットワークを構成する頭頂葉と EBA が機能的に連結しているからといえる．まとめると，前頭-頭頂ネットワークが損傷を起こし，EBA のみが作動していると，三人称の自己のみが残存し，その結果，身体パラフレニア

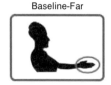
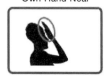
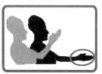

**図 7.4** 瞬目反射と身体意識の関係を調べた実験条件

Baseline-Far：基本条件．Own Hand Near：自己の身体が顔の近くにある条件．Alien Hand Near：他者の手が自己の顔の近くにある条件．

Embodiment 異常ケースでは Alien Hand Near でもコントロール群に比較して瞬目反射の振幅が増大した．

が生じると考えられる．

最近になって hand blink reflex といった瞬目反射検査を用いて身体意識の変容が調べられている（Fossataro et al., 2016）．この研究は身体意識の変容（embodiment 異常）を起こした5症例を対象にして3条件で実験が行われた（図7.4）．hand blink reflex は脅威を感じているときに振幅が高くなるため，痛み刺激が与えられている手を顔に近づけるとその振幅が大きくなる．embodiment 異常のケースでは特徴的なことに，他者の手が自己の顔の前にある条件（Alien Hand Near）でも hand blink reflex の振幅が高くなることが確認され，embodiment 異常の者は自他の区別ができていないことが生理学的指標によって示された．

患者の上肢の不動期間が継続すると運動閾値が上昇し，これによりラバーハンド錯覚が生じやすくなる報告がある（Burin et al., 2017）．この研究では7日間のギプス固定を行い，その後，経頭蓋磁気刺激（transcranial magnetic stimulation: TMS）で運動閾値を測定しているが，結果として，上肢の不動によって運動閾値が増大し身体保持感が失われることがわかった．脳損傷後は，運動障害が継続してしまうことがほとんどである．加えて，運動器疾患でも固定が余儀なくされるケースがある．こうした不活動期間が身体保持感の低下を引き起こすと考えられている．一方，脳損傷患者では体性感覚障害を有しているケースがほとんどであり，感覚-運動の不協応が影響していることも考えられる．最近になって脳卒中後の余剰幻肢について症例が検討されているが，余剰幻肢の出現は遠心性コピー情報と急性期における感

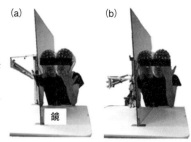

**図 7.5** 空間的不一致を生じさせる実験モデル
(a) 一致条件（運動意図，体性感覚，視覚情報が一致）肘屈伸運動を同じ方向に左右対称に行う．
(b) 不一致条件（運動意図，体性感覚に対して視覚が不一致）一側の肘関節を曲げた際，もう一方の肘関節は非対称の運動になるように伸ばす（非対称の関係になるように屈伸運動を繰り返す）．

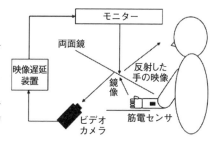

**図 7.6** 映像遅延システムを用いた実験モデル
自分で動かした手が時間的に遅れて映し出される細工がなされている．こうすることによって，感覚-運動に不協応を生じさせることができ「思い通りに動かない」という状況を仮想的につくりだすことができる．

覚フィードバックの不一致によるものと考えられている（Kim *et al.*, 2017）．加えて，コネクティビティ解析を用いて脳卒中後の余剰幻肢を調べた研究において，左上肢に余剰幻肢を起こす症例では右半球の補足運動野／運動前野と視床のコネクティビティが欠損していることが確認（左半球ではそれが正常）され，これによって感覚-運動の不協応が起こるのではないかと考察されている（Bourlon *et al.*, 2017）．我々は上肢運動に空間的な不一致を作成（図 7.5）し，その運動を繰り返させることで視覚-運動の不協応を起こさせると，身体の重さの変容，奇妙さ，余剰幻肢等，被験者によって異なるさまざまな異常知覚を生み出すことを明らかにした（Katayama *et al.*, 2016）．この際，視覚-運動の不協応によって出現する異常知覚に関連する脳領域が頭頂葉であることが確認された．また，我々は図 7.6 のような時間的な視覚-運動の不協応も作成した（Osumi *et al.*, 2017）．この実験は時間遅延を徐々に延長させるところに特徴がある．結果として，自己の運動に対して遅延した視覚フィードバックを起こすと自己の身体を重く感じてしまい，加えて身体の喪失感が生じることが明らかになった．また，遅延延長が進むにつれて，そうした異常知覚の程度が高まることも明らかになった．加えて，遅延延長

214　第7章　身体失認・失行症のリハビリテーション

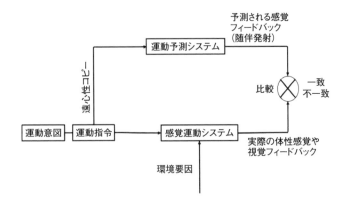

図 7.7　身体意識に関与する comparator モデル

　運動指令により運動が実行されることで，感覚運動システムが作動し，それに伴い感覚フィードバックが生じる．この際，視覚や体性感覚が脳内に情報としてフィードバックされる．一方，運動指令が起こると運動指令のコピー（遠心性コピー）が作られ，予測される感覚フィードバック（随伴発射）が生まれる．この予測と実際の感覚フィードバック間，あるいは視覚と体性感覚の情報間に食い違い（不一致）が起こり，それが継続すると，身体の重さの知覚の変容，身体の喪失感等を起こす．運動指令に伴う遠心性コピー情報により運動の予測システムが作動する．これに基づき，感覚フィードバックの予測がはたらく．一方，運動指令に伴い皮質脊髄路が発火し，運動が起こり，実際の感覚フィードバック情報が脳に回帰してくるが，この際，予測情報と実際の情報を比較照合し誤差を検出する．誤差が検出されれば，誤差修正が行われ運動プログラムを変えていく．最終的に誤差が検出されないプログラムは残り，それがフィードフォワード制御に役立てられる．

に伴い主動作筋活動の低下ならびに運動の緩慢化が確認された．Weiss ら（2014）は同様の遅延視覚システムを用いて，視覚-運動の遅延を実験的に起こすことで皮質脊髄路の興奮性の低下を運動誘発電位（motor evoked potential: MEP）から確認している．このような実験結果は「意識される身体失認」を説明することができる．すなわち，コンパレータモデルにおける予測と結果（フィードバック）の間に不一致が生まれることによって，身体の喪失感あるいは変容感（重量感など）を意識的に惹起させてしまうことが考えられる（図 7.7）．

　病態失認は急性期にみられることが多いことから，「confusion（意識の混乱）」によるものとする意見があるが，慢性期になっても病態失認が残存するケースも存在することから，この説だけでは不十分である．病態失認と合併することが多い身体パラフレニアは先に説明した自他区別に関わるメカニ

ズムが破綻をきたしている説が現在のところは有力である．一方，病態失認は運動意図に障害が起きているといった説も存在している．予測と結果との間に不一致が生じると，先ほど示した身体意識の変容に気づく．このメカニズムが駆動することで運動が麻痺していることに気づく．これが「意識される身体失認」である．これに対して，病態失認は「意識されない身体失認」であることから，図 7.7 の運動意図が生じず，それにより予測と結果の比較照合過程が生じないことから不一致が生まれないので，結果として運動麻痺が認知されないといった仮説が提案されている（Gold *et al.*, 1994; Heilman *et al.*, 1998）．しかし，Fotopoulou ら（2008）は運動意図の減退というより，運動意図・予測と運動結果を統合するプロセスにおいて，比較装置の機能不全が病態失認を引き起こすことを実験から見出した．彼女らは患者の本物の左手を見えないように配置し，視覚的に確認できる場所にラバーハンドを置き，ラバーハンド錯覚を生じさせた後，患者に「左手をあげて」と指示し運動意図を生じさせた．その結果，ラバーハンドは動いていないにもかかわらず「動いた」と答えるケースの存在を報告した．この結果から，彼女らは，病態失認は comparator モデルにおける比較装置が作動しないことにより，先行する運動予測情報の優位性が病的に強調されてしまう結果生じると考察した．加えて，Garbarini ら（2012）は病態失認患者に対して，麻痺肢で円を描いて健肢で直線を描くように指示すると，麻痺肢は動かないにもかかわらず健肢で描く直線が楕円形に歪んだことを報告しており，麻痺肢の運動意図が健肢の直線運動へ干渉したことを明らかにしている．このことからも，病態失認患者には正常な運動意図が残存しているにもかかわらず，麻痺肢が動いていないという結果を比較する機能の障害であることがわかる．

　いずれにしても，自己の身体の喪失感等，「意識される身体失認」は，比較装置が働くものの運動予測と結果の不一致が増強あるいは継続されることで起こり，病識の欠如や自他区別の障害といった「意識されない身体失認」は比較装置が働かないことで起きると考えられている．

## 7.2 身体失認の評価とリハビリテーション

### 7.2.1 評価手法とそのあり方

　身体失認の評価では，行為や動作を観察することでその現象を捉えることが一般的である．加えて，質問紙表を用いてその病態を定量化する．Bisiach ら（1986）は，仰臥位の患者に「右手で左手を触れてください」といった指示を与え，患者の反応からスコア化する身体失認の評価法を考案した．この評価は4段階からなり，スコア0（左手に正確に手を伸ばす），スコア1（左手に正確に届くが探索がみられる），スコア2（左手に届く前に探索を止める），スコア3（左手に向かう動きがみられない）といったように運動から重症度を判定するものである．一方，身体・病態失認の診断・評価で重要なことは，自己の状態についてどのように感じているかを直接的あるいは具体的に聴取することである．Feinberg ら（2000）は病態失認の評価法として表7.1のような質問紙表を完成させた．この質問紙表では，たとえば，左空間に垂れ下がった麻痺肢を見させその状態を問いかける．それでも，麻痺を認める返答がみられない場合，右空間で麻痺肢（左手）を見させ同様の質問を行う．最後に右手で左手をつかませ，この左手はおかしくないかを問う．病態失認患者は麻痺を否認し「手は動きます」「どこも問題ありません」等と返答する．手をあげることを指示した場合にも，「あげています」と答え，あがっていないことを指摘しても「疲れている」等，なんらかの理由を述べ麻痺を認めようとしないといったような手続きによってその病態を質的に捉え，それをスコア化する方法である．

　日常生活上の無視の有無を評価する方法としては，CBS（Catherine Bergego Scale）（Bergego *et al.*, 1995）を用いる．この評価法は半側空間無視を把握するために開発されたものであるが，客観評価（検査者による）と主観評価（患者による）に分けて採点を行うところに特徴があり，客観評価と主観評価の差分によって無視症状に対する病態失認の程度をスクリーニングできる．

　一方，患者に自己の身体像を描いてもらう身体描画を用いることもある（図7.1）．また，質問紙の理解が困難な者には，触られた身体部位をイラストで描かれた身体上やマネキンに対してポインティングで示させる方法が用

7.2 身体失認の評価とリハビリテーション　　217

**表7.1**　病態失認の評価

| 1 | どこか力の入らないところはありますか？ |
|---|---|
| 2 | あなたの腕に何か問題がありますか？ |
| 3 | あなたの腕に何か異常があることを感じませんか？ |
| 4 | 前と同じように腕を使うことはできますか？ |
| 5 | 腕が使えなくなって心配なことはありませんか？ |
| 6 | あなたの腕の感覚は正常ですか？ |
| 7 | あなたの主治医は，あなたの腕に麻痺があるといっていましたが，あなたはそう思いますか？ |
| 8 | （検者が左空間で左手をあげてから下して），（左手が）力が入らないようだが，あなたはそう思いますか？ |
| 9 | （検者が右空間で左手をあげてから下して），（左手が）力が入らないようだが，あなたはそう思いますか？ |
| 10 | 右手を使って左手を持ち上げてください．左手に力が入りにくいところはありませんか？ |

各質問に対する回答を以下の3段階で評定し合計点を算出する．
0点：障害を自覚している　0.5点：障害の一部を自覚している　1点：障害を自覚していない

いられている（Mattioni and Longo, 2014; Asano and Morioka, 2017）．さらに簡便な方法として Fluff test も考案されている（Cocchini *et al.*, 2010）．Fluff test は患者の身体の体幹正中の左右に3個ずつ，両下肢に6個ずつ，左上肢に6個の合計24個の直径2cmの円形ステッカーが取り付けられ，患者は閉眼状態で右手を用いてすべてを取り外すよう要求される．自己の左身体に無関心な患者では左部分のステッカーを取り外すことに困難を示す．加えて，前述したようにラバーハンド錯覚を用いて，触知覚が非同期にもかかわらずラバーハンドに錯覚が惹起するかを確認する検査も徐々に認知されつつある．

### 7.2.2　既存のリハビリテーション手法の考え方

　身体失認に対する確立したリハビリテーションはなく，治療エビデンスも十分でない．しかし，半身の忘却・不使用を症状の中核にすることから，日常生活でその使用を促すことが原則的なアプローチである．言語指示によって忘却肢の使用を促し，行為・動作の際に常に声をかけ使用を促すことにより意識化させる．麻痺側の使用を積極的に促す constraint-induced movement therapy（CIMT）は，麻痺の回復に加え，麻痺肢の生活上での使用頻度を増やす効果が報告されている（Wu *et al.*, 2007）．身体使用の促進という

点では両側身体活動を増やすことも1つの方法であり，一側肢のみでは成立しない，たとえば両手把持が必要な歩行器を使用した歩行練習等がそれにあたる．

　病態失認は急性期に強く出現し，その後自然回復する例が多いことから，これまで積極的にリハビリテーション手法が開発されてこなかった．半側空間無視の治療に用いる前庭刺激が病態失認を一時的に改善させることが報告（Cappa *et al.*, 1987）されたが，その効果や持続性について一定の見解は得られていない．しかし，近年，右前頭-頭頂ネットワークの広範囲損傷によって身体パラフレニアが出現したケースに対して左側に caloric vestibular stimulation（CVS）を行ったところ，麻痺肢に対して空間性の注意が促進され，それによって身体パラフレニアが改善したことが報告されている（Salvato *et al.*, 2016）．また，身体パラフレニア患者の安静時脳活動を計測し，頭頂領域と視床の機能的コネクティビティを調べたところ，それらの間のコネクティビティが弱いことが確認され，左 CVS 後にそれらコネクティビティを確認すると強まることがわかり，そのコネクティビティの強化によって身体パラフレニアが改善するといった報告もみられる（Spitoni *et al.*, 2016）．しかしながら，こうしたケースは身体意識の変容が改善したというより，空間性注意が改善することによって症状が軽快したモデルと考えることができる．

### 7.2.3　身体意識の問題から捉えたリハビリテーション

　適切な周波数（80 Hz）の振動刺激を腱に加えることによって，骨格筋内の筋紡錘からの Ia 求心性線維が活動し，その筋が伸ばされているかのような筋長の情報が脳へ送られることで，あたかも自分自身の手足が動いているような運動錯覚が惹起されることがある（Naito, 2004）．Naito ら（2007）は自己の腱に振動刺激を加えると，左右肢関係なく右半球の下頭頂小葉，そして左右半球の下前頭回（BA44/45）が活性化することを報告した．Roll ら（2012）は健常者に対して手・指を固定して5日間の不動をつくり，固定期間中に振動刺激による運動錯覚を生じさせ，固定除去時に除去前の手の実運動中の脳活動を fMRI で比較した．その結果，運動錯覚群では一次体性感覚野，一次運動野，下頭頂小葉，補足運動野，背側運動前野の活動低下が認め

られず，非錯覚群では運動は起こるもののそれらの領域の活動が固定後に減弱化していたことがわかった．固定等の不動により，約4～5割程度の運動器疾患において，CRPSあるいは通常であれば痛みを起こさない非侵害刺激に対しても痛みを生じてしまうアロディニアの発生頻度が高まることが示されている（Allen *et al.*, 1999; Classification of chronic pain, 1986）．我々は橈骨遠位端骨折患者を対象に振動刺激を行い，その効果を検証するために準ランダム化比較試験を行った．結果，手関節総指伸筋腱に振動刺激を加え運動錯覚を生じさせた群は非介入群に比較して主観的疼痛強度が有意に減少（Imai *et al.*, 2016），そして手を用いたADLの改善をもたらすことが明らかになった（Imai *et al.*, 2017）．このように早期から運動錯覚を惹起させ身体意識の変容を予防することは，痛みの慢性化を予防する意味で有用なアプローチとなるであろう．

Moseleyら（2008）は，2点識別閾値の低下を示し身体意識が変容したCRPS患者に対する治療目的で皮膚触覚識別課題を開発した．これは手の痛みを有する患者を対象に，手背部に間隔をあけて1～5までの番号を記し，その番号に対して触覚刺激を行い，番号が記入された手背部の写真と照合しつつ，どこに刺激されたかを識別する課題である．単に触覚を刺激するだけでは知覚向上に貢献しなかったものの，触覚刺激位置を識別させるように介入し，それを継続すると2点識別距離が縮小，すなわち知覚が向上し，それに伴い痛みが減少することが明らかになった．我々もアロディニアを有し，触覚性の痛みを有する下肢のCRPS患者に対して，下肢に対する触覚識別課題（この場合はクッションを対象部位に当て，その位置を言語で同定させる課題）を用いて介入したところ，接触された位置が同定できるようになり，痛みの軽減ならびにアロディニアの症状が改善することを報告した（Osumi *et al.*, 2015）．これらの介入には，触っているか否かを検出する感覚水準である「触覚の検出（tactile detection）」だけでなく，触っている場所を同定する知覚水準である「触覚部位の同定（tactile localization）」，そして，触れられている場所と触れられていない場所を区別することで身体全体を表象する水準である「サイズ・形態の判断（body size/shape representation）」の3つの水準（Ferrè *et al.*, 2013）を活性化させる手続きが含まれており，そうした手続きを経ることが身体意識の改善に関与すると考えられている．加

えて，触知覚の統合プロセスも介入手続きに含まれている．

感覚運動表象水準における身体保持感の生成には，触知覚の統合だけでなく触覚刺激の予測の情報（時間的タイミング）も重要である（Synofzik *et al.*, 2008）．近年，身体パラフレニアや片麻痺憎悪を呈する症例に対して，自己の身体にセルフタッチさせることで身体保持感が改善することが示されているが，この際，自己の身体にセルフタッチするだけでなく，他者の身体やラバーハンドにセルフタッチすることでも，触れる手に身体保持感が惹起されることが確認されている（van Stralen *et al.*, 2011）．すなわち，触れる手は行為としての意図があり，こうした意図に基づいた触覚のタイミング予測によって身体保持感が起こるのではないかと考えられている．現に，右半球損傷者では感覚フィードバックを時間的にずらすと，セルフタッチによる知覚向上が認められないことが明らかにされている（White *et al.*, 2010）．運動意図が起こると触覚の時間的な予測が生まれるが，その予測が身体保持感を生み出す要因ではないかと考えられている．先に EBA が活性化することで自己の身体を他者化してしまう特徴があることを示したように，自己の身体にどのようなタイミングで触覚が生じるかといった予測情報が自己身体としての保持感の惹起に貢献していると考えられている．

乳児期におけるセルフタッチは，自己の身体保持感を生成するうえで重要な役割を担うと考えられている（Schütz-Bosbach *et al.*, 2009）が，自己の身体を利用して能動的に接触する手続きが身体保持感を惹起させる要因であり，触れる手と触れられる手の対応関係によって身体保持感が成り立ち，それが視覚と統合されることで自己の身体意識が獲得されていくと考えられる．ゆえに，臨床では行為の結果としての知覚の時間的一致が重要である．加えて，身体保持感を高めるには，視知覚の一致とそれを絶えず繰り返すことによって無意識化させることが重要であると考える．こうした手続きに加えて，罹患期間が長くなれば身体意識を生成する神経ネットワークに関与する領域の不活動が遷延化している可能性もあるため，適宜 TMS や経頭蓋直流電気刺激（transcranial direct current stimulation: tDCS）等のニューロモデュレーションテクニックを施行（Gandola *et al.*, 2014）し，ハイブリットなリハビリテーションアプローチを介入していく必要があろう．

## 7.3 失行の病態とメカニズム

### 7.3.1 定義と概念

　朝目覚め，服を着替え，朝食を食べ，そして会社にあるいは学校に通う．これらは行為の一例だが，こうした行為の連続によって日常生活が成り立つ．行為障害の1つに失行（apraxia）がある．失行は「学習された（習慣化）意図的な行為を遂行できないこと」と定義され（Liepmann, 1920），主に脳卒中後にみられる高次脳機能障害の1つとして捉えられている．失行は上肢によく出現するが，特に，道具の操作は目的をもつ行為であることから現れやすく，それにより日常生活に困難さが生じる．失行の場合，こうした行為障害が毎回同じパターンで出現するとは限らず，運動の誤反応（エラー）が一定しないところに特徴がある．

　失行は脳卒中後の運動麻痺とは異なる．なぜなら，失行患者は目的をもたない運動に関しては十分起こすことができる．ゆえに失行は，運動麻痺，運動失調，不随意運動，感覚障害，認知症，注意障害，失認，半側空間無視，失語等による理解障害が除外されるにもかかわらず，行為に誤反応が起きる現象を示す．失行は右利きの場合，原則的に左半球損傷で起こり，運動麻痺と異なり両上肢に出現するところに特徴がある．ゆえに，失行と運動麻痺を鑑別するためには，運動麻痺が生じていない非麻痺側の行為の誤反応を確認する．

　失行は単一もしくは複数の道具の使用が困難あるいは不器用になるといった拙劣症，他者の行為を真似できない模倣障害，そして口頭命令よるジェスチャーやパントマイムといった象徴的な行為が困難になる病態を包含した概念である．

### 7.3.2 特徴的な症状とモデル

　失行を症候学の中に誕生させるとともに，その病態を体系化したのはLiepmannである．彼は失行の病態について3つの特徴的な症状に分類している（Liepmann, 1920）．これが今日における失行の古典的分類である．この分類に従うと，失行は肢節運動失行（limb-kinetic apraxia），観念運動失

行（idemomotor apraxia），観念失行（ideational apraxia）の３つのサブタイプに分けられる．彼は，肢節運動失行は両半球の一次体性感覚野・運動野に存在する運動記憶の障害，観念失行は左半球角回に存在する観念企図の障害，そして観念運動失行は観念企図（左半球角回）と運動記憶（両半球一次体性感覚野・運動野）の連結が左半球縁上回の損傷によって断たれることで生じるといったメカニズム仮説を提案した．

　肢節運動失行は損傷側とは対側の上肢に現れる運動の拙劣症のことである．このタイプはどちらの半球の損傷によっても起こる．よって，運動麻痺との鑑別に困難を要する．一方，観念運動失行と観念失行は右利きの場合では左半球の損傷によって起こる．観念運動失行とはパントマイム，ジェスチャー，さらには単一物品の実使用の障害のことであり，空間的ないしは時間的な誤反応が行為中に出現し，その際，運動の拙劣性を伴う．この場合，言語指示，模倣，物品使用で生じる．誤反応としては，運動の取り違え，不定形運動，運動の中断等が生じる．これに対して観念失行は，複数物品の連続的な操作である系列化の障害と特徴づけられている．このタイプは目標に至る一連の行為を正しく配列し，順序を決定づけることができない系列化の障害として考えられており，ワーキングメモリ機能を伴うことから純粋な失行との鑑別が難しく，今日では本来の失行の病態には含まないことが多い．なぜなら，アルツハイマー病でも同様の症状を示すことがあるからである．

　Liepmann によって失行の病態が体系化された後，失行の分類は幾度となく改良が重ねられ続けているが，ある程度，その病態を整理したのが Heilman である（Heilman and Valenstein, 2003）．彼は失行を空間的誤反応，時間的誤反応，概念的誤反応に整理し，このうち空間的あるいは時間的誤反応を観念運動失行，概念的誤反応を概念失行（conceptual apraxia）と分類した．空間的誤反応とは「行為の際の手や前腕の位置の異常」「手の形や持ち方の異常，動作の方向や振幅の異常」「一般的には参加しないはずの関節運動の出現・付加」等，言い換えれば，その行為に対して最適な関節運動が認められないことを指す．一方，時間的誤反応とは運動の順序やリズムの異常のことを指す．Heilman は観念運動失行とは，空間的かつ時間的に正しい姿勢と上肢の運動で，自動詞動作と他動詞動作を生成する操作の知識に関する障害と定義づけた．一方，概念的誤反応とは，髪をとく際に歯ブラシを使

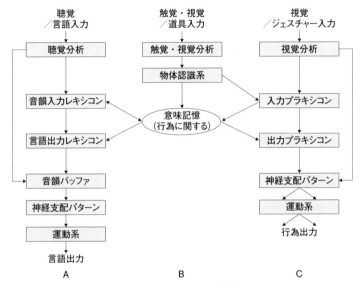

**図 7.8** Heilman らによる失行モデル
A は言語情報処理,B は意味記憶,C は行為出力に関わる経路.これらの経路が関連することでヒトの行為の滑らかさが生まれ,失行はこの経路の障害として捉えられている.

用したり,はさみで紙を切るのではなく手で破いたりと,意味的に錯行為が出現するといった概念そのものに誤反応が生じるタイプと定義づけた.

Heilman らはこれらの病態を背景に,Werinicke-Lichteim の失語モデルを参考に失行モデルを作成した(図 7.8).このモデルにおけるレキシコンとは言語の辞典を指す.その一方で,プラキシコンとは行為の辞典を指すが,実際的には行為の時間的・空間的表象を意味する.このモデルの行為出力(道具使用,パントマイム,模倣)に至る経路(C)を見る限り,入力系から出力系への変換プロセスのどこかで障害が起きた場合,その結果として失行が出現するところに特徴がある.すなわち,失行は感覚-運動変換の経路の障害として捉えることができる.他方,その経路とは別に行為に関わる意味的知識に至る経路もモデル化されている.すなわち,C の経路は空間的・時間的表象に基づく運動制御といった操作の知識に関わるが,それとは別に物体がもつ意味の知識に関わる経路(B)が存在し,その経路も A の言語情報処理に関わる経路と関連しながら行為に関わる.Heilman の分類に基づく観念

224 第 7 章　身体失認・失行症のリハビリテーション

運動失行は C の経路に障害が起こった場合に出現し，概念失行は B の経路
に障害が起こった場合に出現すると考えられている．この他，失行は
Liepmann が観念失行と分類した行為の系列化障害，保続，そして，抑制機
能が低下する道具の強迫的使用や左右手による拮抗失行なども病態として存
在しているが，Heilman のモデルには組み込まれていない．

### 7.3.3　病巣とメカニズム

　Liepmann は症候学の観点から，学習された習熟行為に関する記憶（観念
企図）は左頭頂葉に存在していると考え，その領域に損傷が起こると両上肢
の失行が出現すると説明した（Liepmann, 1920）．近年，失行症患者の病巣
研究が行われているが，模倣やパントマイムの障害といった観念運動失行の
出現は左頭頂葉損傷に起因することが報告された（Hoeren *et al.*, 2014）．ま
た，Pazzaglia ら（2008a）による VLSM 研究の結果，道具使用パントマイ
ムと自動詞ジェスチャーの障害には共通した責任病巣があり，それは左下頭
頂小葉と左下前頭回であることが示された．Heilman ら（Heilman and
Valenstein, 2003）は左下頭頂小葉にはジェスチャー・エングラム（記憶痕
跡）が存在し，これにより模倣，道具使用，口頭指示のいずれかの入力であ
っても行為が実行可能であることを説明した．このジェスチャー・エングラ
ムとは経験によって学習された行為の記憶を指し，道具使用においては操作
に関する知識を意味する．

　道具に関する知識は 2 つに大別される．たとえば，マッチとライターはと
もに「火をつける」ための道具である．こうした意味的な知識を機能に関す
る知識と呼ぶ．一方，パソコンとピアノはまったく別の機能をもつが，同じ
ような手指運動を行うところに特徴がある．こうした知識を操作に関する知
識と呼ぶ（Boronat *et al.*, 2005）．これまで操作および機能の知識に関するさ
まざまな研究（Ebisch *et al.*, 2007; Canessa *et al.*, 2008; Peelen *et al.*, 2012）
が行われてきたが，それらをまとめると，道具の操作に関する神経ネットワ
ークは，左頭頂間溝や縁上回領域から左背側・腹側運動前野に至る経路，道
具の機能に関する神経ネットワークは，左角回・中側頭回・下側頭回から左
下前頭回に至る経路であるとされ，その経路に障害が起こると失行が出現す
ると考えられている．

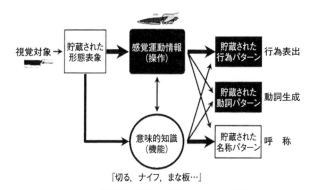

**図 7.9 道具使用行為に関わる 2 つの経路**
包丁を観察したときに働く 2 つのシステム．1 つは操作に関わる経路，もう 1 つは機能に関わる経路．操作に関わる経路が視覚情報処理における背側経路，機能に関わる経路が腹側経路と想定されている．

最近の 136 名の急性期左半球脳卒中患者を対象にした VLSM 研究では，道具使用における時間的・空間的誤反応（Heilman の分類による観念運動失行）は，主に頭頂間溝に隣接する下頭頂小葉損傷に関連し，道具使用における概念的誤反応（困惑，認識困難，意味性の錯行為；Heilman の分類による概念失行）は左縁上回と左上側頭葉損傷に起因することが確認された（Martin et al., 2016）．このように失行は，損傷領域・経路によってサブタイプが異なることが明確化された．以前から，神経心理学分野では 2 つの経路が道具使用に関与するとモデル化されている．たとえば，小早川ら（2005）は道具使用行為には「操作」と「機能」の 2 つの視覚経路が関与する（図7.9）とした．操作の知識に関係するのは感覚運動情報であり，包丁を見た場合，どのような関節運動が必要かをシミュレーションし，それによって直接的に行為を起こすことができる．加えて，機能の知識に関係するのは意味的知識であり，包丁を見た場合，それはものを切るために使う道具であり，ナイフと類似した機能をもち，まな板といった別の道具も必要になることもあるといった知識を引き出したり追加したりする．適切な行為パターンを引き出すことで，その道具に見あった行為を選択することができる．

近年，Buxbaum ら（Buxbaum and Kalénine, 2010）は 3 つの視覚情報処理経路（背側-背側経路，腹側-背側経路，腹側経路）（Rizzolatti and

Sinigaglia, 2008) に基づいたジェスチャー・エングラム障害仮説を報告した．背側-背側経路は，視空間における姿勢や運動の制御を行い，その制御内容は，対象の位置に対して適応する運動を意識に上らない形で処理するものであり，道具に対して把握するまでの到達運動といったオンライン情報処理に関与する．この経路が障害を受けると視覚座標から運動座標への変換がうまくいかなくなり，道具に対して適切な到達運動が出現しない視覚性運動失調（optic ataxia）が出現する．腹側-背側経路は use system と呼ばれ，道具に対応した姿勢や操作に関する知識（ジェスチャー・エングラム）に関わり，道具の把握・操作運動に関与する（オンライン情報処理）．また，この経路は対象が何であるかの認識や，他者が行う動作の理解といったオフライン情報処理にも関わる．Buxbaum らは，この経路が失行に強く関与すると述べた．一方，従来から視覚情報処理における腹側経路は物体が何であるかといった what の経路の役割が知られているが，物体の色や形など知覚に基づいて，その対象が何であるかの認識に関わり，この経路が障害されると視覚失認（visual agnosia）が起こる．それに加えて，腹側経路は道具の機能の知識といったオフライン情報処理に関与する．Mizelle らの一連の研究(Mizelle and Wheaton 2010a; Mizelle and Wheaton 2010b; Mizelle *et al.*, 2013) では，文脈的に正しい道具の使用（例：コーヒーをスプーンでかき混ぜる）と文脈的に誤った道具の使用（例：コーヒーをハンマーでかき混ぜる）の画像を観察させた場合，誤った道具の使用を観察している際，側頭葉，島皮質，帯状回が活動し，視覚情報処理における腹側経路に関わる領域の活動が上昇することが明らかになった．一方，背側経路に関わる領域は正しい組み合わせを観察した場合に活動が上昇した．また脳波を用いた実験では，誤った道具使用を観察する際，腹側経路の活動が背側経路の活動よりも先行することがわかった．これらを整理すると，文脈と道具が一致している場合は背側経路の働きによってそのまま道具使用が実行されるが，文脈と道具が不一致である場合は腹側経路がそのエラーを検出し，背側経路にエラー信号を投射することで誤った道具使用が阻止されると考えられている．ゆえに，腹側経路の損傷では文脈と道具の不一致が検出できない，あるいは検出できても腹側経路に投射できないことから，誤った道具の使用，すなわち意味的錯行為といった概念失行が出現すると考えられている．

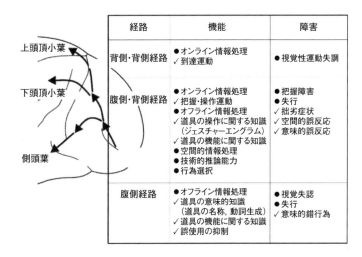

図 7.10　3つの視覚情報処理経路の機能と障害の要約

　以上を整理すると，左上頭頂小葉から背側運動前野に至る背側-背側経路は，道具を把握するまでの到達運動に関わり，この経路を損傷すると視覚性運動失調が出現する．左下頭頂小葉から腹側運動前野に至る腹側-背側経路は道具を把握し操作に関わり，この経路が損傷するとHeilmanの分類に基づく観念運動失行が起こる．そして左側頭葉から前頭葉に至る腹側経路は道具の名称から起こる意味的知識の生成に関与し，この経路が損傷するとHeilmanの分類に基づく概念失行が起こる（図 7.10）．

### 7.3.4　身体意識の問題から捉えたメカニズム

　Heilmanらの分類による観念運動失行は，運動の拙劣症や空間的・時間的誤反応といった運動制御に問題が生じるタイプを指し，この問題は失行の中核症状を示す．このタイプは前述したように腹側-背側経路の損傷によって起こり，手の把握・操作運動制御に関わる神経ネットワークの機能不全によると考えられている．脳卒中によって左下頭頂小葉および下前頭回に至る経路（前頭-頭頂ネットワーク）が損傷すると視覚-運動統合（visuo-motor integration），または運動表象の障害が起こり，これによって観念運動失行が出現する．この左前頭-頭頂ネットワークは習熟された行為だけでなく，

無意味運動や新規な運動課題における運動指令に基づく感覚結果の予測に関与することも示唆されている（Goldenberg, 2009; Randerath *et al.*, 2011）．Goldenberg ら（Goldenberg and Hagmann, 1998）は，左下頭頂小葉は日常生活道具のプロトタイプの操作に関する知識というよりも，道具操作における一般原則を提供するといった機械的問題解決能力に貢献すると述べた．この機械的問題解決能力とは，新規な道具の構造からその機能を推論する能力のことである．Osiurak ら（2009, 2013）はその見解を発展させ，左下頭頂小葉は道具の構造に基づきその使用法を推論する能力（技術的推論能力）に関与するとし，その機能不全が失行の病態の根幹であると述べた．そして，その技術的推論能力の神経基盤である左腹側-背側経路を構成する左下頭頂小葉が損傷することで，道具操作の失行が出現すると報告した．いずれにしても，この推論能力はシミュレーション機能に基づいたものであり，こうした理由から，左半球の下頭頂小葉および下前頭回領域を損傷した失行患者は，運動学習にも障害が起こることが確認されている（Halsband *et al.*, 2001; Pazzaglia *et al.*, 2008b）．

　運動制御・学習にとって視覚-運動統合機能は重要である（Blakemore and Sirigu, 2003; Davidson *et al.*, 2005）．運動指令に伴う遠心性コピー情報によって運動に伴う感覚結果を予測することで運動制御に安定性をもたらし，その予測情報は迅速なオンライン修正を提供する（Wolpert, 1997）．運動予測と実際の感覚フィードバックとの間に不一致が生じると，誤差信号が生成され運動計画を修正する（Desmurget and Grafton, 2000; Shadmehr and Krakauer, 2008; Todorov and Jordan 2002）．こうした理論を背景に今日ではコンパレータモデル（図7.7）が作成され，そのモデルによって最適化した運動制御，すなわち運動が円滑になることで運動学習が起こると考えられている．したがって，このモデルに基づく視覚-運動統合の繰り返しが運動表象（ジェスチャー・エングラムや道具の操作の知識，そして技術的推論能力）を生成すると考えられている（Boronat *et al.*, 2005; Canessa *et al.*, 2008; Evans *et al.*, 2016）．このモデルに関わる神経基盤は左前頭-頭頂ネットワークの腹側-背側経路である（Buxbaum and Kalénine, 2010; Canessa *et al.*, 2008）．視覚-運動統合を実験的に観察する方法として Shimada ら（2010）は視覚遅延検出課題（delayed visual feedback detection task）を開発した．

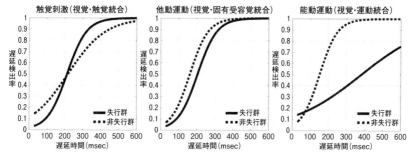

**図 7.11　遅延検出確率曲線**
実線：失行群，点線：非失行群．触覚刺激条件（左図）と他動運動条件（中央図）では群間に差が認められない．能動運動条件（右図）では失行群の遅延検出率は有意に低下した．

この課題は，前出の図 7.6 の映像遅延システムを用いて運動と視覚フィードバックの間に時間的に不整合な状況を実験的に作成し，受動的運動あるいは能動的運動時の遅延の有無を回答させる課題である．実験手続きはビデオカメラで撮影した被験者の手の動きの映像に数百ミリ秒の遅延を挿入し，その映像が実際の自己の手の動きと一致しているかを判断させるものである．その際の遅延弁別閾値を心理物理的手法によって求め，その値を視覚–運動統合機能の定量的な評価値とした．この研究によって，能動運動，受動運動ともに健常者では遅延弁別閾値は約 230 ms，そして能動運動は受動運動に比べ弁別曲線の勾配（立ち上がり）が急であることが示された．

我々はこの遅延弁別閾値を用いて失行患者の視覚–運動統合機能を調べた．左半球損傷患者を対象に失行群と非失行群に分類し，非麻痺側上肢を用いて視覚遅延検出課題を行った（Nobusako *et al.*, 2018）．映像遅延システムを用いた自己手の視覚フィードバック遅延検出課題は 3 条件（図 7.6 とは異なり，1. 示指への触覚刺激，2. 示指の他動運動，3. 示指の能動運動），そして遅延は 7 条件（33, 100, 200, 300, 400, 500, 600 ms）とし，ランダムで遅延を混入し映像遅延の有無を患者に判別させた．その結果，失行群は触覚刺激（視覚–触覚統合機能），他動運動（視覚–固有感覚統合機能）において非失行群に比べ有意な差がない，すなわち問題がないにもかかわらず，能動運動（視覚–運動統合機能）条件にのみ非失行群に比べ有意な遅延検出の低下，すなわち視覚–運動統合機能の低下を認めた（図 7.11）．また，能動運動の遅延弁

230 第7章 身体失認・失行症のリハビリテーション

別閾値と後述する失行の重症度スコアを示す国際的評価バッテリーである apraxia screen of TULIA（AST）の値との間に有意な負の相関が示された. すなわち，視覚-運動統合機能が低下すればするほど，重度の失行症状を呈していることがわかった. 加えて，VLSM を行った結果，視覚-運動統合機能の低下，失行の重症度ともに左前頭-頭頂ネットワークに関与する領域が責任領域として明確になった. この経路は前出の Buxbaum らの分類における腹側-背側経路に相当する.

こうした研究から，失行では視覚と体性感覚フィードバック間の統合には障害がないものの，コンパレータモデルにおける運動予測と感覚フィードバックの統合に障害が起きていることが明確になった. Sirigu ら（1999）は，失行患者は運動の自他区別に障害が起きることを報告した. その結果と著者らの能動運動条件における視覚-運動機能統合機能の低下が起きるといった結果を照合すると，失行の自他区別の問題はコンパレータモデルにおける運動予測の破綻に起因していると考えられる. 以前からコンパレータモデルにおける運動の予測情報（遠心性コピー，感覚フィードバックの予測）と実際の感覚フィードバックとの統合は，頭頂葉の機能の健全性に依存していることが報告されている（MacDonald and Paus, 2013）. そのため頭頂葉損傷によって生じることが多い失行では，運動の予測情報の障害があることが示唆されていた（Sirigu *et al.*, 2004; Wolpe *et al.*, 2014）. 今回の我々の実験によって，実際にその障害の有無が定量的に明らかとなった. ゆえに，運動の予測情報と感覚フィードバックとの統合を促進するリハビリテーションが，失行からの機能回復のために必要であることが示唆される.

## 7.4 失行の評価とリハビリテーション

### 7.4.1 代表的な評価法とその手段

失行の検査は象徴的行為，道具使用のパントマイム，道具の実使用の3つで構成される. 象徴的行為での誤反応とは，たとえば他者が患者に「おいでおいでをして」と指示を与えると，手関節の掌背屈運動だけ動員すればよいにもかかわらず，肘関節や前腕の運動が起こり空間的な誤反応がみられる場合があることを指す. このような口頭命令は聴覚入力であるが，セラピスト

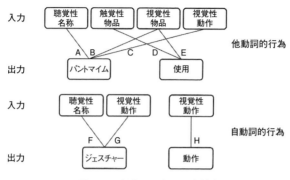

**図 7.12　行為の入力・出力様式**
上：他動詞的行為，下：自動詞的行為・無意味動作．A：口頭命令パントマイム，B：視覚提示パントマイム，C：パントマイム模倣，D：(閉眼下) 実使用，D+E：(開眼下) 実使用，F：口頭命令ジェスチャー，G：ジェスチャー模倣，H：無意味動作・姿勢模倣．

が「兵隊の敬礼」を行い，それを模倣させる場合は視覚入力に基づいた運動プログラムの形成になる．道具のパントマイムは，セラピストが「くしを持ったつもりで髪の毛をとかして」と指示を与えると，くしをもつ手の形ができない等，空間的誤反応を検出する方法である．またはセラピストがそれを真似て，対象者に模倣させて確認した場合，同様な誤反応が出現するかも確認する．道具の実使用は，実際に道具の使用を対象者に求める．たとえば，その際カナヅチを適切に把持できなかったり，肘運動が起こらず，手運動が起こる等の誤反応が生じるかを観察する．象徴的行為，パントマイム，道具の実使用のいずれも適切な関節運動が起こっているかの空間的誤反応や，複数の関節運動を動員すべきであれば，時間的誤反応が起こっているかを観察する手続きが失行の一般的な検査の特徴である．こうした観察は運動麻痺や感覚障害が混在する右手だけでなく，それらを有さない左手に対しても行う．これらの一連の手段は他動詞と自動詞に分けて感覚モダリティ別に評価を行う（図 7.12）（望月，2010）．

その他，無意味な手の姿勢を模倣させる無意味ジェスチャー，セラピストが行うパントマイムを呼称する（呼称），セラピストがパントマイムを行うのを見て対応する物品を選択する（理解），ある道具使用に最も適しているものをセラピストが行う複数の道具使用のパントマイムから選ぶ（識別），といった検査がある．

232 第7章 身体失認・失行症のリハビリテーション

表7.2 失行の質的誤り

| 拙劣 | つたないが課題の行為は可能 |
| 修正行為 | 目的とする行為に試行錯誤しながら近づく |
| 保続 | 前の動作が繰り返される |
| 錯行為 | 違う動作への置き換え |
| 無定形反応 | 何をしているのかわからない反応 |
| 開始の遅延 | 動作が開始されるまで，ためらいなどで遅延する |
| 困惑 | 行為の際に戸惑いがみられる |
| 誤使用 | 道具の使用の際に誤って使用する |
| 位置の誤り | 対象は正しく把握しているが，誤った位置に働きかける |
| 省略 | 系列動作において途中が省略される |

　包括的な検査バッテリーとして，国内では日本高次脳機能障害学会が開発
した標準的高次動作性検査（standard processing test for apraxia: SPTA）
（日本高次脳機能障害学会編）がよく用いられている．これは慣習的なコミ
ュニケーションを求める動作，パントマイム動作，単一物品動作，複数物品
動作で構成されている．この検査は誤反応を点数化し誤反応率を算出するこ
とができる．また，いくつかの質的誤り（表7.2）が出現するかを同時に観
察する．SPTA は単一あるいは複数の道具の実使用，道具使用パントマイム，
有意味・無意味な自動詞ジェスチャー，視覚呈示と言語指示と模倣の複数の
入力からの表出を考慮した評価法であり，口腔顔面および下肢，着衣や構成
といった異なる身体部位や行為についても含んでいるとともに，失語の影響
を排除して点数化できる点から国際的に優れた失行評価法と認識されている．
項目の詳細は専門書に譲りたい．

　Dovern ら（2012）はこれまでに開発された失行の評価法の有用性につい
て指摘しているが，包括的手法かつ高い感度と特異度をもっていること，そ
してカットオフポイントが設定されているとともに，有意味動作のみならず
無意味動作も評価できるといった評価基準に従って8つの評価法（AST:
Apraxia screen of TULIA，CAS: Cologne apraxia screening，De Renzi 模
倣テスト，De Renzi 道具実使用テスト TULIA：Test of upper limb apraxia,
Alexander 失行評価法，Bartolo 失行評価法，FABERS: Florida apraxia
battery-extended and revised Sydney）を抽出した．

　このうち，短時間のうちに包括的に評価できる方法が AST である．AST
は Vanbellingen ら（2010）によって開発された TULIA の項目数を減らし

た検査である．基盤となった TULIA は 48 項目であったものの AST は 12 項目に絞ってその症状を検出する．道具の実使用評価が含まれていないものの高い特異度（93％）と高い感度（88％）が実証されている．前述した我々の研究結果では，能動運動時の視覚-運動統合機能の低下と AST 値は相関を示すことが明らかになっており，AST は失行の視覚-運動統合機能の低下を簡便にスクリーニングできる方法といえる．

　こうした包括的検査を用いて失行を診断することも重要であるが，評価の根幹は行為時の動作分析である．つまり，ジェスチャー，道具の実使用などの誤反応が，どのような場面でどのように出現するかを目視で現象的に分析することである．この際，考慮すべき点は，画像分析と行為分析の融合を行い，その病態のサブタイプを捉えることである．前述したように，視覚情報処理における背側-背側経路は上肢到達運動制御に関与し，この経路に機能不全が起こると視覚性運動失調が出現し，標的にうまく到達できない．加えて，到達運動の際に道具に対して手を適切に形づくるプレシェーピングが起こる．これは背側-背側経路と腹側-背側経路の機能連関によって生まれるが，失行患者はときに手の開口幅が大きくなり，道具に接触した後に手の開口幅を適切な幅に修正するような修正行為が出現する場合がある．すなわち，フィードフォワード制御の欠如がみられる．一方，腹側経路は意味的な知識の貯蔵に関与し，この経路が機能不全に陥ると意味的錯行為や道具の誤使用といった概念失行が出現する．また，前頭葉の機能不全が主たる問題であれば，保続といった前頭葉徴候が出現する．加えて，腹側-背側経路は道具の把握だけでなく操作にも関与する．道具は機能部（はさみでは先端の刃）と把持部に分かれるが，どこを把握するかはその後の操作に決定的に影響する．観念運動失行における拙劣症は運動の修正が繰り返されるところに特徴があり，把持する場所が適切でなければその修正が繰り返し必要になる．つまり，どこを把持するかは運動のシミュレーション機能を観察する上で重要なポイントとなる．

　いずれにしても，失行の病態の根幹には視覚情報処理における腹側-背側経路の機能不全があり，フィードフォワード制御や運動のシミュレーションに機能不全が起きることを考慮すると，一連の運動の誤反応の基盤には運動予測に関連する遠心性コピーの機能障害が存在していることが示唆される．

234 第7章 身体失認・失行症のリハビリテーション

よって，前述した我々が開発した視覚-運動統合機能を定量的に評価する手法は，行動水準から手の運動制御における腹側-背側経路の機能不全を評価できる手法といえ，こうした評価手法と画像分析を融合することで失行の病態を明確にすることが必要である．

### 7.4.2　リハビリテーション手法の基本原則と治療エビデンス

失行に対するリハビリテーションの基本的手続きは以下の3つに要約される．

1）　フィードバック：行為の誤反応を治療者が患者にフィードバックし修正させる．この際，誤反応の修正には言語，観察，徒手の誘導がある．言語誘導の際，上肢や手の向き，関節運動の方向や大きさ等の空間的誤反応，さらには複数の関節運動の動員が必要な場合は，時間的誤反応をわかりやすく言語化しフィードバックを与える．こうした言語に基づいたフィードバックだけでなく，セラピストが実際の動作を行い，それを患者に観察させる視覚フィードバック，セラピストが患者の身体を他動的に操作し，その行為に見合った関節運動をフィードバックする体性感覚フィードバック等，患者が学習しやすい感覚モダリティを探りながら行う．

2）　行為のイメージと遂行：道具の写真，行為を行う状況や文脈，ジェスチャーの一部を呈示し，患者に行為をイメージさせる．たとえばノコギリを視覚的に呈示し，「どのように動くか」といったイメージだけでなく，「どの関節をどのように動かすか」等，具体的なイメージを出現させるようにする．適宜，道具の実物を呈示し，行為の手本の提示等の手がかりで遂行を補助する．イメージは実際の道具を目の前においたオンラインによるものだけでなく，たとえば，治療者が患者に対して「あなたの目の前に紙があります．その紙を二等分するために必要な道具をイメージしてください．そして，その道具を使用し，操作しているようにイメージをしてください」等とオフラインによる手続きも加える．患者のイメージ後，実際の行為を行わせ，その行為にエラーが起こるか確認し，再度フィードバックを与え，イメージと実際の行為の解離の有無に関してフィードバックを与え誤差学習させる．

3）　代償的戦略：ADLで重要な行為を言語化し，それに従って遂行できるように練習し，自発的（内的に）言語化しながら代償的に行為を習得する．

あるいは外的に絵を用いて代償する戦略である．これはストラテジートレーニングと呼ばれているが，その詳細は後述する．

　失行の治療に関するレビューは，コクランライブラリによって提供されているが，その情報は少なく，失行の治療のための勧告は提供されていない．現在のところ，機能再建アプローチとしては，Smania ら（2000）によるジェスチャートレーニングのみが治療効果が 2 ヵ月間持続したことが報告されており，Evidence-Based Review of Stroke Rehabilitation（EBRSR）16 版（Evidence-Based Review of Stroke Rehabilitation）では，その方法がレベル 1A とされエビデンスが示されている．それ以外では効果が永続的であるかに疑問が残ることが指摘されている．一方，機能代償アプローチとしては，動作の順序を対象者自身が言語化したり，セラピストがその動作の順序を記述したり，絵によって呈示するストラテジー練習（Donkervoort *et al.*, 2001）も EBRSR においてレベル 1A とエビデンスが示されている．しかし，失行への治療介入の有効性を調査する前向き無作為化対照試験が圧倒的に少なく，治療の理論的根拠は未だ乏しいことが指摘されている．Cantagallo ら（2012）は，先行論文から失行に対するリハビリテーションについて概観した結果，大きく 2 つのカテゴリーに分けられると述べた．1 つは失われたシステムを修復しようとするトレーニング（機能再建）であり，これはSmania らによるジェスチャートレーニング（Smania *et al.*, 2000; Smania *et al.*, 2006）と Goldenberg らが開発したエラーレスラーニング（探索練習）（Goldenberg and Hagmann, 1988b; Goldenberg *et al.*, 2001）がそれに相当する．もう 1 つは代償的な戦略を学習することによって失われたシステムを代償しようとするトレーニング（機能代償）であり，van Heughten ら（2000），Donkervoort ら（Donkervoort *et al.*, 2001），そして Geusgens ら（2006）が報告したストラテジートレーニングがそれに相当する．

### 7.4.3　代表的なリハビリテーション手法

　ストラテジートレーニング，エラーレスラーニング，ジェスチャートレーニングの 3 つを以下に示す．

　ストラテジートレーニング：機能代償（再編成）を狙ったものであり，ADL 上での失行症状を代償する戦略を教えるものである．ストラテジート

レーニングは机上検査ではなく実際のADLを評価し，問題のある動作を抽出し，それを集中的に練習する．その際，機能代償させる目的で，内部補償戦略あるいは外部補償戦略を用いる．代表的な内部補償戦略には，自己教示法があり，患者は動作の順序を言語化しながら行為を実行する．外部補償戦略には，動作の順序を記述して呈示する，あるいは絵にして呈示するなどがあり，患者はそれらを参照しながら行為を実行する．いずれも誤反応が生じればフィードバックを与える．

エラーレスラーニング：Goldenbergによる直接練習のことであり，これは患者がADLを実行中に治療者が誤反応を最小限になるように介助しながら実施する介入である．指定されたADLを実行しているなか，患者がうまくできていればセラピストのサポートを徐々に低減させる．そして，難しい行為に対しては繰り返し練習するが，その行為は必ず完了するようにさせる．

一方，左半球損傷による失行患者では，新奇な道具の機能を推測する（機械的問題解決能力または技術的推論能力）ことが困難である（図7.13）（Goldenberg and Hagmann, 1998b）．こうした結果からGoldenbergによって開発されたのが探索練習であり，これは機械的問題解決能力が獲得されることによって，道具使用によるADLが改善するといった機能再建させる方法である．結果として，この治療を提供した患者群ではADLにおけるパフォーマンスの改善が認められている．しかし，練習されていないADLへの転移は観察されていない．なお，Goldenbergらは機械的問題解決の際，つまり適した道具の選択時において左前頭-頭頂ネットワークの活動を確認し，この活動は適した道具を選択するときだけでなく，その道具を実際に使用するときにも起こることがわかっている（Goldenberg and Spatt, 2009）．

ジェスチャートレーニング：この練習はADLに汎化し，治療効果が継続することが報告されている（機能再建）（Smania et al., 2000; Smania et al., 2006）．これは，他動詞ジェスチャー（道具使用パントマイム）トレーニングと自動詞ジェスチャートレーニングからなり，それぞれ3段階の過程を経る．たとえば，他動詞ジェスチャートレーニングは，①道具の実使用（例：スプーンの実使用），②他動詞ジェスチャー中の写真（例：スプーンの使用）を見てそのパントマイムを行う（道具使用パントマイム模倣），③道具の写真（例：スプーン）を見てパントマイムを行う（道具使用パントマイム）の

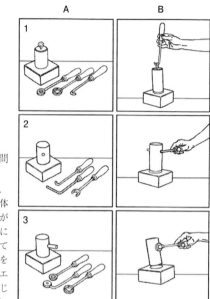

**図 7.13** 未知な道具の選択による機械的問題解決能力の形成

未知な道具の操作を用いた探索練習の一例．たとえば，上段のA-1の図では，1つの物体（向かって左）に3つの道具（向かって右）が提示されている．左の未知な物体の輪の部分に3つの道具の中から1つを選択し，引っかけて「引き上げる」場合，どの道具を選択するかを問う．失行を有する対象者では，この選択にエラーが生じる．この道具を選択する過程を通じて，対象者の機械的問題解決能力を形成させる．

3段階の過程（自動詞も同じように3段階）を辿るところに特徴がある．その詳細は原著に譲りたい．これを開発したSmaniaら（2000）は，失行患者を対象にジェスチャートレーニング群と標準的な失語症トレーニングを実施する対照群に割り付け，無作為化比較試験を実施した（週3日，1回50分，10週間）．結果，ジェスチャートレーニング群においてのみ失行症状の有意な改善が認められた．加えてSmaniaら（2006）はADLの有意な改善も認めることを報告し，その改善が2ヵ月後のフォローアップまで維持されることを示した．しかし，フォローアップできたのはジェスチャー群9名，対照群8名でありサンプルサイズに問題が残る．

これら3つの代表的なリハビリテーションの中では，Goldenbergらの探索練習，Smaniaらのジェスチャートレーニングが病態メカニズムを考慮した手法といえる．

238 第7章 身体失認・失行症のリハビリテーション

### 7.4.4 ニューロモデュレーションと身体意識を考慮した介入のあり方

　最近になって，TMS や tDCS といったニューロモデュレーション技術の
臨床応用が進んでいる．こうした介入は脳卒中後に出現する失行に対しても
用いられはじめている．Bolognini ら（2015）は観念運動失行患者に対して
tDCS を使用した臨床介入研究を実施している．刺激は左後部頭頂葉あるい
は右一次運動野に対してであり，シャム刺激と比較した結果，左後部頭頂葉
に対する刺激後にのみ，観念運動失行における自動詞ジェスチャー模倣の改
善がみられることがわかった．すなわち，左前頭-頭頂ネットワークの構成
領域の活動増加が，失行の改善に貢献することが確認された．

　一方 Sirigu ら（2001）は，視覚ターゲットに対するポインティング課題
時の実運動の時間と運動イメージ時の時間の一致性を調査した結果，非失行
患者はその一致性が保たれているが，失行患者ではこれらの時間的一致性の
障害を確認している．Ochipa ら（1997）も観念運動失行患者では道具使用
に関するパントマイムに空間的誤反応が起こるだけでなく，運動イメージに
おいても手の関節運動や空間的位置に関して誤反応が認められることを報告
した．これらの結果からも，身体意識に関わるコンパレータモデルの運動の
前向きモデル（予測）に関与する機能が不全状態になっていることが示唆さ
れており，その予測機構を活性化させる手法である運動イメージや VR トレ
ーニング介入も今後重要になってくることが予想される．加えて，我々が開
発した視覚-運動統合機能の検査（Nobusako *et al.*, 2018）は介入手法として
も利用することができると考えており，今後簡便な機器の開発が待たれると
ころである．

　いずれにしても，失行の機能再建に関わるリハビリテーションの開発は，
その病態の不明瞭さから未だ遅れているが，身体意識や運動制御のメカニズ
ムに関する研究の進展により病態メカニズムが徐々に解明されてきたことか
ら，今後，それらを考慮したリハビリテーションの開発や臨床効果検証が進
むと確信している．

**参考文献**

Allen, G., Galer, B. S. and Schwartz L.: Epidemiology of complex regional pain syndrome:

a retrospective chart review of 134 patients. *Pain*, **80**, 539-544, 1999/

Antoniello, D., and Gottesman, R.: Limb Misidentification: A Clinical-Anatomical Prospective Study. *J Neuropsychiatry Clin Neurosci*, **29**, 284-288, 2017.

Asano, D., and Morioka, S.: Associations between tactile localization and motor function in children with motor deficits. *Int J Dev Disabil*, **63**, 113-119, 2017.

Babinski, M. J.: Contribution a l'etude des troubles mentaux dans l'hemiplegie organique cerebrale (anosognosie). *Rev Neurol*, **22**, 845-848, 1914.

Baier, B., and Karnath, H. O.: Tight link between our sense of limb ownership and self-awareness of actions. *Stroke*, **39**, 486-488, 2008.

Bailey, J., Nelson, S, Lewis, J. and McCabe, C. S.: Imaging and clinical evidence of sensorimotor problems in CRPS: utilizing novel treatment approaches. *J Neuroimmune Pharmacol*, **8**, 564-575, 2013.

Bergego, C., Azouvi, P., Samuel, C., Marchal, F., Louis-Dreyfus, A. and Jokic, C.: Validation d'une échelle d'évaluation fonctionnelle de l'héminégligence dans la vie quotidienne: l'échelle CB. *Ann Réadapt Méd Phys*, **38**, 183-189, 1995.

Berti, A., Bottini, G., Gandola, M., Pia, L., Smania, N., Stracciari, A., Castiglioni, I., Vallar, G. and Paulesu, E.: Shared cortical anatomy for motor awareness and motor control. *Science*, **309**, 488-491, 2005.

Bisiach, E., Vallar, G., Perani, D., Papagno, C. and Berti, A.: Unawareness of disease following lesions of the right hemisphere: anosognosia for hemiplegia and anosognosia for hemianopia. *Neuropsychologia*, **24**, 471-482, 1986.

Blakemore, S. J., and Sirigu, A.: Action prediction in the cerebellum and in the parietal lobe. *Exp Brain Res*, **153**, 239-245, 2003.

Bolognini, N., Convento, S., Banco, E., Mattioli, F., Tesio, L. and Vallar, G.: Improving ideomotor limb apraxia by electrical stimulation of the left posterior parietal cortex. *Brain*, **138**, 428-439, 2015.

Boronat, C. B., Buxbaum, L. J., Coslett, H. B., Tang, K., Saffran, E. M., Kimberg, D. Y. and Detre, J. A.: Distinctions between manipulation and function knowledge of objects: evidence from functional magnetic resonance imaging. *Brain Res Cogn Brain Res*, **23**, 361-373, 2005

Boronat, C. B., Buxbaum, L. J., Coslett, H. B., Tang, K., Saffran, E. M., Kimberg, D. Y., Detre, J. A.: Distinctions between manipulation and function knowledge of objects: evidence from functionalmagnetic resonance imaging. *Brain Res Cogn Brain Res*, **23**, 361-373, 2005.

Botvinick, M. and Cohen J.: Rubber hands 'feel' touch that eyes see. *Nature*, **391**, 756, 1998.

Bourlon, C., Urbanski, M., Quentin, R., Duret, C., Bardinet, E., Bartolomeo, P., Bourgeois, A.: Cortico-thalamic disconnection in a patient with supernumerary phantom limb. *Exp Brain Res*, **235**, 3163-3174, 2017.

Brang, D., McGeoch, P. D. and Ramachandran, V. S.: Apotemnophilia: a neurological disorder. *Neuroreport*. **19**, 1305-1306, 2008.

Burin, D., Garbarini, F., Bruno, V., Fossataro, C., Destefanis, C., Berti, A. and Pia. L.: Movements and body ownership: Evidence from the rubber hand illusion after

240    第 7 章　身体失認・失行症のリハビリテーション

mechanical limb immobilization. *Neuropsychologia,* **107**, 41-47, 2017.

Buxbaum, L. J., and Kalénine, S.: Action knowledge, visuomotor activation, and embodiment in the two action systems. *Ann NY Acad Sci,* **1191**, 201-218, 2010.

Canessa, N., Borgo, F., Cappa, S. F., Perani, D., Falini, A., Buccino, G., Tettamanti, M. and Shallice, T.: The different neural correlates of action and functional knowledge in semantic memory: an FMRI study. *Cereb Cortex,* **18**, 740-751, 2008.

Canessa, N., Borgo, F., Cappa, SF., Perani, D., Falini, A., Buccino, G., Tettamanti, M. and Shallice, T.: The different neural correlates of action and functional knowledge in semantic memory: an FMRI study. *Cereb Cortex,* **18**, 740-751, 2008.

Cantagallo, A., Maini, M. and Rumiati, R. I.: The cognitive rehabilitation of limb apraxia in patients with stroke. *Neuropsychol Rehabil,* **22**, 473-488, 2012.

Cappa, S., Sterzi, R., Vallar, G. and Bisiach, E. : Remission of hemineglect and anosognosia during vestibular stimulation. *Neuropsychologia,* **25**, 775-782, 1987.

Classification of chronic pain. Descriptions of chronic pain syndromes and definitions of pain terms. Prepared by the International Association for the Study of Pain, Subcommittee on Taxonomy. *Pain Suppl,* **3**, S1-226, 1986.

Cocchini, G., Beschin, N., and Jehkonen M.: The Fluff Test: A simple task to assess body representation neglect. *Neuropsychol Rehabil,* **11**, 17-31, 2010.

Committeri, G., Pitzalis, S., Galati, G., Patria, F., Pelle, G., Sabatini, U., Castriota-Scanderbeg, A., Piccardi, L., Guariglia, C. and Pizzamiglio, L.: Neural bases of personal and extrapersonal neglect in humans. *Brain,* **130**, 431-441, 2007.

Critchley, M.: *The Parietal Lobes.* Edward Arnold, 1953.

Davidson, P. R., Wolpert, D. M., Scott, S. H., Flanagan, J. R.: Common encoding of novel dynamic loads applied to the hand and arm. *J Neurosci,* **25**, 5425-5429, 2005.

Desmurget, M., and Grafton, S.: Forward modeling allows feedback control for fast reaching movements. *Trends Cogn Sci,* **4**, 423-431, 2000.

Donkervoort, M., Dekker, J., Stehmann-Saris, F. C., Deelman, B. G.: Efficacy of strategy training in left hemisphere stroke patients with apraxia: a randomized clinical trial. *Neuropsychol Rehabil,* **11**, 549-566, 2001.

Dovern, A., Fink, G. R. and Weiss, P. H.: Diagnosis and treatment of upper limb apraxia. *J Neurol,* **259**, 1269-1283, 2012.

Ebisch, S. J., Babiloni, C., Del Gratta, C., Ferretti, A., Perrucci, M. G., Caulo, M., Sitskoorn, M. M. and Romani, G. L.: Human neural systems for conceptual knowledge of proper object use: a functional magnetic resonance imaging study. *Cereb Cortex,* **17**, 2744-2751, 2007.

Evans, C., Edwards, M. G. and Taylor, L. J., Ietswaart, M.: Impaired Communication Between the Dorsal and Ventral Stream: Indications from Apraxia. *Front Hum Neurosci,* **10**, 8, 2016.

Evidence-Based Review of Stroke Rehabilitation. http://www.ebrsr.com. 2016/5/31 アクセス

Feinberg, T. E., Haber, L. D., Leeds, N. E.: Verbal asomatognosia. *Neurology,* **40**, 1391-1394, 1990.

Feinberg, T. E., Roane, D. M. and Ali, J.: Illusory limb movements in anosognosia for hemiplegia. *J Neurol Neurosurg Psychiatry*, **68**, 511-513, 2000.

Feinberg, T. E., Venneri A., Simone A. M., Fan Y and Northoff G.: The neuroanatomy of asomatognosia and somatoparaphrenia. *J Neurol Neurosurg Psychiatry*, **81**, 276-281, 2010.

Ferrè, E. R., Vagnoni, E. and Haggard, P.: Vestibular contributions to bodily awareness. *Neuropsychologia*, **51**, 1445-52, 2013.

Fossataro, C, Gindri, P., Mezzanato T., Pia, L. and Garbarinia, F.: Bodily ownership modulation in defensive responses: physiological evidence in brain-damaged patients with pathological embodiment of other's body parts. *Sci Rep*, **6**, 27737, 2016.

Fossataro, C., Bruno, V., Gindri, P., Pia, L., Berti, A. and Garbarini, F.: Feeling touch on the own hand restores the capacity to visually discriminate it from someone else' hand: Pathological embodiment receding in brain-damage patients. *Cortex*, S0010-945, 30193-4, 2017.

Fotopoulou, A., Jenkinson, P. M., Tsakiris, M., Haggard, P., Rudd, A. and Kopelman, M. D.: Mirror-view reverses somatoparaphrenia: dissociation between first- and third-person perspectives on body ownership. *Neuropsychologia*, **49**, 3946-3955, 2011.

Fotopoulou, A., Tsakiris, M., Haggard, P., Vagopoulou, A., Rudd, A. and Kopelman, M.: The role of motor intention in motor awareness: an experimental study on anosognosia for hemiplegia. *Brain*, **131**, 3432-3442, 2008.

Frederiks, J. A. M.: Disorders of the body schema. *Handbook of clinical Neuropsychology*, **1**, 373-393, Elsevier Science Publications, 1985.

Frey, SH.: Tool use, communicative gesture and cerebral asymmetries in the modern human brain. *Philos Trans R Soc Lond B Biol Sci*, **363**, 1951-1957, 2008.

Gandola, M., Sedda, A., Manera, M., Pingue, V., Salvato, G., Spitoni, G. F., Pistarini, C., Giorgi, I., Pizzamiglio, L. and Bottini, G.: Selective improvement of anosognosia for hemiplegia during transcranial direct current stimulation: a case report. *Cortex*, **61**, 107-119, 2014

Garbarini, F., Garbarini, F., Rabuffetti, M., Piedimonte, A., Pia, L., Ferrarin, M., Frassinetti, F., Gindri, P., Cantagallo, A., Driver, J. and Berti, A.: 'Moving' a paralysed hand: bimanual coupling effect in patients with anosognosia for hemiplegia. *Brain*, **135**, 1486-1497, 2012.

Geusgens, C., van Heugten, C., Donkervoort, M., van den Ende, E., Jolles, J., van den Heuvel, W.: Transfer of training effects in stroke patients with apraxia : an exploratory study. *Neuropsychol Rehabil*, **16**, 213-229, 2006.

Gold, M., Adair, J. C., Jacobs, D. H. and Heilman, K. M.: Anosognosia for hemiplegia: an electrophysiologic investigation of the feed-forward hypothesis. *Neurology*, **44**, 1804-1808, 1994.

Goldenberg, G. and Hagmann, S.: Tool use and mechanical problem solving in apraxia. *Neuropsychologia*, **36**, 581-589, 1998a.

Goldenberg, G. and Hagmann S.: Therapy of activities of daily living in patients with apraxia. *Neuropsychol Rehabil*, **8**, 123-141, 1998b.

Goldenberg, G.: Apraxia and the parietal lobes. *Neuropsychologia*, **47**, 1449-1459, 2009.

Goldenberg, G. and Spatt J.: The neural basis of tool use. *Brain*, **132**, 1645-1655, 2009.

Goldenberg, G., Daumüller, M., Hagmann, S.: Assessment and therapy of complex activities of daily living in apraxia. *Neuropsychol Rehabil*, **11**, 147-169, 2001.

Halsband, U., Schmitt, J., Weyers, M., Binkofski, F., Grützner, G. and Freund, H. J.: Recognition and imitation of pantomimed motor acts after unilateral parietal and premotor lesions: a perspective on apraxia. *Neuropsychologia*, **39**, 200-216, 2001.

Hécaen, H., and de Ajuriaguerra, J.: Méconnaissances et hallucinations corporelles. Masson, 1952.

Heilman, K. M. and Valenstein E.: *Apraxia. Clinical Neuropsychology fourth edition.* Heilman KM & Valenstein E Eds, Oxford university press, USA, 2003.

Heilman, K. M., Barrett, A. M. and Adair, J. C.: Possible mechanisms of anosognosia: a defect in self-awareness. *Philos Trans R Soc Lond B Biol Sci*, **353**, 1903-1909, 1998.

Hier, D. B., Mondlock, J. and Caplan, L. R.: Behavioural abnormalities after right hemisphere stroke. *Neurology*, **33**, 337-344, 1983.

Hilti, L. M., Hänggi, J., Vitacco, D. A., Kraemer, B., Palla, A., Luechinger, R., Jäncke, L. and Brugger, P.: The desire for healthy limb amputation: structural brain correlates and clinical features of xenomelia. *Brain*, **136**, 318-329, 2013.

Hoeren, M., Kümmerer, D., Bormann, T., Beume, L., Ludwig, V. M., Vry, M. S., Mader, I., Rijntjes, M., Kaller, C. P. and Weiller, C.: Neural bases of imitation and pantomime in acute stroke patients: distinct streams for praxis. *Brain*, **137**, 2796-2810, 2014.

Imai, R., Osumi, M. and Morioka, S.: Influence of illusory kinesthesia by vibratory tendon stimulation on acute pain after surgery for distal radius fractures: a quasi-randomized controlled study. *Clin Rehabil*, **30**, 594-603, 2016.

Imai, R., Osumi, M., Ishigaki, T. and Morioka S.: Effect of illusory kinesthesia on hand function in patients with distal radius fractures: a quasi-randomized controlled study. *Clin Rehabil*, **31**, 696-701, 2017.

Karnath, H. O., Baier, B. and Nägele, T.: Awareness of the functioning of one's own limbs mediated by the insular cortex? *J Neurosci*, **25**, 7134-7138, 2005.

Katayama, O., Osumi, M., Kodama, T. and Morioka, S.: Dysesthesia symptoms produced by sensorimotor incongruence in healthy volunteers: an electroencephalogram study. *J Pain Res*, **9**, 1197-1204, 2016.

Kim, H. R., Han, J. Y., Park, Y. H., Kim, B. J., Yang, W. and Kim, S.: Supernumerary phantom limb in a patient with basal ganglia hemorrhage-case report and review of the literature. *BMC Neurol*, **17**, 180, 2017.

Klein, T. A., Ullsperger, M. and Danielmeier, C.: Error awareness and the insula: links to neurological and psychiatric diseases. *Front Hum Neurosci*, **7**, 14, 2013.

Levine, D. N., Calvanio, R. and Rinn, W. E.: The pathogenesis of anosognosia for hemiplegia. *Neurology*, **41**, 1770-1781, 1991.

Lewis, J. S., and Schweinhardt, P.: Perceptions of the painful body: the relationship between body perception disturbance, pain and tactile discrimination in complex regional pain syndrome. *Eur J Pain*, **6**, 1320-1330, 2012.

Liepmann, H.: *Apraxia. Ergebnisse der Gesamten Medizin*, **1**, 27, 1920.

Longo, M. R., Schüür, F., Kammers, M. P., Tsakiris, M. and Haggard, P.: What is embodiment? A psychometric approach. *Cognition*, **107**, 978-998, 2008.

MacDonald, P. A. and Paus, T.: The role of parietal cortex in awareness of self-generated movements: a transcranial magnetic stimulation study. *Cereb Cortex*, **13**, 962-967, 2013.

Martin, M., Beume, L., Kümmerer, D., Schmidt, C. S., Bormann, T., Dressing, A., Ludwig, V. M., Umarova, R. M., Mader, I., Rijntjes, M., Kaller, C. P. and Weiller, C.: Differential Roles of Ventral and Dorsal Streams for Conceptual and Production-Related Components of Tool Use in Acute Stroke Patients. *Cereb Cortex*, **26**, 3754-3771, 2016.

Martinaud, O., Besharati, S., Jenkinson, P. M. and Fotopoulou, A.: Ownership illusions in patients with body delusions: Different neural profiles of visual capture and disownership. *Cortex*, **87**, 174-185, 2017.

Mattioni, S., and Longo, MR.: The effects of verbal cueing on implicit hand maps. *Acta Psychol*, **153**, 60-65, 2014.

Mizelle, J. C. and Wheaton, L. A.: Neural activation for conceptual identification of correct versus incorrect tool-object pairs. *Brain Res*, **1354**: 100-112, 2010a.

Mizelle, J. C. and Wheaton, L. A.: Why is that Hammer in My Coffee? A Multimodal Imaging Investigation of Contextually Based Tool Understanding. *Front Hum Neurosci*, **4**, 233, 2010b.

Mizelle, J. C., Kelly, R. L. and Wheaton, L. A.: Ventral encoding of functional affordances: A neural pathway for identifying errors in action. *Brain Cogn*, **82**, 274-282, 2013.

Moro, V., Pernigo, S., Tsakiris, M., Avesani, R., Edelstyn, N, M., Jenkinson, P. M. and Fotopoulou, A.: Motor versus body awareness: Voxel-based lesion analysis in anosognosia for hemiplegia and somatoparaphrenia following right hemisphere stroke. *Cortex*, **83**, 62-77, 2016.

Moseley, G. L., Zalucki, N. M. and Wiech, K.: Tactile discrimination, but not tactile stimulation alone, reduces chronic limb pain. *Pain*, **137**, 600-608, 2008.

Moseley G. L., Gallace, A., and Spence, C.: Bodily illusions in health and disease: physiological and clinical perspectives and the concept of a cortical 'body matrix'. *Neurosci Biobehav Rev*, **36**, 34-46, 2012.

Naito, E., Nakashima, T., Kito, T., Aramaki, Y., Okada, T. and Sadato, N.: Human limb-specific and non-limb-specific brain representations during kinesthetic illusory movements of the upper and lower extremities. *Eur J Neurosci*, **25**, 3476-3487, 2007.

Naito, E.: Sensing limb movements in the motor cortex: how humans sense limb movement. *Neuroscientist*, **10**, 73-82, 2004.

日本高次脳機能障害学会（旧 日本失語症学会）編集・Brain Function Test 委員会 著：SPTA 標準高次動作性検査 改訂版──失効症を中心として，1999.

Nobusako, S., Ishibashi, R., Osumi, M., Simada, S. and Morioka S.: Distortion of visuo-motor temporal integration in apraxia: Evidence from delayed visual feedback detection tasks and voxel-based lesion-symptom mapping. *Front, Neurol*, **9**, 709, 2018.

Ochipa, C., Rapcsak, SZ., Maher, LM., Rothi, L. J., Bowers, D., Heilman, KM.: Selective deficit of praxis imagery in ideomotor apraxia. *Neurology*, **49**, 474-480, 1997.

244　第 7 章　身体失認・失行症のリハビリテーション

Osiurak, F., Jarry, C., Allain, P., Aubin, G., Etcharry-Bouyx, F., Richard, I., Bernard, I. and Le Gall, D.: Unusual use of objects after unilateral brain damage: the technical reasoning model. *Cortex*, **45**, 769–783, 2009.

Osiurak, F., Jarry, C., Lesourd, M., Baumard, J. and Le Gall, D.: Mechanical problem-solving strategies in left-brain damaged patients and apraxia of tool use. *Neuropsychologia*, **51**, 1964–1972, 2013.

Osumi, M., Okuno, H., Nishigami, T., Ueta, K. and Morioka, S.: Tactile localization training for pain, sensory disturbance, and distorted body image: a case study of complex regional pain syndrome. *Neurocase*, **21**, 628–634, 2015.

Osumi, M., Nobusako, S., Zama, T., Taniguchi, M., Shimada, S. and Morioka, S.: Sensorimotor incongruence alters limb perception and movement. *Hum Mov Sci*, S0167–9457, 30639–5, 2017.

Pazzaglia, M., Smania, N., Corato, E., Aglioti, S. M.: Neural underpinnings of gesture discrimination in patients with limb apraxia. *J Neurosci*, **28**, 3030–3041, 2008a.

Pazzaglia, M., Pizzamiglio, L., Pes, E. and Aglioti, SM.: The sound of actions in apraxia. *Curr Biol*, **18**, 1766–1772, 2008b.

Peelen, M. V., and Caramazza, A.: Conceptual object representations in human anterior temporal cortex. *J Neurosci*, **32**, 15728–36, 2012.

Randerath, J., Goldenberg, G., Spijkers, W., Li, Y. and Hermsdörfer, J.: From pantomime to actual use: how affordances can facilitate actual tool-use. *Neuropsychologia*, **49**, 2410–2416, 2011.

Rizzolatti, G. and Sinigaglia, C.: *Mirrors in the Brain: How Our Minds Share Actions, Emotions, and Experience 1st Edition.* Oxford University Press, 2008.

Roll, R., Kavounoudias, A., Albert, F., Legré, R., Gay, A., Fabre, B. and Roll, JP.: Illusory movements prevent cortical disruption caused by immobilization. *Neuroimage*, **62**, 510–519, 2012.

Romano, D., Gandola, M., Bottini, G. and Maravita, A.: Arousal responses to noxious stimuli in somatoparaphrenia and anosognosia: clues to body awareness. *Brain*, **137**, 1213–1223, 2014.

Ronchi, R., Heydrich, L., Serino, A. and Blanke, O.: Illusory hand ownership in a patient with personal neglect for the upper limb, but no somatoparaphenia. *J Neuropsychol*, 2017. [Epub ahead of print]

Salvato, G., Gandola, M., Veronelli, L., Agostoni, E. C., Sberna, M., Corbo, M. and Bottini, G.: The spatial side of somatoparaphrenia: a case study. *Neurocase*. **2**, 154–160, 2016.

Schütz-Bosbach, S, Musil, J. J. and Haggard, P.: Touchant-touché: the role of self-touch in the representation of body structure. *Conscious Cogn*, **18**, 2–11, 2009.

Shadmehr, R. and Krakauer, J. W.: A computational neuroanatomy for motor control. *Exp Brain Res*, **185**, 359–381, 2008.

Shimada S, Qi, Y., Hiraki, K.: Detection of visual feedback delay in active and passive self-body movements. *Exp Brain Res*, **201**, 359–364, 2010.

Sirigu, A. and Duhamel, J. R.: Motor and visual imagery as two complementary but neurally dissociable mental processes. *J Cogn Neurosci*, **13**, 910–919, 2001.

Sirigu, A., Daprati, E., Ciancia, S., Giraux, P., Nighoghossian, N., Posada, A. and Haggard, P.: Altered awareness of voluntary action after damage to the parietal cortex. *Nat Neurosci*, **7**, 80-84, 2004.

Sirigu, A., Daprati, E., Pradat-Diehl, P., Franck, N., Jeannerod, M.: Perception of self-generated movement following left parietal lesion. *Brain*, **122**, 1867-1874, 1999.

Smania, N., Aglioti, S. M., Girardi, F., Tinazzi, M., Fiaschi, A., Cosentino, A. and Corato, E.: Rehabilitation of limb apraxia improves daily life activities in patients with stroke. *Neurology*, **67**, 2050-2052, 2006.

Smania, N., Girardi, F., Domenicali, C., Lora, E., Aglioti, S.: The rehabilitation of limb apraxia: a study in left-brain-damaged patients. *Arch Phys Med Rehabil*, **81**, 379-388, 2000.

Spitoni, G. F., Pireddu, G., Galati, G., Sulpizio, V., Paolucci, S. and Pizzamiglio, L.: Caloric vestibular stimulation reduces pain and somatoparaphrenia in a severe chronic central post-stroke pain patient: A case study. *PLoS ONE*, **11**, e0151213, 2016.

Synofzik, M., Vosgerau, G. and Newen, A.: I move, therefore I am: a new theoretical framework to investigate agency and ownership. *Conscious Cogn*, **17**, 411-424, 2008.

Todorov, E. and Jordan, MI.: Optimal feedback control as a theory of motor coordination. *Nat Neurosci*, **5**, 1226-1235, 2002.

Vallar, G. and Ronchi, R.: Somatoparaphrenia: a body delusion. A review of the neuropsychological literature. *Exp Brain Res*, **192**, 533-551, 2009.

van Heugten, CM., Dekker, J., Deelman, BG., Stehmann-Saris, JC., Kinebanian, A.: Rehabilitation of stroke patients with apraxia: the role of additional cognitive and motor impairments. *Disabil Rehabil*, **22**, 547-554, 2000.

van Stralen, H. E., van Zandvoort, M.J, and Dijkerman, H. C.: The role of self-touch in somatosensory and body representation disorders after stroke. *Philos Trans R Soc Lond B Biol. Sci.*, **366**, 3142-3152, 2011.

van Stralen, H. E., van Zandvoort, M. J., Kappelle, L. J. and Dijkerman, H. C.: The Rubber Hand Illusion in a patient with hand disownership. *Perception*, **42**, 991-993, 2013.

van Stralen, H. E., Dijkerman, H. C., Biesbroek, J. M., Kuijf, H. J., van Gemert, H. M. A., Sluiter, D., Kappelle, L. J. and van Zandvoort, M. J. E.: Body representation disorders predict left right orientation impairments after stroke: A voxel-based lesion symptom mapping study. *Cortex*, S0010-9452, 30188-0, 2017.

Vanbellingen, T., Kersten, B., Van Hemelrijk, B., Van de Winckel, A., Bertschi, M., Müri, R., De Weerdt, W. and Bohlhalter, S.: Comprehensive assessment of gesture production: a new test of upper limb apraxia (TULIA). *Eur J Neurol*, **17**, 59-66, 2010.

Vartiainen, N. V., Kirveskari, E. and Forss, N.: Central processing of tactile and nociceptive stimuli in complex regional pain syndrome. *Clin Neurophysiol*, **119**, 2380-2388, 2008.

Weiss, C., Tsakiris, M., Haggard, P. and Schütz-Bosbach, S.: Agency in the sensorimotor system and its relation to explicit action awareness. *Neuropsychologia*, **52**, 82-92, 2014.

White, R. C., Aimola Davies, A. M., Halleen, T. J. and Davies M.: Tactile expectations and the perception of self-touch: an investigation using the rubber hand paradigm.

*Conscious Cogn*, **19**, 505-519, 2010.

Wolpe, N., Moore, J. W., Rae, C. L., Rittman, T., Altena, E., Haggard, P. and Rowe, J. B.: The medial frontal-prefrontal network for altered awareness and control of action in corticobasal syndrome. *Brain*, **137**, 208-220, 2014.

Wolpert, D. M. Computational approaches to motor control. *Trends Cogn Sci*, **1**, 209-216, 1997.

Wu, CY., Chen, CL., Tsai, W. C., Lin, K. C. and Chou, S. H. A.: randomized controlled trial of modified constraint-induced movement therapy for elderly stroke survivors: changes in motor impairment, daily functioning, and quality of life. *Arch Phys Med Rehabil*, **88**, 273-278, 2007.

小早川睦貴, 望月聡, 望月寛子, 河村満：呼称, 行為表出, 動詞生成課題における情報処理の違いと共通点について——誤反応パターンの分析から. 神経心理学, **21**, 215-221, 2005.

森悦郎：右半球損傷患者における片麻痺の否認（ansognosia）と半身の認知異常（hemiasomatognosia）－脳血管障害急性期での検討. 臨床神経, **22**, 881-890, 1982.

望月聡：「観念性失行」／「観念運動性失行」の解体に向けて——症状を適切に把握するために. 高次脳機能研究, **30**, 263-270, 2010.

鈴木則宏, 天野隆弘, 後藤文男：身体喪失感に関する臨床的研究——視床及び視床近傍病変の関与について. 臨床神経, **22**, 543-551, 1982.

# 索 引

## [あ行]

異常知覚　213
一次運動野（M1）　175
　——の再構成　62
　——のニューロン　62
一次体性感覚野　59
意味的錯行為　226
イメージ　234
陰性運動現象　82
陰性運動野　82
ウェルニッケ野　82
運動意図　215
運動イメージ　179, 238
運動観察　188
運動計画　179
運動錯覚　218
運動主体感（SoA）　4, 17, 33, 38, 40, 42,
　46, 58, 84, 103, 105, 117, 124, 146, 176
運動指令　188
運動前野　188
運動表象　44
運動誘発電位（MEP）　214
映像遅延装置（システム）　213, 228
エイリアンハンド実験　161
エラーレスラーニング　235
遠隔操作　15
塩酸モルヒネ錠　199
遠心性コピー　10, 39, 53, 58, 106, 214
オンライン学習問題　114

## [か行]

概念失行　222, 226
概念的誤反応　222
解剖的白質線維追跡法　79

鏡療法　103, 133, 145, 196, 198
拡散テンソルイメージング（DTI）　188
学習性不使用　172, 184, 194
学習性無気力　194
覚醒下手術　97
確率的勾配降下法　111, 115, 119
仮想現実（感）　→　VR
片麻痺　171
　——憎悪　204
下頭頂小葉　78
加力　43
感覚受容器　53
感覚抑制　58
完全弛緩性麻痺　194
観念運動失行　78, 221, 227
観念失行　222
機械の問題解決能力　228, 236
技術の推論能力　228, 236
機能結合　52
機能的磁気共鳴画像（fMRI）法　45, 85
逆温度　114
キャノニカルニューロン　55
弓状束　82
強化学習　26, 111
鏡像降下法　113
強調したフィードバック　63
共役事前分布　120
空間の誤反応　222, 230
経頭蓋磁気刺激（TMS）　48, 212
経頭蓋直流電気刺激（tDCS）　220, 238
決定変数　113
ゲーミフィケーション　138
言語課題 fMRI　88
幻肢　177
　——運動　199

——痛 5, 64, 103, 133, 145, 196
——痛介入システム 133
余剰—— 206, 212
行為 78
高ガンマ活動 74
交互作用 132
高次認知モデル 12
勾配法 111
高頻度皮質電気刺激 75
コネクティビティ 218
固有感覚 136
——ドリフト 34, 41, 48, 50, 122, 128
固有受容感覚 118
コンパレータ（比較器） 54
——モデル（comparator Model） 10, 39, 58, 105, 117, 214, 228, 230

［さ行］

最急降下法 111
最尤推定 105, 125
——問題 111
ジェスチャー・エングラム 224
ジェスチャートレーニング 235, 236
自我（意識）障害 19
視覚-運動統合 227
——機能 229
視覚-運動の不協応 213
視覚失認 226
視覚性運動失調（optic ataxia） 76, 77, 226
視覚-体性感覚の統合機能 211
視覚フィードバック 194
時間遅れ 6, 121, 153
時間周波数解析 51
時間的誤反応 222, 231
刺激検出反応時間 180
自己意識 16
自己くすぐり 58
事後分布 110
事後予測分布 117
事象関連電位 74
肢節運動失行 221

事前分布 107, 110
自他帰属 7
失行 221
——の質的誤り 232
——の評価 230
質問紙 33
自動運転 15
自動詞ジェスチャー 236
自動的な手の運動 44
自動的模倣 192
主観体験 43
主効果 132
主体性 27
瞬時反射 212
順モデル → フォワードモデル
上縦束（SLF） 54, 79, 208
上頭頂小葉 76
小脳 46
使用頻度依存可塑性 171
神経イメージング手法 179, 187
神経性やせ症／神経性無食欲症 176
身体意識 16, 40, 103
——の変容 219
身体失認 51, 203, 205, 207, 217
身体図式（身体スキーマ） 4, 53, 175
身体像（身体イメージ） 4
身体同一性障害 177
身体特異性注意 184, 185
身体認知 3
身体パラフレニア 51, 203, 210, 211
身体表象 44
身体保持感（SoO） 4, 17, 33, 40, 42, 47, 50, 84, 103, 105, 122, 146, 173, 176, 203, 209, 210
振動刺激 218
信念 104
随意的運動 10
随伴発射 53, 58
ストラテジートレーニング 235
スローダイナミクス 4, 44, 65, 75, 129
性別違和 176
脊髄損傷 178

索引　249

セルフタッチ　220
前脛骨筋　188
浅指屈筋　193
前頭前野　46
前頭-頭頂ネットワーク　47, 73, 208, 211
前頭葉背側部　51
総指伸筋　193
側頭-頭頂接合部（rTPJ）　48
側頭葉　51

［た行］

代償的戦略　234
対数尤度　114
体性感覚誘発電位（SEP）　50
体部位再現地図　178
脱身体化　172
他動詞ジェスチャー　236
短期変容　132
遅延　41
　——に対する感度　42
　——フィードバック　39
注意　52
　——優位性　185
中手指節間関節（MP 関節）　193
長腓骨筋　188
低頻度連続磁気刺激（rTMS）　49
手先位置覚分布　130
デルタ関数　116
テレスコーピング　137, 155, 177, 198
　——現象　133
てんかん波　94
頭蓋内電極　74
道具使用　78
統計的推定　110
統合失調症　19, 124
到達運動　36, 76
頭頂間溝　76
頭頂葉　46
　——下部　51
　——後部（PPC）　49
島皮質　207
独立同分布　119

［な行］

内部モデル　176
2 種感覚ニューロン　38
2 点識別閾値　219
ニューラルネット　116
ニューロモデュレーション　238
ニューロリハビリテーション　145
脳機能マッピング　74
脳内身体表現　3, 146, 176, 197, 200
脳波　50
脳皮質電気刺激法（ECS）　85
脳浮腫　98

［は行］

背側-背側経路　225, 233
半球間抑制　172
被影響体験（させられ体験）　19
比較器　→　コンパレータ
皮質形成異常　94
皮質正中領域　25
皮質脊髄　214
　——路　175
皮質脳波　74, 85
皮質皮質間誘発電位（CCEP）　75, 79
左前頭-頭頂ネットワーク　228
標準的高次動作性検査（SPTA）　232
病態失認　204, 207, 215, 217
ファストダイナミクス　4, 44, 65, 75, 129
フィードバック　234
フィードフォワード制御　233
フォワードモデル（Forward Model）　10,
　24, 106
複合性局所疼痛症候群（CRPS）　206, 209,
　219
腹側運動前野（PMv）　49, 55, 82
腹側経路　225
腹側-背側経路　225, 233
ブローカ野　82
ブロードマン 2 野　187
分散分析　131
ベイズ推定　105, 107, 110, 119, 125

250　索引

ベイズの定理　110
ヘッドマウントディスプレイ（HMD）
　104, 136, 173
ポイントライト　42
補足運動野　82, 188
没入型 VR　133
ボディスキーマ　→　身体図式
ホムンクルス　4

[ま行]

麻痺肢の人格化（personification）　204
慢性期脳卒中片麻痺患者　184
見かけの心的因果（apparent mental causation）　105
μ リズム抑制（μ rhythm suppression）
　52
ミラーニューロン　56
　——システム　9, 194
モダリティ間情報の統合　42
モデルベーストリハビリテーション　17,
　137, 166
模倣　57
　——運動　198
　——運動システム　190
　——療法　159

[や・ら行]

尤度関数　107
予測誤差（comparator error, prediction
　error）　25, 53, 106
予測子　44
予測モデル　127
ラバーハンド錯覚（RHI）　5, 38, 40, 48, 52,
　104, 128, 173, 209, 210
力学系　118
臨床脳機能マッピング　84

[欧文]

Agency Judgement　118
AIP　54
AST（apraxia screen of TULIA）　230,
　232

Bayesian brain　110
Bayesian causal inference モデル　108
Bayesian coding hypothesis　110
Bayesian cue integration モデル　105, 118
Bayesian Neural Network　117
BOLD（Blood oxygenation level dependent）　86
Brunnstrom Stage　193
CBS（Catherine Bergego Scale）　216
CCEP（Cortico-Cortical Evoked Potential）
　→　皮質皮質間誘発電位
CI 療法（constraint-induced movement
　therapy）　172, 217
clenching spasm　197
CIMT　→　CI 療法
corollary discharge　24
CRPS　→　複合性局所疼痛症候群
CVS（caloric vestibular stimulation）　218
DTI（Diffusion Tensor Imaging）　→　拡
　散テンソルイメージング
EBA　211
ECoG（electrocorticogram）　85
ECS（electrical cortical stimulation）　→
　脳皮質電気刺激法
efference copy　24
Exponentiated Gradient　113
F5　55
Fluff test　216
fMRI　→　機能的磁気共鳴画像法
Fokker Planck 方程式　117
Forward Model　→　フォワードモデル
Frontal Aslant Trac　83
goal-directed learning　26
HGA（high Gamma activity）　89
HMD　→　ヘッドマウントディスプレイ
Intentional Binding（行為とその結果の意
　図的結びつき）　9
Keio method　→　Sense of agency task
Killteni モデル　108, 122
Kullback Leibler Divergence（KL 距離）
　113
MEP　→　運動誘発電位

Motor Activity Log（MAL）　196

MP 関節（Metacarpophalangeal joint）
　→　中手指節間関節

Multiple Forward Mode　11

nearby hand 効果　180

PFG　56

PMv　→　腹側運動前野

Posner 課題　180

postdictive 効果　39

postdictive プロセス　105

PPC　→　頭頂葉後部

prediction error　→　予測誤差

predictive プロセス　105

Referred sensation（関連感覚）　178

RHI（rubber hand illusion）　→　ラバー
　ハンド錯覚

rTMS　→　低頻度連続磁気刺激

rTPJ　→　側頭-頭頂接合部

Samad モデル　108, 122

Sense of agency task（Keio method）　22,
　105, 120, 124

SEP　→　体性感覚誘発電位

SIAS（Stroke Impairment Assessment
　Set）　185

SIGVerse™　64, 149

SLF　→　上縦束
　——III　54

SoA（Sense of Agency）　→　運動主体感

SoO（Sense of Ownership）　→　身体保
　持感

SPM8　87

SPTA　→　標準的高次動作性検査

tDCS　→　経頭蓋直流電気刺激

TdcstDST　237

TMS　→　経頭蓋磁気刺激

VR（Virtual Reality）　6, 61, 104, 145, 238

Wada テスト　86

Wilcoxon Signed-Rank Test　126

# 執筆者および分担一覧

**編者**

近藤敏之　東京農工大学大学院工学研究院教授　　第 4 章
今水　寛　東京大学大学院人文社会系研究科教授　2.1.2, 2.2.1 項, 2.4 節
森岡　周　畿央大学大学院健康科学研究科教授　　第 7 章

**執筆者**（五十音順）

浅井智久　ATR 脳情報通信総合研究所　　　　　　　2.1.2 項
淺間　一　東京大学大学院工学系研究科教授　　　　1.1 節
出江紳一　東北大学大学院医工学研究科教授　　　　第 6 章
稲邑哲也　国立情報学研究所准教授　　　　　　　　第 5 章
　　　　　総合研究大学院大学複合科学研究科准教授
大内田裕　大阪教育大学特別支援教育講座特任准教授　第 6 章
大木　紫　杏林大学大学院医学系研究科教授　　　　2.1.1, 2.2.2 項
大畑　龍　東京大学大学院人文社会系研究科特任研究員　2.2.1 項
鎌田恭輔　旭川医科大学脳神経外科学講座教授　　　3.2 節
嶋田総太郎　明治大学理工学部教授　　　　　　　　第 7 章
前田貴記　慶應義塾大学医学部精神神経科専任講師　1.2 節
松本理器　神戸大学大学院医学研究科教授　　　　　3.1 節
村田　哲　近畿大学医学部准教授　　　　　　　　　2.3 節
望月　圭　近畿大学医学部助教　　　　　　　　　　2.3 節
矢野史朗　東京農工大学大学院工学研究院助教　　　第 4 章

**編者紹介**

近藤敏之
東京農工大学大学院工学研究院教授，博士（工学）
1999年名古屋大学大学院工学研究科博士後期課程修了／東京工業大学助手などを経て，現職．
著著：『環境適応』［シリーズ移動知3］（共編，オーム社，2010）など．

今水　寛
東京大学大学院人文社会系研究科教授，ATR認知機構研究所所長，博士（心理学）
1992年東大博士課程単位取得退学（1995年博士取得）／国際電気通信技術研究所（ATR）などを経て，現職
著書：『知覚と運動』［認知心理学1］（共著，東京大学出版会，1995）

森岡　周
畿央大学大学院健康科学研究科教授，首都大学東京大学院人間健康科学研究科客員教授，博士（医学）
1992年近森リハビリテーション病院理学療法士／高知医科大学大学院医学系研究科博士課程修了などを経て，現職．
著書：『リハビリテーションのための脳・神経科学入門 第2版』（協同医書出版社，2016）など．

身体性システムとリハビリテーションの科学2
　　身体認知

2018年12月15日　初　版

［検印廃止］

編　者　　近藤敏之・今水　寛・森岡　周

発行所　　一般財団法人　東京大学出版会

　　　　　代表者　吉見俊哉
　　　　　153-0041　東京都目黒区駒場4-5-29
　　　　　http://www.utp.or.jp/
　　　　　電話 03-6407-1069　Fax 03-6407-1991
　　　　　振替 00160-6-59964

組　版　　有限会社プログレス
印刷所　　株式会社ヒライ
製本所　　牧製本印刷株式会社

©2018 Toshiyuki Kondo, *et al.*
ISBN 978-4-13-064402-0　Printed in Japan

JCOPY 〈㈳出版者著作権管理機構　委託出版物〉
本書の無断複写は著作権法上での例外を除き禁じられています．複写される
場合は，そのつど事前に，㈳出版者著作権管理機構（電話 03-3513-6969,
FAX 03-3513-6979, e-mail: info@jcopy.or.jp）の許諾を得てください．

目でみる脳卒中リハビリテーション

上田　敏　著/A4変型判/80頁/3,400円

目でみるリハビリテーション医学 [第2版]

上田　敏　著/A4変型判/116頁/3,800円


**シリーズ脳科学** ［全6巻］ 甘利俊一　監修

1 脳の計算論　　　　　　　　　　　深井朋樹　編/A5判/288頁/3,600円

2 認識と行動の脳科学　　　　　　　田中啓治　編/A5判/288頁/3,200円

3 言語と思考を生む脳　　　　　　　入來篤史　編/A5判/232頁/3,200円

4 脳の発生と発達　　　　　　　　　岡本　仁　編/A5判/288頁/3,200円

5 分子・細胞・シナプスからみる脳

古市貞一　編/A5判/304頁/3,200円

6 精神の脳科学　　　　　　　　　　加藤忠史　編/A5判/296頁/3,200円

ここに表示された価格は本体価格です．御購入の
際には消費税が加算されますので御了承下さい．